中國近代中醫藥期刊彙編

第一輯

47

神州醫藥學報

上海辭書出版社

目録

中華郵政特准掛號認為新聞紙類

神州醫藥學報

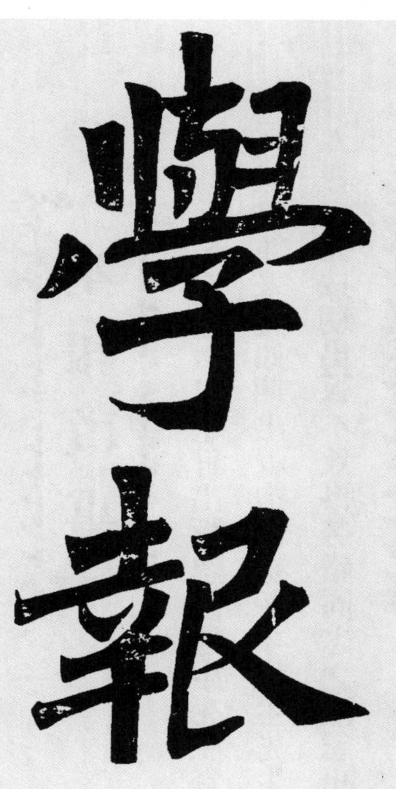

第二卷　第一冊

少塘朱豪

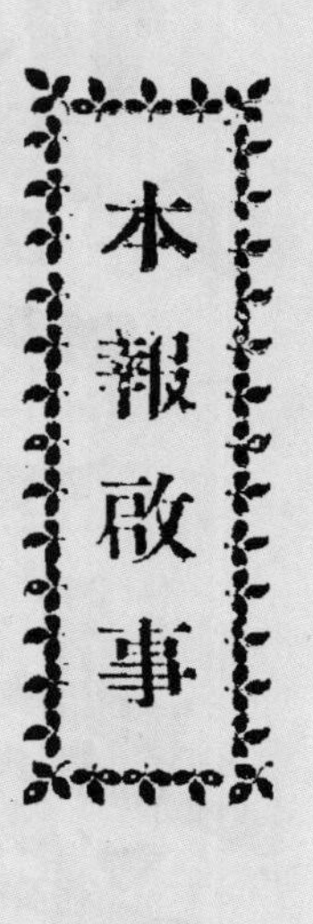

本報啟事

本報前曾定於六月望日出版忽因識生先生爲蘇州時疫醫院聘爲醫務主任遂致編輯無暇兼顧未克如期出版抱歉殊深今識生先生已公畢歸來正在從事第二期編輯此後本報定能按期出版不致再勞諸同志之渴望也

包識生啟事

識生前與海內外諸同志組織斯報以四載之腦力財力出版臻三十一期因連年困於經濟無力維持不得不漸行停刊以待繼續有人重振黃農之學不料時經八載坐而言者固未常無人起而行者竟未之見也近者醫潮日急中醫藥有朝不保暮之慨各地醫藥團體雖風起雲湧而舉辦事業多限於一隅根本之圖無暇顧及識生久廁醫林與各地諸同志概屬多年神交亟欲會粹醫藥界鴻才博學之士重新組織斯報作編輯中醫教本之機關分門別類各盡所長以科學爲前題以實驗爲取舍體例則仿諸西法學說則注重中邦與部令無抵觸之嫌在國粹有保存之道海內　賢達其以爲然乎幸有以賜教也可

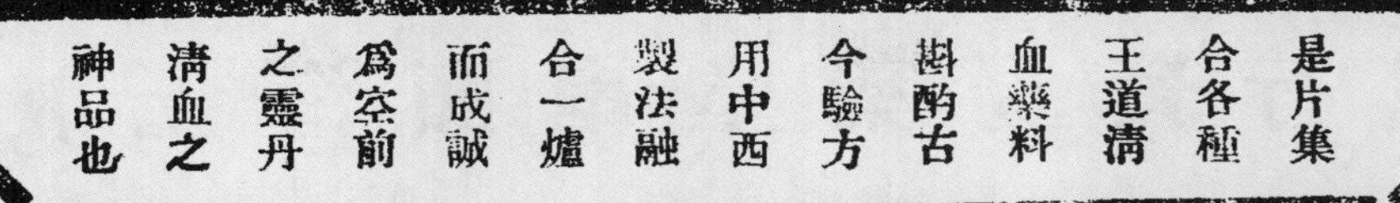
是片集合各種王道清血藥料斟酌古今驗方用中西製法融合一爐而成誠爲空前之靈丹清血之神品也

上海五洲大藥房廣告

本藥房運售歐美各國名廠原料藥材醫用各種器械藥品婦女化粧香品照相器具材料一應俱全價值公道批發格外克己並聘專門藥劑師慎選材料配製補身治病四時家用衛生良藥編有衛生指南一書詳載各藥功用服法如承函索請寄郵票三分茲將最著功效之藥列後

※人造自來血 大瓶二元 增加血液 和平甘美 小瓶一元二角 壯健身心 四時可服

※樹皮丸 每瓶一元 健腦固精 補腎壯筋 潤腸益氣 服之有益

※海波藥 每瓶二元 掃除梅毒 治療瘡癤 清潔血液 最爲神效

※代參膏 大瓶二元 補精益氣 男女老幼 小瓶一元二角 療弱治虛 四時可服

※補天汁 大瓶二元 補腦益元 痿弱之症 小瓶一元二角 健脾強胃 服之神效

※魚肝油精丸 每瓶一元 清理血分 服此良藥 滋補心腎 壯體強身

※女界寶 每瓶一元 滋陰補虛 調經種子 榮養新血 功效妥速

※月月紅 每瓶一元 通經活血 去瘀生新 平肝開鬱 婦科要藥

※良丹 每包六角至五分 袪寒清暑 家居旅行 化食消積 均宜常備

太和大藥房

（上海四馬路麥家圈口）

發行哈關士醫生祕製六零六內服聖藥專治花柳蘊毒下疳風溼皮膚癬疥各種瘡毒以及男女因血分不清發生內外各症服之均有神效如瘡已潰爛外搽六零六藥膏卽可痊癒 ⊙另有（治虛療損）人中寶專治氣血兩虧腦筋衰弱精神萎頓無論男女老少四時可服 ⊙（療肺止咳）保肺丸專治肺病咳嗽極有效驗

⊙六零六內服聖藥瓶一元七角五分 外搽藥膏大盒一元 樣盒二角

⊙人中寶大瓶二元 小瓶一元二角

⊙保肺丸大瓶一元七角五分 小瓶一元

五洲固本皂藥廠

（上海徐家匯謹記路）

本廠發行之綠樹牌五洲固本肥皂係請著名化學師用最新化學法製造且材料純淨與衆不同故能經久不變洗面洗身使皮膚潤澤鬆爽用以洗滌絲綢麻布又能潔白無疵以及盥洗各物無不適用誠家庭中必備之良品也

上海四馬路棋盤街轉角

五洲固本廠發行所謹啟

▷請聲明由神州醫藥學報介紹◁

▲本期目錄

神州醫藥學報賡續出版宣言

祝詞

論說

學說

醫案

神州醫藥學報 第一卷第一期 目錄

神州醫藥學報賡續出版宣言

二十世紀一學術戰爭之世界也學術進步者則國昌學術窳陋者則國亡天演公例無可逃也況乎醫藥爲人羣生命所關種族强弱所繫尤非他種學術所可比擬是以世界列强對於醫藥靡不力求進步而均趨重於科學西哲有言世界可廢兵事學而不能廢醫藥學其關繫之重大可知矣吾國醫藥開化居世界先自黃農遞嬗有數千年不可磨滅之價值古者以君相之尊倡導於上月稽歲會設有專官剖腦湔腸人材輩出用能學術蔚爲專科民生資其利賴徒以降及近世天官職廢一任人自爲教家自爲師所習非人每況愈下至今輿臺走卒亦廁醫林聖經賢傳轉束高閣中醫之衰頹實原于此海通以還歐風東漸乘瑕踏隙駸駸乎幾欲奪我黃農之席操我生命之權而吾故府及號稱維新之士復推波助瀾將吾國數千年科學而兼哲學之醫藥從根本推翻之教育則無中醫之課程行政則無中醫之官守事之可痛孰甚於是夫物必自腐而後蟲生人必自侮而後人侮吾醫界之爲世詬病者非吾中醫術之不良實吾醫界流品之太雜耳前者海內外同志痛國粹之淪胥曾發起神州醫藥總會與政府力爭一再請願始獲得中醫西醫並無歧視准予設立醫校醫院之部批於是中醫藥前途始有一線之曙光然茲事體大亦非一朝之功數人之力所能達改良振興之望必合吾全國醫藥界宏達通力合作而後可非然者縱醫校醫院紛紛設立而陳腐如故徒耗金錢於根本仍無當也同人等痛定思痛祇求責已未遑責人載誦嚶鳴而求友思以學術相切磋爰整槧鉛續出本報從事研究中醫眞正之學理編輯各種教科講義俾克造成中醫完全之人才以謀普及全國則統一學術在此時保存國粹在此舉謹將編輯

體例及宗旨列後海內外醫藥名家有以教之則幸甚

本報編輯體例及宗旨如左

（一）論說欄

（二）學說欄 分醫學科藥學科二綱 醫科分（解剖）（生理）（衛生）（病理）（診斷）（細菌）（內科）（外科）（婦科）（兒科）（針灸科）（皮膚花柳科）（耳鼻咽喉科）（眼科）（傷科）藥學科分（藥物）（新本草）（藥劑）（中醫藥局方）（藥品鑑定）

（三）醫案欄二種 （甲）（新名醫類案） （乙） （經方醫案）

（四）醫書欄 （新內經）（新難經）（新傷寒論）（新雜病論）（新脈經）（新驗方）等書

（五）醫話

（六）通信

（七）問答

（八）紀事

（九）新聞

（十）短評

（十一）文苑

（十二）小說

（十三） 雜俎

（十四） 圖畫

本報以闡揚黃農絕學普及世界醫林取中醫之特長補西醫之所短爲宗旨故以西醫之科目體例作中醫之理論學說求近世科學之精神闢歷代相沿之空論按醫道無國界總以有實驗與否爲從違吾中醫果有優美之技能何患乎世界學者之不採納望吾同志秉斯宗旨而立論庶幾黃農絕學不致爲世人所鄙棄而國粹得以保存卽天下蒼生亦獲福不淺矣

本報此番重行出版煞費經營已歷半載一切辦法同人等曾一再考慮可云穩健周詳必能副海內外同志所期望但編輯發行諸規則未免有嚴格不情之處務望諸同志加以原諒辦事者才疏力薄其間實有不得已之苦衷在也

本報內容組織概取公開主義倘有未當之處各同志儘可各抒高見商酌改善總以多數贊同爲取捨諒諸同志素以振興醫藥爲己任定能時賜針砭督促進行也本報編輯科目體例所以棄中就西者緣醫道無國界無仇怨總以有療病能力者爲眞學術西法且有採集非洲印度之學術藥物爲敎本者近更研究中醫內難傷寒諸書爲人類造福吾輩當蠲棄門戶之見求世界之大同使東西醫士易於了解中醫之學理今欲灌輸學術於他人以昌明吾道非就世界人士共曉之公共科學名辭而編輯之不可本報之名辭體例若是者良以此也

本報每月出一册每册大洋三角半年六册大洋壹元五角全年十二册大洋三元郵費在內如須掛號

郵費照加代派處五份以上九折計算十份以上八折計算三十份以上七折計算五十份以上六折計算報資先惠空函恕復

本報前因款絀停刊所有此次賡續出版之費用係熱心同志另行籌集前閱報諸君有少數已付定費而閱報未滿期者擬自甲子年起分期扣還誠以今宜重整旗鼓能力未充故也其大多數已閱報多期而費未繳分文者或繳而未清者概行取消其前賬以全友誼

醫報宜謀久遠說

周鎮（補白）

一 照紹興醫藥學報辦法中紙中裝（砑光紙已佳不必白連史紙）分門別類可以拆釘成書卽如醫案筆記驗方每項數十頁多能成單行本定價出售

一 搜集未刊醫集接期排登多餘亦可定價出售

一 如用中紙中裝刻價既省可以多銷無力之醫家衞生家亦可定購多進學識

一 醫家診事忙再加辦報月須集學說資料至百餘頁已屬煩冗似可照山西醫報二月一期

一 學說以西籍發明中學說勿推翻舊說武斷作僞

一 粹華製鍊中藥時所得各種成分可披露本報中藥質地一經實驗可開藥界新紀元

一 前賢未刊孤本亟應表彰使之流傳新知舊學不可偏廢

祝詞一

中國醫藥　創自農黃　俞跗岐伯　醫道始昌　周秦越人　視垣一方
和緩爲醫　洞達膏肓　仲景倭色　元化刳腸　奇咳異術　不弱西洋
寖失其傳　日就淪亡　神州諸子　目擊心傷　刊行書報　醫理精詳
醫院醫校　流澤孔長　先知先覺　後起乃彰　韜筆數稔　舊軍重張
新編續刊　寰宇顯揚　日新月異　國學增光　臨風逖聽　欣喜何量
掬誠敬祝　萬年無疆

無錫周小農率子逢儒敬祝

祝詞二

民國之初　貴報創始　發聾振聵　晨鐘暮鼓　闡揚國粹　孳孳勿已
正資攻錯　惜乎中止　今日重光　更宏其旨　洋洋巨篇　濟濟多士
醫藥之鐸　橫流砥柱　猗歟盛哉　萬目所視

粹華製藥廠同人敬祝

祝詞三

闢靈蘭之秘府兮紹岐黃之墜緒綱珊瑚於海底兮欣衆妙之畢聚挹上池之活水兮與味道而更始古之人豈遂無失兮亦惟耆之是取將師法乎鄰封兮知吾術之待補集醫藥之大成兮執神州之牛耳納蒼生於黍谷兮滌病夫之奇恥聞茲編之初出兮早豁眸而鼓舞陳俚詞而致頌兮願日新而無止

祝詞四

朱孟栽
董柏厓 奉祝

溯我神州 開化最先 四千年前 醫藥已全 粵稽古史 代有哲賢
神化入微 誰不稱羨 迄兹近世 墜落不堪 上無提倡 下鮮究研
歐風東雨 乘隙蔓延 幸諸先覺 不畏難艱 組織報章 啓迪晦暗
蹶而再起 奮力斡旋 熱心沸騰 達於極點 包君之志 松柏同堅

大生三廠醫院金士升暨全體同人鞠躬

祝詞五

粵稽醫報 神州最早 發聾振聵 呼聲最高 前此停刊 限予經濟
今番賡續 力持正義 以西之例 闡中之理 溶洽新舊 畛域無分
識時俊傑 利濟民生 中道振興 抖擻精神 出版之後 洛陽紙貴
神州醫報 萬歲萬歲

常熟張汝偉敬祝

祝詞六

熱忱共奮濟同舟絕學匡扶易也不振聵發聾同木鐸曙光一線耀神州
千里神交共一堂鴻文鉅作不尋常風行寰宇從兹始紙價應教貴洛陽

鎮江後學袁綠野鞠躬

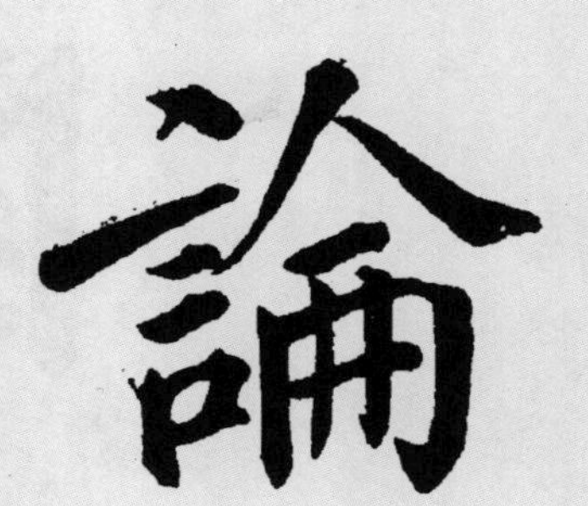

論說

神州醫藥學報復活紀念

國學重光

聶毓芳敬祝

聶氏毓芳

論說

振興醫藥之吾見

周沺孫　恆

我國醫藥遠溯岐黃自後人材輩出代有發明雖不能普達全球亦足以丕行華夏有清以還歐化東漸醫院藥房林立各地人民就醫者輒驚奇效彼之日見精進者功在研究互助耳而我醫藥界自暴自棄者有之相傾相軋者亦有之僞藥橫行草菅民命欲其不消滅也不亦難哉故民二之取消中醫中藥去夏之取締醫生其由來漸矣雖經李平書先生等據理抗爭而內務部取諦之令迄未取消祗允暫緩施行彼江蘇全省聯合會雖已成立而前途殊多障碍辦事者流虎頭蛇尾固不足責不肖之徒又從而破壞之雖百喙亦難自文其過矣我醫藥界同人甘爲自殺政策乎抑甘自受淘汰乎其急起直追日新月異庶可一洗此羞恆也不文略陳鄙見願與海內醫藥界同人一商確之(一)醫典宜詳細註釋庶收推陳出新之效(二)藥性之宜重行審訂俾收確準之效(三)藥商宜貨精物眞收效自速(四)各地宜設研究會以資切磋(五)省會及通商大埠宜辦大模範之陳列所以資評品而辯眞僞以上五者尤舉其犖犖大者而言茲逢神州醫藥學報續版之欣聊贅數言不計其當否也

道地與盜地

碩鐵

△冒充國貨　△無形殺人

夫江南之橘踰淮而成枳此氣候與地質之不同也藥材之道地與否亦然蜀省羣山疊巒森林之大廣可千里地質渾厚天然野產之厚樸黃連色香味與藥性迥異他省是以產於蜀之厚樸黃連則謂道地反之爲他省所產者則謂不道地是固不僅蜀之厚樸黃連如此其他各處所產之藥材亦如此也甚至同一山之中分前山後山之稱一河之隔有河東河西之別麥冬產於莧橋浙貝產於象山地黃牛膝產於懷慶當歸大黃產於陝西皆稱爲道地者也無他氣候與地質之得宜也考之本草證之經驗實有萬不能混充之可能而且江南之山藥福建之杜仲有不入藥類之據今者道德淪喪作僞日厲以東來似是而實非之厚樸人工培植之黃連冒充國產盜其名曰川厚樸川黃連無知藥商祇貪價廉暗施其殺人不見血之手段害我同胞罪不足誅嗚乎謂稱道地實盜地耳吾深願吾提倡中醫藥之有志人士一注意及之

說醫書後

常熟張汝偉

讀民國九年十二月十七日申報常識欄老圃所著說醫一篇謂吾漢醫篤信古學奉上古書爲金科玉律與迷信巫蠱左道同列引醫卽巫覡之說以證實之今人以巫覡則惡之于類似巫覡則又崇信之蓋博物生理化學諸科未嘗問律故耳云云今閱茲說始而疑繼而懼終乃大喜也何以言之夫岐伯黃帝生于上古民風樸實文化未開大如政治禮樂小如宮室衣服猶未完且備也何獨于治病一層深入奧遂一言一語竟足爲千古法耶其所以神者醫兼巫耳此所以始而疑也方今學術戰爭推陳致新西醫輸入中醫聲價一落千丈僅憑內經傷寒二書咬文嚼字以與西學爭無論能勝與否在旁人視之早已

竊笑于後青年學子信古之心早焉渙散則將來國學之不可存在殆無庸諱飾矣此所以繼而懼也雖然溫故者知新古學之存在卽研深之基步耳老圃非知醫者也不過憑學識之理想推測豈知內經生理病理諸篇說理明透見解確鑿傷寒一書包括六氣之感能精乎此已可自名一世特讀之者囫圇既未能得菁英又未能一隅三反食古不化爲世垢病今得老圃此言當頭棒喝務使醫者所求學問貴切日用勿拘拘以古聖之言一成不變勿幸幸以新學之皮毛蔑視古訓要知其言能傳至數千年必有至理存乎其間時代經數千年之變更學識亦應趨勢而改易神州醫會舊友包君識生將有續刊醫報之舉爰爲此言以告當世將來中西合璧新舊一途以臻至善此所以終乃大喜也因作說醫書後

醫藥前途之悲觀

包識生

海通以還吾中醫藥之受外來打擊日甚一日至今可謂達於焦點矣嗚乎誰爲爲之孰致之謂吾醫藥界自召其侮也然往者不必言卽今之所謂醫藥團體專爲振興醫藥之機關而觀之有不禁令人痛哭流涕而長嘆息者也識生亦屬此機關中一份子且居中堅之列未遑責己何敢責人今日猶在嘵嘵置辯作無病之呻吟與同志討論者正欲揚吾過以爲後來者作前車之鑒免再蹈覆轍庶幾吾醫藥前途其有豸乎

一醫會　醫會者集合醫藥同志而成專謀醫藥之發達者也志已不同分道揚鑣可也志而若同則當以熱心毅力商謀會務之發達今也志不同者則專在會場鬧意見無論事之當與不當必達其破壞目的而後已甲乙兩黨互相攻擊不止該機關卽因此而瓦解者比比其志同者雖會場無攻擊之行

爲而會場相見時一種虛僞週旋及談論個人診務往往數句鐘滔滔不絕置議案而不顧迨開會時茫無頭緒不過隨聲附和而已此等同志欲求其負振興醫藥之責能乎此識生之不能不抱悲觀者一也

二報章　報紙爲一種團體之耳目本報前曾出三十一期但其間困苦顛連經時五載而收入費不敷工料之需被欠之款巨達二千餘金然區區每年一二元閱報費且有十二冊報紙作抵猶且如此吝嗇何况其他巨大經費之籌集乎不但本報如是即他種醫藥報章聞亦如是也本報今雖賡續出版但前途茫茫未知結果佳否此識生不能不抱悲觀者二也

三學校　學校爲培植醫才之根本計畫滬上數同志以赤手空拳担任校務者四載學生畢業雖有數十人其程度亦頗有可觀然因限於才力未能擴充今且校舍未建基金毫無明春續招新生否仍未解決此識生更痛心疾首不能不抱悲觀者三也

四醫院　醫院亦爲培植醫才之地學生實習全賴醫院之實地練習今神州醫院雖設立數載然亦困於經費且須仰仗他人設施未備阻礙殊多欲希其作手臂之助嘎嘎乎難矣此識生不能不抱悲觀者四也

以上四端爲識生之所親歷其境然往者已矣來者可追此後同志若能再籌精進之道或可挽既倒之狂瀾否則中醫藥之滅亡立而可待也吾希望海內外醫藥同志勿蹈斯弊力戒前非合力籌謀毋生意見庶幾中醫藥其有豸乎識生不禁拭目而俟之也

學說

神州醫藥學報

訂閱價目表

冊數	一冊	半年六冊	全年十二冊
定價	三角	一元五角	三元

寄費不加

郵票代洋九五折扣算外國郵票不收每枚以三分之內者爲限五份以上不收郵票

定報單

逕啓者茲寄奉大洋　　元　　角

分正　訂閱神州醫藥學報自第　　期起至　　期止　　份

至希

察收請按期寄至　　省　　縣　　街

（姓名）　　查收爲荷此請

神州醫藥書報社台照　　啟　　月　　日

學說

譫語燥屎爲胃實之主症其治法是否概用承氣論

倪益齋

讀仲師之書不可泥於句下更不可拘於一法宜知此而識彼當參全書而滙通之斯可以悉仲師之奥妙獲讀書之功效也竊觀今之讀傷寒者讀於此而昧於彼知其一而不知其二膠柱鼓瑟執而不化吾知不特不能得其益而反爲誤事者多矣卽如譫語燥屎之症是讀傷寒者莫不知其爲胃實症也亦莫不知其爲承氣症也然以吾觀之其爲胃實固矣未必盡宜服承氣湯也按譫語者內熱盛而神昏也燥屎者裏邪化燥消爍津液而大便爲之乾鞕不通也若果因譫語而成燥屎之實熱症則固非承氣無以泄其熱通其便也若但發譫語則又有熱在上焦者熱在中焦者熱入血室者三陽合病者皆多發譫語症而仲景之梔子豉湯白虎湯抵當湯正爲此等譫語而設若以此等譫語誤認爲胃實之譫語而用承氣湯則變端白出死亡立見矣此譫語所以未可概認爲胃實之承氣症也若燥屎因邪熱化燥而成者承氣固爲當矣若邪熱已除而陽胃之津液自竭而成大便燥者雖似爲承氣之燥屎而實非承氣所當施也仲師所謂此爲津液內竭雖鞕不可攻之當須自欲大便宜密煎導土瓜根大猪胆汁導而通之嗚呼仲師之敎人何慮人之周方法之備而燥屎亦豈可概用承氣乎

有病熱者投寒益熱有病寒者投熱益寒此何以故當以何法治之 二

楊俊人

瘳疾之道治熱以寒治寒以熱此正軌也乃有服此而反劇者其義何居由未知寒熱之孰輕孰重陰陽之孰盛孰衰不求其所屬專治其旺氣耳昔岐伯對黃帝之問曰寒之不寒是無水也當取之陰熱之不熱是無火也當取之陽旨哉言乎其從根本之治乎蓋熱邪雖已亢盛陰液未至大虧或寒邪似已積極陽氣尚未甚衰固宜從事於寒清溫散疾何不瘳之有哉如六氣化火而亢七情動火之極皆當苦辛寒清熱以救陰外中陰寒已極內傷生冷過度均宜苦辛熱驅寒以壯陽若陰液先已虧耗而後陽熱得亢或陽氣虧損之後寒邪乘隙而盛治當壯水之主以制陽光益火之源以消陰翳如外感熱邪耗液內傷陰虛火旺宜甘酸鹹寒補陰以配陽陽虛陰凝太過寒冷傷陽已極宜辛甘熱補陽以配陰倘然不知分辯亦用寒清溫散之法則邪未得解而正已先傷非惟病不輕減反能增益其病夫苦寒雖爲清熱然苦先入心其化以躁燥後傷陰致熱更熾辛溫雖爲散寒然辛散太過陽氣隨之外越陽氣既衰陰寒益盛總之邪盛於虛惟宜攻邪則邪自解而正不傷虛勝於邪惟宜補正則正自復而邪亦解至於藥品方書具在辯症既清不難用藥然正虛與邪盛參半自當補正與攻邪並行則正不致虛而邪得其解矣

陽症似陰陰症似陽辯

楊俊人

症有亢極而反似是實非必須詳參四診體察入微其疑似之間各有區別若忽焉不察認假作是差以毫厘失之千里是則似之與是烏可以弗辯也嘗讀仲祖傷寒論曰陽症似陰陰症似陽乃火極似水水極似火也蓋傷寒温病熱鬱不解陽亢於內逼陰於外輕則四肢逆冷脉息沉細大便溏泄口反不渴重則通身如冰脉伏不見爪甲青紫面垢舌黑外雖似寒而內實爲熱倘用熱藥温寒何異抱薪救火更有寒邪直中三陰失於温散陰盛於裏迫陽於表反見身熱口渴欲去衣被面赤舌灰煩燥不讝甚則眩冒便紅脉息洪數身熱躁擾欲投井中表雖似熱而裏實爲寒若以寒藥清熱等於雪上加霜陰陽相混似難辯別然細心體察不啻霄壤之殊王太僕云病寒脉細按之鼓動於指下者非寒也乃陽盛拒陰也病熱脉大按之不鼓於指下者非熱也乃陰盛格陽也由是觀之症雖相似而脉實不同然症似之處亦有大異如陽症舌黑黑而乾燥陰症舌黑黑而滑潤陽症便泄臭穢異常陰症便泄醒冷不堪陽症不渴口必燥裂陰症雖渴漱口不嚥陽症小便必短而赤陰症小便必清而長陽症口鼻氣噴如火陰症口鼻必寒而微陽症爪甲青而色紫陰症爪甲青而色黑以此明辯萬無一失審察周詳投劑自當總之陽症似陰必先陰液虧極而後熱邪亢盛始發是熱末變似寒陰症似陽由於陽氣甚衰以致寒邪直入初起無熱但有寒症且陽症似陰傷寒温病皆有陰症似陽惟有中寒有之然脉症雖微審察宜精稍一鹵莽死生反掌爲人司命者可不究心於此乎

論傷寒中風脈證治法之區別

倪益齋

以下六篇曾載卅一期本報因該期出版後即停止故祗發出百餘册而各篇文字尚爲精選之作緣重刊於此

以享閱者或亦諸君所許歟(編者誌)

夫風寒皆空氣也氣之温者爲風氣之冷者爲寒一温一冷故二氣之感人也其脈證各別而治法亦各不同也觀仲師於傷寒論之起首卽以風之侵人題之曰中以寒之感人題之曰傷卽所以標明風寒二氣之淫人有不可混沌之意也蓋以風之侵人由縱而來中一部卽一部生病其傳經不甚速故曰中以寒之感人由横而來雖感於一部份頃刻能遍傳於週身故曰傷此傷寒中風名詞之所以不同也風屬陽屬温其性和緩故脈亦因之而緩寒屬陰屬冷其性緊急故脉亦因之而緊此傷寒中風脈象之不同也至頭痛發熱爲傷寒中風所有考中風症則惡風傷寒症則惡寒且中風症之惡風也見風始惡不見風則自若也傷寒症之惡寒也雖厚之以衣被猶覺其冷也中風症無體痛之苦而傷寒症則全體痠痛不可忍此傷寒中風徵諸兆者之分別也觀中風症有自汗出而傷寒症則無汗出此傷寒中風顯諸形者之分別也至二者之治法考中風症多表虛而有汗宜用桂枝湯蓋主桂姜甘草之辛甘以化陽而助其表芍棗之苦甘以化陰而歛其液更啜熱稀粥一升乃所以助藥力則正勝邪却而汗自止矣考傷寒症多表實而無汗宜用麻黃湯蓋主麻黃之辛温以開毛孔而散寒邪以杏仁利其氣甘草和其中更佐桂枝以調其營衛則汗出而邪自解矣然中風症之表虛者固宜用桂枝湯矣若中風症之表實者爲無汗而惡風則當用葛根湯以解肌而發汗又非桂枝湯所宜獲效矣夫傷寒症之表實者故宜用麻黃湯矣若傷寒症之表虛者如脈微而惡寒汗出則當用桂麻各半湯一面略扶其正一面微發其汗又非麻黃湯所宜遥施矣此中風傷寒之各有虛實之分而治法亦因之各有變更也夫近世之醫一見病人惡

半寒卽謂之曰傷寒宜服麻黃湯或一見病人惡風卽謂之曰中風宜服桂枝湯不審其傷寒中風之屬虛屬實者俟服之不效而醫者反咎仲師之立方不足爲法夫眞豈仲師之立方不足爲法耶實醫者之於病未詳辨其傷寒中風虛實之有區別耳

論表病例之大意

趙晉翰

表者太陽也表病者卽太陽病也太陽爲表中之表身體之最外層而爲六淫所侵之道路卽癆瘵所始之原委也六淫侵表表散爲人人共知尤爲千古不磨之法而表散既爲治表不易之定例如陰陽寒熱虛實判別不楚未有不僨事者則醫豈易言哉每見庸醫俗子證情不清妄投藥餌時致輕病轉劇劇病轉危危而不救者多多矣皆由表病辨別不楚之咎也由此觀之表病之不可不講究也明矣夫表既爲邪氣之所由入病症之所由變爲至重之機關去邪之要圖當分表虛陰陽病表裏傳表實陰陽病經氣傳陰陽邪化反形虛從實反脈證相似假眞爲表病五規不移之法五規既明再辨表病救誤禁誤治法而爲陰陽臟府三焦三部諸傷表病諸傷既晰再辨諸虛家不宜發汗及治法宜先宜後如諸法了然於胸中則對症發藥未有不中者矣總綱既知再究其宜用何藥如表虛陽病當用桂枝湯以歛汗和營表虛陰病當用麻黃桂枝各半湯以散寒而調其衛表實陽病當用葛根湯以淸熱而散邪表實陰病當用麻黃湯以發汗而去寒風極似寒寒極似風卽陰陽邪化反形當用大小青龍湯以猛攻之虛者宜桂枝湯和之實者宜麻黃湯攻之五藏有傷者當以補藥治之陽實者宜五苓散瀉之治者茯苓甘草湯補之陰虛者梔子豉湯養之實則又非梔子之所能治也其餘如諸虛家不宜發汗者當用眞武湯補之其表

實而裏虛者當先治其表而後治其裏裏實而表虛者當先治其裏而後治其表也表裏寒熱虛實陰陽既明則表病之大意粗具而於治表病之法不致虛謬矣

大小柴胡湯功效

張三省

夫大小柴胡湯皆主少陽病之寒熱往來也少陽一經統人身之半表裏故名曰樞邪氣臨之其爲病也不若太陽之寒又非陽明之熱係寒熱交錯一往一來實則太陽之寒與陽明之熱合化而爲病故曰半表裏良有以也且邪氣交作忽彼忽此忽藏忽府見證紛繁倍於他經雖以寒熱往來胸滿默默不欲食心煩喜嘔爲常而五藏之病俱可顯也故其治法不以麻桂爲主又非承氣所宜而柴胡湯之所由來也古今醫多論以和解爲名非也夫六淫襲人表者汗之裏者下之而邪可出今不汗下徒以和解邪無可出也然柴胡湯中並無麻黃之表大黃之下其實卽一表一下之法也小柴胡者從表之太陽而解大柴胡者由裏之陽明而解柴胡半夏黃芩生姜大棗二者同也一有人葠甘草之升一用芍藥枳實之降一升一降意義顯然如邪氣輕則以小柴邪氣重則以大柴故經文曰煩嘔小柴胡湯主之嘔不止鬱鬱煩則以大柴胡湯主之也

表裏說

張樹滋

表者最高最外之謂也裏者極底極裏之謂也以人體言頭項皮膚表也胸腹骨隨裏也以六經言三陽表也三陰裏也然而裏之中又有表裏之分焉如太陽之表爲表中之表也陽明之表爲表中之裏也少陽之表爲表中之半表裏也此三陽經表中之有表裏也太陰之裏爲裏中之表也少陰之裏爲裏中之

半表裏也厥陰之裏爲裏中之裏也此三陰經裏中之有表裏也蓋三陽三陰一表一裏人人知之所以於表裏之中又有表裏之分者太陽主頭項背與皮膚乃人身最高最外之地故爲表中之表也陽明屬腸胃位於腹中故爲表中之裏也少陽居太陽陽明兩經之間一頸一脅不表不裏故爲表中半表裏也此三陽經表中表裏之說也太陰屬肺脾位居臟腑之上之外故爲裏中之表也少陰下近肝上及肺故爲裏中之半表裏也厥陰爲極陰之地極底極裏爲肝與胞絡病至厥陰無路可進故爲裏中之裏也治傷寒者先明三陰三陽辨明表裏之意義更於表裏之中辨明表中之表裏裏中之表裏如此則觸目洞然治療無不切中矣

表裏傳經氣傳論

樓警鏞

或者曰病之因乎外感者何一非由表而達裏何一非藉乎經氣而傳化者也尙何論表裏相傳經氣相傳爲者余曰然然望其色聞其聲問其症切其脈而究其病之始終乃知表裏經氣相傳之不同足以供吾人之研究者在試申論之人身之六經一陰一陽相互表裏太陽與少陰相表裏陽明與太陰相表裏少陽與厥陰相表裏如第一日病發乎太陽經者至第二日則見少陰之脈症初發乎少陰者次日則見太陽之脈證陽明與太陰少陽與厥陰俱如此類故傷寒論曰傷寒一日太陽受之脈若靜者爲不傳頗欲吐若煩躁脈數急者爲傳也蓋靜者脈靜而不變仍爲太陽之緊脉故知其不傳若欲吐煩躁乃手足少陰之證脈數急乃太陽之緊脈而變爲少陰之數急故知其爲傳此表裏相傳之道也而經氣相傳則不然經氣相傳者一日太陽二日陽明三日少陽四日太陰五日少陰六日厥陰第一日發現太陽經病

二日陽明經病逐日順次相傳七日而來復如傷寒論所謂傷寒二三日陽明少陽症不見者爲不傳是也蓋一日之後不見胃家實腹滿譫語等之陽明證二日之後不見口苦舌乾目眩等之少陽症故知爲不傳此二者傳化不同之道不亦彰明較著乎哉

論服桂枝湯或下之仍頭項強痛翕翕發熱無汗心下滿微痛小便不利

王智輝

且夫太陽病服桂枝湯致裏陰傷者不獨陷於脾而不能外達而且有陷於脾而不能轉輸者服桂枝湯後未愈爲醫者每不審其未愈之故或疑服桂枝湯之不當而又下之表證仍然不解而爲頭項強痛翕翕發熱無汗且裏證又見而爲心下滿微痛小便不利者然無汗則表邪無外出之路小便不利則裏邪無下出之路總由邪陷於脾失其轉輸之用以致膀胱不得氣化而滲泄三焦不司決瀆而下行矣此時治法非安其神而鎭其水不可而發汗亦在其中所以去桂者不犯無汗之禁也所以加茯苓白朮者助脾之轉輸令小便一利則諸病霍然此言脾陷不轉裏陰傷之治法也

貝類中之含素

孫聯甫

貝類之所以能退熱生津平鬱解酸者因其含有滷質之故滷之原素西名曰鈉 N atri 又曰蘇打 Sode 蓋貝類之成全由海水冲激而成故在中藥之中頗佔重要如珍珠石决明紫貝齒瓦楞子蛤蜊殼牡礪等等均含是質其中牡礪一物不僅內治而可外塗丹毒血熱極靈其功不下於高嶺土 Kaolin 也

內科學講義

此篇材料中學以仲景傷寒爲主體西學以北洋軍醫學校講義爲主體參以中西各大名家學說及鄙人平素經驗倉卒成篇必多遺漏不週之處還希海內外中西博學碩士有以教正之也

傳染病篇

閩杭包識生編輯

名稱　(一)有菌霍亂病　譯名印度虎列拉 Cholera Indica

霍亂古名辭也霍者揮霍也疾也猝也遽也亂者紊也事理不常也其症常猝然而來如疾風暴雨上吐下瀉臟腑之官能紊亂故名霍亂也俗語多以症狀名之概稱爲痧甚者朝發夕死故名子午痧吐瀉後體內水份消失指頭螺紋內陷故名癟螺痧其症多現四肢拘急故又名吊脚痧其一種不吐不瀉祇嘔噫胸悶腹痛如腸之絞痛者名乾霍亂俗稱絞腸痧是也其因細菌而發者西名 Cholera Indica 吾國譯名爲印度虎列拉其無菌而發者西名 Cholera Eeuropaea 吾國譯名爲歐羅巴虎列拉也按吐瀉之病雖概稱爲霍亂細別之則有三也今先論其有菌之霍亂

定義　本病由虎列拉菌而發乃夏期流行之急性傳染病以下痢嘔吐或米泔汁樣下利虛脫等爲其主徵

仲景霍亂篇三百八十法云問曰病有霍亂者何答曰嘔吐而利名曰霍亂又三百八十一法云問曰病發熱頭痛身疼吐利者此屬何病答曰此名霍亂云云此二條言霍亂表症裏症之現象也

原因　此種霍亂常流行於印度時向他方蔓延但吾國漢以前已有此名稱彼時交通不便是否由印

度傳染而來無從查考然虎列拉菌之發見及證明皆由扣賀氏之功也

本菌存於患者之糞便及吐物中其體爲昆麻狀兩端鈍圓一端具鞭毛運動活潑以普通亞尼林色素染之則着色

仲景傷寒論六之經後別闢霍亂一門者以六經之邪由皮膚而入霍亂之邪由口鼻而入也其傳染之徑路不同故另立一門之原因如此也按霍亂之邪已由口鼻而入然口鼻之所入者空氣與飲食耳故不潔之空氣與含菌之飲食入胃後卽發生吐瀉之病也

本病之傳染乃由該菌之侵入消化器而起其媒介物如左

(甲)含菌之水　(乙)蠅類接觸之食料　(丙)患霍亂病者使用之衣服器用

此外尤有催進本病蔓延之各因

(子)土地之狀態　如不潔卑濕無上下水之設備等皆與本病之流行極有關係

(丑)時季　溫帶地方概於初夏流行起始至八九月達於頂點

(寅)個人之關係　當本病流行之時絕非人盡被侵卽患之者亦有輕重之別其主因在胃腸之健否也與此霍亂篇第三百八十二胃強易治法陽明化燥便鞕同一理也

本病流行之持續約三四個月　曾罹本病一次者得獲一時的免疫性

解剖

別爲二種

(甲)斃於本病之極期者主呈腸加答兒並血行障礙性之變化卽屍體蒼白　口唇鼻尖及指

爪呈起阿偶則　顏面瘦削（中名四肢發紫或黑）　手指與上下肢屈曲　四肢每現微動死後體温昇騰　屍體腐敗甚緩　右心及大靜脈內血液充實左室空虛　血液暗色濃厚小腸之漿液膜呈薔薇紅色　粘液膜呈加答兒性病變腫起潮紅分泌粘液又因血管盛向腸內滲漏故大腸飽充多量之米泔汁樣液體　濾胞與排野如氏集腺亦腫脹　腸粘膜之上皮有多處剝脫

腎臟在肉眼觀察上無甚變化　鏡檢上皮質之上皮溷濁腫脹且多崩壞脂化紓曲細尿管中每見硝子樣圓壔與崩壞之碎片

（乙）斃於本病之反應期者其屍體無水分缺乏及循環障礙之病變惟腎之變化較著卽腎臟腫大包膜緊張容易剝離　皮實變大貧血溷濁呈淡紅色乃至黃色　髓質色爲暗赤　皮質之上皮變性　紓曲細尿管中含硝子樣或顆粒狀圓壔及崩壞上皮之破片

症候

潛伏期乃數時至兩三日由其經過別爲左之數期

（一）前驅下痢　多無疼痛及裏急後重而瀉大量稀薄色之便此下痢當虎列拉流行時人多來之有不陷重症僅此而經過者有持續一二日移行於虎列拉發作者有無此前驅直現虎列拉發作者

（二）虎列拉發作　頻來多量之稀薄便通其初便中尤含胆質色素漸次失色狀似米汁繼則發嘔吐其吐物初係胃之內容漸亦變爲米泔汁樣　又每伴吃逆

因吐瀉過甚體內之水分大量缺乏　皮膚皺縮瘦削撮之則起皺襞久保其形　眼窩陷沒顴骨及鼻梁突起　心動心音及脈搏微弱手足厥冷　口唇爪甲呈起阿偶則　分泌減少或閉止　煩渴　腓腸筋發疼痛性痙攣　聲音嘶嗄或全失音　呼吸不利　疲勞熱感　胸內苦悶神識多明瞭亦有溷濁者　此發作强時遂移於絕脈期然微倖移於恢復期者亦有之

(三)絕脈期　以多量之水分亡失故來血液濃稠　血行之障礙　絕脈　高度之起阿偶則　皮膚之厥冷　諸組織之乾燥　諸分泌之閉止　神識之障礙呼吸不利　煩湯　胸內苦悶等徵多於一日至遲二日卽死

(四)恢復期　病至此期則　嘔吐停止　便通稀少稠度加增復含胆汁色素　心力恢復　聲音漸響　胸內苦悶減輕　起阿偶則消散　小便漸多　初雖身體疲勞衰弱漸次復於健康

後貽病　甚多就中最顯著者如　虎列拉腎炎　發疹　皮膚之癤瘡　蜂窩織炎及壞死腸管之格魯布性或實扶帖里性炎症　內臟出血等是

又時貽身體或腸胃之衰弱及精神病

虎列拉提斐第 Choleratyphoid 本症屬最多且最緊要之後貽病概於發病第一星期之後半來之其狀酷似腸窒扶斯卽呈　體温昇騰　頭痛精神恍惚　痙攣發疹　及脾腫等徵至爲危險因之而斃者不少

不全症　重症虎列拉外尤有輕症者詳列於此

(子)虎列拉下痢　屬最輕症與前驅下痢一致僅二三日乃至數日間之下痢而已

(丑)輕症虎列拉　一曰類似虎列拉雖有虎列拉之固有症然其症勢極輕

診斷

本病之診斷通常容易其與歐羅巴虎列拉之區別卽注意　傳染之狀態　病徵之强度　致死轉歸之三點

此多有時誤認本病爲腸炊頓腸膜炎砒石銅吐酒石水銀有毒菌等之中毒以有相類處也

本病當初發時能斷定之最爲緊要遲則有種種之害

後本病確實之診斷法如左

顯微鏡檢查

培養檢查

扣列拉紅反應

動物試驗

如虎列拉下痢之輕症者豫後固佳其他則皆不良

本病之死亡數平均五十至七十%近年各醫院注射鹽水重症之平均約八十%

療法

左右如次

(一)豫防　別二種　曰公衆的　曰個人的

公衆的豫防 首講輸入防遏法卽從流行地所來之車船俱須嚴行檢疫若已侵入時只可講蔓延防遏法

個人的豫防 在霍亂之流行地須守飲食之攝生凡一切飲食之物必煮沸後方可用之飲食之貯藏亦須十分注意切不可使蠅飛集其上雖染最輕泄瀉症亦宜早加治療本病之患者不接近多人羣集之地切宜避之或用霍亂菌漿接種法於豫防上頗有功宜效種後可獲一時之免疫性

（二）治療 霍亂之病輕重雖分三期然治法不能按期定藥當視藥與病對症否庶不僨事列治法如左

（甲）起居 凡已患霍亂者切不可慌張更不可亂投藥劑當靜臥腹部宜溫煖衣被宜加厚切不可受寒

（乙）飲食 霍亂因傷食而起者居大多數不飢以不食爲佳注射鹽水後更不能食食則變症百出須經過二十四小時可以極薄之藕粉米湯葛湯水飲咖啡茶赤酒等三日後可以稀粥牛乳牛肉汁等用飯總遲緩爲妥口渴不可飲茶可與飲以鹽湯或陳皮茶口渴甚可以鹽酸或橼酸里莫那垤等

（三）藥劑

（子）痧藥水 市上痧藥甚夥其藥品皆大同小異霍亂初起可服半瓶至一瓶功能止腹

神州醫藥學報 第二期 第一卷

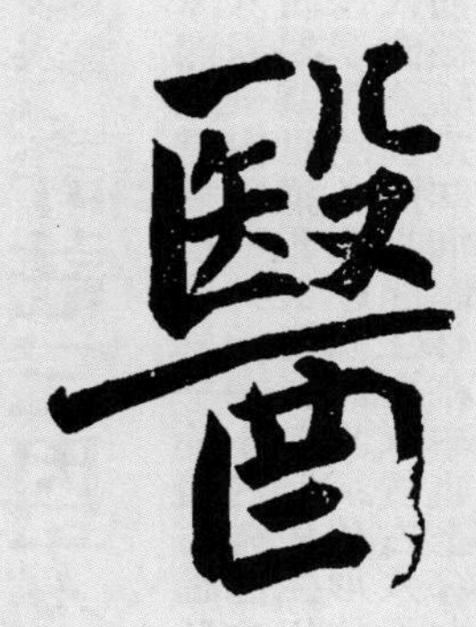

案

上海棋盤街文瑞樓書莊發行醫書目錄

◎醫學之巨著 聖濟總錄

全書二百卷文二百萬言爲十三科醫學最完全明備之書凡食治鍼灸湯醴漬浴按摩熨引導引砭石無不彙總條貫傷寒吐血肺癆兒科婦科外科尤爲特色內容包羅富有於治病各科有條不紊醫學家得此書而習之不難窮源竟委爲原原本本之學又請現代閩中儒醫吳黼堂先生詳加校勘用上等中國連史紙精印裝訂六十冊定價二十八元

◎吳黼堂 評註三因方

宋淳熙陳言著三因極一病證方論分爲十八卷一內因一外因一不內外因也方論簡要爲世推重又得吳黼堂先生以中東西學說隨各門逐條評註氣化形化闡發入微爲醫門別開生面又於古人不治證補經驗方法洵醫林精本也上等中國連史紙石印裝訂八冊定價洋二元

◎中西溫熱串解

同安吳黼堂孝廉撰述先生係現代閩中儒醫馳名海內著作等身又出其餘力精研東西洋醫學學理是編不特於東西學說多所折衷即我國學說經先生從實驗中推勘者靡不簇簇生新確有實效醫學家能讀此書臨證以治溫病自有得心應手之妙書凡八卷裝訂六冊定價洋二元四角

足本丹溪心法		一元二角
內經王冰注		六角
內經知要		一角五分
汪氏素問		一角五分
外臺秘要		二元五角
王氏潛齋醫書五種		六角
葉天士醫衡		三角
儒門事親		一元二角
扁鵲心書		二角五分
尤在涇金匱心典		四角
尤在涇醫學讀書記		二角
傷寒來蘇集		四角
余註傷寒論翼		四角
大字溫病條辨	中紙	一元二角
	洋紙	七角
溫熱經緯		二角
名醫類案		二元二角
柳選四家醫案		五角
本草三家註		三角
汪石山醫書八種	中紙	四元
	洋紙	二元六角
景岳全書		一元八角
瘍醫大全		二元
原本影印王氏脈經	中紙	一元二角
	洋紙	八角
祕本瘍科選粹	中紙	五元四角
	洋紙	一元六角
傷寒類證活人書		五角
足本驗方新編		八角
時病論		二角五分
瘍科心得集		五角
外科醫案		八角
時疫秘錄附花柳指迷		四角
東垣十書		一元二角
大字千金要方	中紙	三元
	洋紙	二元
大字千金翼方		八角
張經景岳類		三元
校正大字筆花醫鏡	中紙	三角五分
	洋紙	二角五分
瘋癆膨膈辨		一角
傷寒舌鑑		一角

以上各種醫書書籍如蒙惠顧照碼七折外埠函購郵費照書價加一成郵票代洋九五折再二角以上之郵票及非本國者概不通用備有詳細書目函索請附郵票一分即當寄贈

上海文瑞樓書莊謹啓

醫案

壺叟方案

陳旡咎

（揭櫫一）用藥如用兵也處方如行陣也制方始於仲景譬如兵法之有六韜三略也岳武穆曰陣而後戰兵法之常運用之妙在乎寸心張景岳列方爲八陣雖未能奇正相生變化莫測然宣古今未傳之祕洩天地造化之機景岳之天才眞不可及矣顧景岳因陣以蠡方啓先醫之鎖鑰而不佞則習兵以舉案示後世以準繩庶幾收舉一反三之功破西方累進之率使近人混醫案醫方爲一者有所裁節亦一解也故述方案

（揭櫫二）西醫用藥以熱度之高低爲配劑之標準而中醫用藥則無一定之分兩故有模索之誚此非中醫之陋也蓋西醫所依據爲科學其成分爲比例中醫所運用爲哲學其儲能在相對君臣佐使酌劑盈虛不曰貴貴則曰尊賢本案所述易君臣佐使之名而爲主從導引凡五錢至兩許爲主五錢減三錢爲從二錢減一錢爲導不足一錢減至一分爲引折比例相對之間納科學哲學爲一於縱横變化之中不失繩墨庶幾昭昭伸節而非冥冥墮行歟（癸亥五月天中節壺叟）

方案一（因類）

◎痔漏

古人謂醉飽行房則患痔殆指持粱嚙肥荒於酒色而言是痔瘡之發育在溺於酒色惟膏粱子弟有然余則謂醉飽行房固有患痔之可能性然不醉飽未行房而外受潮濕者未嘗無患痔之機緣也蓋痔瘡之耙因由於脾濕濕能生熱脾爲肺母脾之濕熱必移於肺肺與大腸相表裏肺之濕熱必滙入大腸重爲盲腸（大腸頭）所阻則成痔漏譬諸簷溜積水陰溝阻潦雖晴不乾諺云十男九痔可知患痔之多不盡在於醉飽行房也治痔之法宜因余以十年經驗襲制因痔湯一治高程凱君再治梁仲葵君三治鄭秋鵬君及其他某某皆收殊功

因痔湯（主）生地黃　天花粉　金石斛　帶皮苓　當歸身（從）生白芍　苦參　浙貝（導）熟蒲黃木通　桑白皮（引）黃芩黃柏

是方之効用苦斛厚腸歸芎地黃潤血貝通桑蒲瀉肺苓皮粉柏淸脾於厚潤淸瀉之中仍寓涼血通腸解毒翼焦之意能明此理則加減之量循環無端縱橫錯綜皆成軌道先醫立方舉案之精神思過半矣

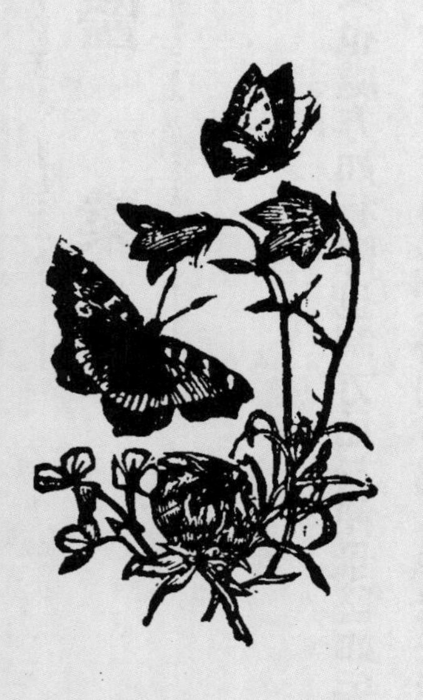

楊右　二月十三

陰虛由來原而入胃脘日少

審係起於風血工弦膀爛神

夢話受呃數之謂勢多燥原

多金津血布陰解壽通膈

鮮生地貝　　鉤丁參　　去善桑三

羚角片石　　生川軍安　　銀夜

鮑多烏肉　　元　　　　蓮翹心

全瓜蔞　　黃芪金牛

脾虛 胃弱

夜食傷飲於後積滯不

化 腹大堅痛 脈不揚者

攻積散加減

上安桂 好沉香 三 當歸 檳榔 三 青皮 四

炙雞金 三 山查炭 三 炒白朮 三

炒荊芥四分 炙干蟾 三 靈脂 七分

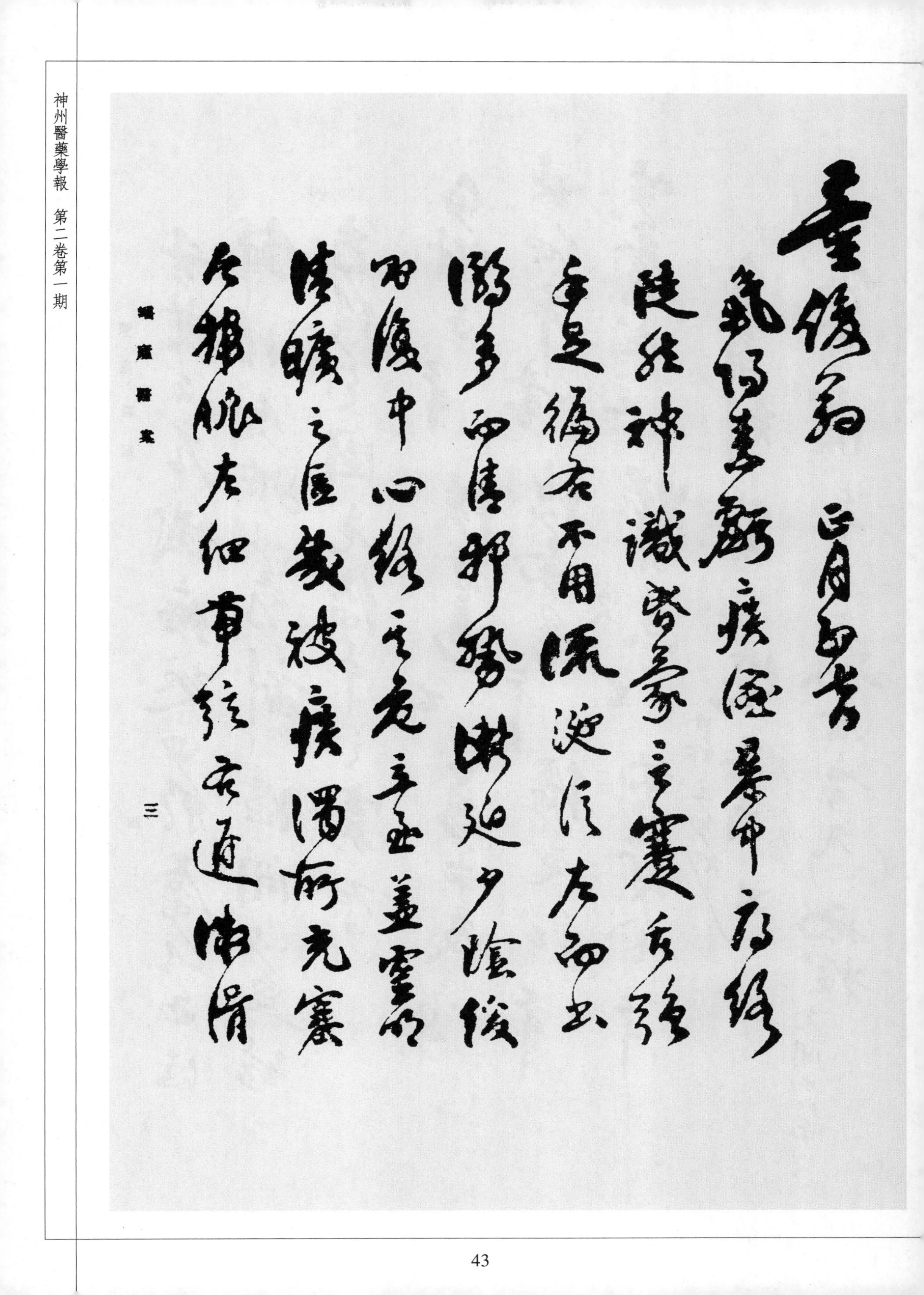

嶺南醫案

嘯廬醫案 四

[illegible]黃白[illegible] 纖病起[illegible]

[illegible]

白附子 [illegible]　法半夏 [illegible]

北細辛 [illegible]　陳南星 [illegible]　僵蠶 [illegible]

生[illegible]飛 [illegible]　煨天麻 [illegible]　[illegible] [illegible]

皂角刺 八分　遠志肉 [illegible]

[illegible] 蘇合香丸 一粒 先用開水化服

經方醫案

麻黃升麻湯之治驗

包識生

▲鼠疫結核（卽瘰腫性百斯篤）▲橫痃初起　▲大頭瘟

麻黃升麻湯厥陰篇三百五十五法治傷寒六七日大下後寸脉沉而遲手足厥逆下部脉不至咽喉不利唾膿血泄利不止之方也按厥陰屬肝臟爲血室血份中邪以排泄血毒爲主故識生假之以治血毒病得有上三種之經驗也

一鼠疫結核　粵東潮州城內下東堤三家巷口陳順隆行悟初先生之五弟値潮城發生鼠疫未免杯弓蛇影頓起恐怖之心於下午四時返家身體並無不適晚膳後驟覺形寒壯熱頭痛身疼其以爲感寒所致且素體衰弱平時喜進溫補故未敢以疎散之品服之至九時許覺少腹股際起一結核大若龍眼疼痛非常至十二句鐘則如鷄子大且神智不淸時作譫語合家雖惶恐而潮俗甚鄙明知鼠疫諱莫如深言之恐疫魔之更爲厲也者至二三句鐘則結核隆起如鵝蛋按之則痛轍心骨壯熱唇焦舌黃燥目赤病勢甚凶因此症而一二日喪生者比比至天將鳴召識生往診至則已神智糊塗壯熱如焚結核隆起按之石硬作劇痛卽投以此湯麻黃二錢半當歸升麻各一錢二分半知母黃芩玉竹七分半桂枝白芍天冬甘艸石膏白朮乾薑茯苓各二分半服後三句鐘仍不見效汗亦不出連進一劑至九句鐘則汗

出如雨神智卽清結核消去一半熱略退三日連服六劑諸症悉除結核全消矣此後治愈約三四人症候功效大同小異

二横痃初起　辛亥識生在潮汕第四軍中時兵士沾染花柳毒症者數十人其横痃初起形寒發熱之候累投此湯三四劑卽不化膿亦不再長大矣但求其消散則未能也如成膿者亦無效因該病屬於菌毒局部之症非全身疾病也服此横痃中止進行者十餘人效果則不若前後二症之美滿也

三丨大頭瘟　民國九年二月應江蘇海門茅楚才君之約有鄰人某甲患大頭瘟身熱頭腫如斗面目模糊脉細數神智昏迷投以此湯加紫背浮萍三錢服一劑隔日卽熱退腫消矣

按此湯藥味錯雜令人難測其奥也若非仲聖之方必受後人之唾罵矣然其症已寒熱雜現故其方亦温凉並投也傷寒六七日陰經轉陽經之期應汗而誤下之正傷而邪陷入裏寸脉沉遲手足厥逆下部脉不至非正傷而陽亡耶咽喉不利唾膿血泄利不止非邪盛而陰格耶如是陽亡陰格故其之藥寒熱並投也宜矣已用麻黃之攻營復用當歸之補血已用知母石膏之清熱復用乾薑白朮之温中細察其方是合桂枝湯麻黃湯理中湯四逆湯眞武湯白虎湯而成然麻黃則去杏仁桂枝則去大棗白虎去粳米眞武四逆去附子理中去人參各方中之主藥並皆去之加升麻以透已陷之陽加冬竹以育將喪之陰當歸則爲厥陰肝經之主藥引諸藥入臟如將帥之司令焉

神州醫藥學報　第二卷　第一期

醫書

傷寒論講義

閩杭包識生先生著
同學胞弟德彰輝　男楨孚參訂
受業　潮州黃俊三　海甯蕭謙　吳興潘宗潔　仝校字

神州醫藥書報社藏版

辨太陽病脈證篇第一

太陽病總論例第一

表病五規總論章第一

寒水爲病法第一

太陽之爲病脈浮頭項強痛而惡寒

註　（太陽）者大陽也一曰巨陽（脈浮）脈在皮膚之間輕手按之卽得愈按愈隱愈舉愈現（頭項強痛）頭連項木強作痛而頭不便左顧右視也（惡寒）身體縮搐畏冷而欲加衣被也

講　問曰　太陽之爲病何以發現脈浮

答曰　太陽屬表表者最高最外之謂也人身最高最外之地莫若於頭項背與皮膚故頭項背與皮膚皆爲太陽所主故其脈外浮於皮膚之間也

問曰　頭項強痛何因

答曰　太陽之經脈起於目內眥上額交巔循腦后下行項背經脈傷邪則營衛不通不通則作痛

也

問曰　惡寒何因

答曰　太陽爲寒水之經寒水性寒傷于人身則寒氣司令寒多而熱少故太陽受邪必惡寒也

義

此言太陽寒水之經爲病發現脈症之確據總法也夫太陽寒水之爲病有氣有經有質三者之別脈浮卽氣病也頭項强痛卽經病也惡寒卽質病也總論雖言三證但三證不必悉具卽現一證亦可謂爲太陽病矣以後所謂太陽病者皆指此三證而言也

中風爲病法第二

太陽病發熱汗出惡風脈緩者名爲中風

註

(太陽病)卽指上法脈浮頭項强痛而惡寒以下倣此(發熱)身體之熱度加增按之灼手(汗出)皮膚上有鹹味之流質外洩名曰汗出(惡風)見風則畏曰惡風(脈緩)脈來和緩約一息五六至一分鐘五六十至(中風)風由汗孔而入肌腠如矢之中靶曰中風

講

問曰　人體發熱何氣使然

答曰　六淫之邪傷人皆能令人發熱其發熱之理由因邪氣與正氣相搏而發生熱度也凡正氣强盛之人其相搏力愈大故其熱度亦愈高正氣虛弱之人其相搏力小其熱度亦小待正氣消滅而邪氣無物與之抗爭故不熱而冰也

問曰　汗出何因

答曰　體熱則汗孔開開則汗出寒則汗孔閉塞閉塞則無汗此物性自然之理也夫風爲陽邪空氣之温者也中於人身毛孔開張故汗自出

問曰　惡風何因

答曰　因風邪入裏與正氣相爭若再見風則風邪得有援助其勢益猛而正氣不敵故畏之也

問曰　脈緩何因

答曰　凡物之屬陽屬温者其性和緩屬陰屬冷者其性緊急風者陽邪也其性温故脈緩

義　此言風中太陽經發現脈症之確據也夫風者爲百病之長卽空氣是也按平常之空氣曰風風之冷者曰寒熱曰暑熱極曰燥挾有水氣曰溼寒熱錯雜不清而能化火凡此諸邪皆由風而變化也故爲百病之長

傷寒爲病法第三

太陽病或已發熱或未發熱必惡寒體痛嘔逆脈陰陽俱緊者名曰傷寒

註　(體痛)全身俱作痛也(嘔逆)胃中氣上逆由口而出作嘔聲或有飲食隨嘔而出故曰嘔逆(脈陰陽)陰指二尺而言陽指二寸而言並關脈亦包含在內(緊)脈緊來去極速息不能數約一息在十餘至以上一分鐘百餘至也(傷寒)傷者創也損也膚腠爲寒所戕損也

講　問曰　太陽病已未發熱而必惡寒者何也

答曰　上法言風曰中此法言寒曰傷文字上已有輕重之分別其邪氣之利害可知上法無必字

雖中風邪或有不惡風者此法加必字則可知傷寒一症無論其熱之已發未發體之屬强屬弱必先現惡寒也

問曰 體痛何因

答曰 凡痛皆氣血不通之所作人體之寒熱平均則人無病今傷寒邪入身之寒度增加而營衛失其常行之度滯留不利故身體疼痛也

問曰 嘔逆何因

答曰 寒邪漂悍侵入肌膚則腠理閉塞正氣被迫不能排洩於體外故由內臟上衝從口而出作嘔逆也

問曰 寒邪何以曰傷

答曰 中者邪縱來也必有空隙可乘邪始能入肌腠傷者邪橫來也無隙空邪亦能入肌腠且雖傷一部份頃刻必傳於遍身中風則不然中一部則一部生病雖能傳經其時候亦無傷寒之速

義 此言寒傷太陽經發現脈症之確據也夫寒屬陰邪爲空氣之冷者冷氣傷人故或已發熱之後或未熱之前而必先見惡寒之症也但寒重而正氣旺者卽發熱而病劇寒邪輕而正氣弱者緩發熱而病輕按惡寒與惡風又絕然不同惡寒者雖室內帳中厚其衣被猶覺其寒惡風者見風始惡無風則自若也按風性緩寒性急爲物性自然之理如夏日之風雖烈風不見其雄冬日之風縱微風

亦覺其猛以其寒急熱緩物理自然之性故也

表裏相傳法第四

傷寒一日太陽受之脈若靜者爲不傳頗欲吐若躁煩脈數急者爲傳也

註

（脈若靜）靜安也不變動之謂也（吐）胃中之水穀從口逆出曰吐（躁煩）躁手足身體不安而時起時坐時臥也煩心不安而多所不可也（脈數急）數脈一息六至一分鐘八九十至急疾也與數同意也

講

問曰傷寒一日太陽受之何謂也

答曰　傷寒一日言人得病之第一日也太陽受之謂得病第一日卽是太陽病

問曰　脈若靜者爲不傳此靜字作何解說

答曰　脈若靜者謂太陽爲病之後其脈浮仍是浮而不變沉風緩寒緊仍是風緩寒緊而不變微細是爲安靜不動邪氣不傳於他經故曰脈靜者爲不傳

問曰　頗欲吐何因

答曰　吐裏病也軀殼之表病忽見臟腑之裏病則其邪已侵於裏邪已侵裏則爲傳經也

問曰　若躁煩何因

答曰　煩心陽內鬱手少陰症也躁腎水外擾足少陰症也太陽病而見少陰症是爲邪已由表而裏矣

問曰　脈數急屬何症

答曰　數急爲表裏相傳過度之脈也蓋太陽傷寒其脉爲緊今十餘至之脈一變爲六七至之數脉則表邪將去而裏病又將發現之候也若表邪完全入裏則全變爲一息三四至少陰之微細脉矣故脉數急者爲傳也

義

此言太陽經受邪之後其邪有由太陽之表傳入少陰之裏及不傳之法也夫太陽主皮膚與頭項爲人身最高最外之地故傷邪之第一日卽太陽之皮膚先受病也太陽已受爲病之後其邪必漸次傳染他經但傳染之途有二一爲表裏傳一爲經氣傳此言表裏傳之法也太陽受病之後自一日或至數日仍是太陽之脉症靜而不變動者爲太陽之邪不傳他經也若太陽之脉症不靜而動變生頗欲吐躁煩脉數急者爲太陽之邪已傳入少陰之裏矣

經氣相傳法第五

傷寒二三日陽明少陽症不見者爲不傳也

註

(陽明症)卽胃家實腹滿譫語潮熱燥屎是也(少陽症)卽口苦咽乾目眩是也

講

問曰　二日三日陽明少陽證不見者何謂也

答曰　二日卽陽明主氣之期三日卽少陽主氣之期也

義

此言太陽之邪由經氣傳不傳者也按經氣順傳之次序一日太陽二日陽明三日少陽四日太陰五日少陰六日厥陰也若二日不見陽明之脉症三日不見少陽之脉症爲太陽之邪不由經氣而

傳者也若二日已見陽明症三日已見少陽之症爲太陽之邪已由經氣而傳入陽明少陽也

三陽邪化法第六

太陽病發熱而渴不惡寒者爲温病若發汗已身灼熱者名風温風温爲病脉陰陽俱浮自汗出身重多睡眠鼻息必鼾語言難出若被下者小便不利直視失溲若被火者微發黄色劇則如驚癇時瘈瘲若火熏之一逆尚引日再逆促命期

註

（渴）口燥時時想吃茶水也（温病）温卽熱也温病卽熱病也暑燥火三症之總稱也（灼）炙也熱也燒也灼熱按之熱如火燒炙人手也（風温）由風邪所化之熱病（身重）身體笨重難以起臥也（多眠睡）眠臥寐也睡坐寐也多眠睡無論坐臥俱欲寐也（鼾）呼吸作干聲也（小便）一曰小尿一曰尿一曰小解一曰溺（直視）目不轉瞬也（溲）尿色不清之謂溲（驚）身跳不安而恐懼也（癇）暈厥不知人事而手足口目瘈瘲也（瘈瘲）手足口目振動抽縮也

講

問曰　太陽病發熱何以發現口渴不惡寒

答曰　太陽病發熱後熱盛則化燥裏熱盛則口渴表熱盛則惡寒自罷故口渴而不惡寒也

問曰　何爲温病

答曰　温者煖也温病卽熱病之謂也暑燥火病俱包含在内

問曰　身灼熱何故

答曰　身灼熱爲太陽風病化爲熱病因誤汗津液愈涸熱邪愈盛熱盛則按之如火灼人手也

問曰 脉陰陽俱浮何故
答曰 人身表裏上下俱熱故其脉寸關尺三部俱浮也
問曰 自汗出何故
答曰 腎主液腎被熱灼故汗自出
問曰 身重何故
答曰 脾主肌肉脾受熱淫故肉笨而身體重
問曰 多眠睡何故
答曰 心藏神心被熱逼故神智昏迷而多眠睡
問曰 鼻息必鼾何故
答曰 肺主氣肺受熱刑呼吸爲之不利而作鼾
問曰 語言難出何故
答曰 肝主筋肝爲熱傷則舌筋卷縮而難言語
問曰 小便不利何故
答曰 下傷其下焦之氣則小便爲之不利也
問曰 直視何故
答曰 下傷其上焦之氣故目爲之直視也

雜病論講義

閩杭包識生先生著
同學胞弟德彰 輝 男楨孚參訂
受業 潮州黄俊三 海甯蕭謙 吳興潘宗潔 仝字校

神州醫藥書報社藏版

藏府經絡先後病脉症篇第一

此篇凡七章總論雜病之大旨病理病因病色病聲病脈病症病之治法皆備雖不能包括無遺而能窮其奧妙合觀經義用之有不能盡者矣故先師曰臟府經絡先後病臟府指內而言也經絡指外而言也先後指傳經病之先後而言也

第一章　雜病治法總論

問曰上工治未病何也師曰夫治未病者見肝之病知肝傳脾當先實脾四季脾旺不受邪卽補之中工不曉相傳見肝之病不解實脾惟治肝也夫肝之病補用酸助用焦苦益用甘味之藥調之酸入肝焦苦入心甘入脾脾能傷腎腎氣微弱則水不行水不行則心火氣盛則傷肺肺被傷則金氣不行金氣不行則肝氣盛則肝自愈此治肝補脾之要妙也肝虛則用此法實則不在用之經曰虛虛實實補不足損有餘是其義也餘臟準此

按此章先師引內難二經之義作雜病治法之總綱可見傳經之病當審生傳尅傳也明矣數千年聖聖相傳之奥旨久而不替毋敢褻視者實有莫大之靈驗也

四氣調神論曰聖人不治已病治未病不治已亂治未亂夫病已成而醫藥之亂已成而後治之譬猶渴而穿井門而鑄兵不亦晚乎

陰陽應象大論曰邪風之至疾如風雨故善治者治皮毛其次治肌膚其次治筋脈其次治六府其次治五臟治五臟者半死半生也

七十七難曰經言上工治未病中工治已病何謂也然所謂治未病者見肝之病則知肝當傳之於脾故先實其脾氣無令得受肝之邪故曰治未病焉中工者見肝之病不曉相傳但一心治肝故曰治已病也

八十一難曰經言無實實無虛虛損不足而益有餘是寸口脉耶將病自有虛實也其損益奈何然非謂寸口脉也謂病自有虛實也假令肝實而肺虛肝者木也肺者金也金木當更相平當知金平木假令肺實而肝虛微少氣用針不補其肝而反重實其肺故曰實實虛虛損不足而益有餘此者中工之所害也

觀夫列聖經文治雜病總以治未病爲主旨但此對乎症虛症而言也若實症則又不盡然故列聖又有急則治標之論又按此論出自內經而景扁二聖各爲發揮難經則言肝與脾之大義此論則肝病實脾之外且推及肝虛縱不能尅土傳脾亦當實脾制水益火傷金去肝之賊也若肝實而肺虛金雖不能制肝肝太盛亦能傳肺故曰金木當更相平此又與傷寒一百十法一百十一法之義同一理也古人作書前人已言者後人不復續贅故二聖之論當合觀之則其法備也

第二章　三因致病總綱

夫人稟五常因風氣而生長風氣雖能生萬物亦能害萬物如水能浮舟亦能覆舟若五臟元眞通暢人卽安和客氣邪風中人多死千般災難不越三條一者經絡受邪入臟府爲內所因也二者四肢九竅血脈相傳壅塞不通爲外皮膚所中也三者房室金刃蟲獸所傷以此詳之病由都盡若人能養愼不令邪風干忤經絡適中經絡未流傳臟腑卽醫治之四肢纔覺重滯卽導引吐納鍼灸膏摩勿令九竅閉塞更能無犯王法禽獸災傷房室勿令竭乏服食節其冷熱苦酸辛甘不遺形體有衰病則無由入其腠理腠者是三焦通會元眞之處理者是皮膚臟腑之文理也

按先師論致病三因有內因外因內外因其病由誠皆盡矣下段復論衛生之道修身之道使人內無七情之疾外無六淫之災節食戒色保養其天眞何病之有也今日士大夫所談節食戒色崇道德守法律非新學說也實復古法也其以腠理二字結論包括人體生理之深義所謂三焦通會元眞之處爲腠者三焦人身上中下三部也元眞臟腑之精神也腠卽肌肉之纖維也理者文理也細胞分界之處也腠理二字合而言之卽今之細胞之謂也細胞內含神經故能通臟府之元眞也

第三章　望色

問曰病人有氣色現於面部願聞其說師曰鼻頭色靑腹中痛苦冷者死鼻頭色微黑者有水氣色黃者胸上有寒色白者亡血也設微赤非時者死其目正圓者痙不治又色靑爲痛色黑爲勞色赤爲風色黃者便難色鮮明者有留飮

此章言望色之法也內經有察目之論及面部分配臟府之說先師但以鼻爲望色之主體非廢內經之法是加增內經法外之法也按古書門類不分今已將色聲證脈另設專書故就原文外不附他說以下亦然

按鼻爲面王屬土五臟之中氣所聚也故五臟之色皆能由鼻而知色青屬木木尅土故腹中痛若苦冷者脾陽已敗死症也色黑者水來侮土故有水氣也色黃者土之色也土病則不能生金肺陽必弱故胸寒也色白肺色肺氣不能攝血故亡血也赤色非時火炎土燥必有奇變故云死色赤而目正圓火炎爍液故爲痙病也又色青肝氣大旺故主痛黑爲腎虛故主痨赤爲熱黃爲胃燥故便難色鮮明水停中焦故留有飲水也

第四章　聞聲

按聞聲之法雖多總以腎肺三焦爲主腎爲生氣之源肺爲藏氣之所三焦爲司氣之官也

第一節　辨腎氣

師曰病人語聲寂寂然喜驚呼者骨節間病語聲喑喑然不徹者心膈間病語聲啾啾然細而長者頭中病

按腎爲先天眞氣之所出由丹田上心至肺然人之呼吸一吸則腹長一呼則腹消也聲音發於丹田者其聲沉而實有餘音繞梁之概發於胸者次之發於喉者又次之若發於腦者其聲益堅有金石之音也今病人語聲寂寂安靜不多言之意也喜驚呼忽然如驚而呼病深在骨節間致如是之沉痛也

喑喑不徹乃說話有喑啞不能出口之象病在心膈心膈有痛往往若是啾啾聲音啾唧細而長也病在頭中腦痛之屬也

第二節　辨肺氣

師曰息搖肩者心中堅息引胸中上氣者欬息張口短氣者肺痿吐沫

此言肺氣爲病之病狀也

第三節　辨三焦之氣

師曰吸而微數其病在中焦實也當下之則愈虛者不治在上焦者其吸促在下焦者其吸遠此皆難治呼吸動搖振振者不治

按吸包括呼吸而言也微數在不促不遠之間爲病在中焦然有熱因邪而數攻之卽平若虛者爲中氣將亡之兆故不治其促與遠皆居於極端地位故皆難治若呼吸以致身振動搖者根本不固故不治也

第五章　切脉

第一節　辨四時脉

按脉隨氣候而變遷古有明訓四時得正脉則平得反脉則病理之常也

師曰寸口脉動者因其旺時而動假令肝旺色青四時各隨其色肝色青而反色白非其時色脉皆當病

按脉有應時應症之必要先師以肝之弦脉春令見之爲平然有肝脉之弦亦當有肝色之青及肝症

之怒如春時反見秋令白與毛之色脉或脉不對症症不合脉則皆當病也先師雖以四時立論須知色聲症脉亦然也不但一臟之色脉當如是卽同是一病虚症不可見實脉虚脉不可見實症也

第二節 辨氣候遲早不及太過

問曰有未至而至有至而不至有至而不去有至而太過何謂也師曰冬至之後甲子夜半少陽起少陽之時陽始生天得温和以未得甲子天因温和此爲未至而至也以得甲子而天未温和爲至而不至也以得甲子而天大寒不解此爲至而不去也以得甲子而天温如盛夏五六月時此爲至而太過也

此言氣候應時有遲早之分及太過不及之異學者不可刻舟求劍食古不化也顧先師特借時譬症而已觀其冬至得甲子而天温如盛夏五六月時卽知其冬日亦有暑症反而言之夏天亦有寒病也何今之醫指傷寒必於冬日方有悲夫

第三節 辨前表後裏

師曰病人脉浮者在前其病在表浮者在後其病在裏腰痛背強不能行必短氣而極也

按傷寒病在營衛故脉以皮膚筋骨之浮沉爲表裏雜病病在臟腑故診脈當以寸尺定表裏也浮脈在傷寒爲太陽病在雜病浮在前寸則爲表病浮在後尺不能目爲表病乃是少陰裏病也故腰痛背强不能行短氣而極完全腎虧症也先師雖但言浮脈諸脉亦然

第四節 辨陰厥陽厥

問曰經云厥陽獨行何謂也師曰此爲有陽無陰故稱厥陽

問曰寸脉沉大而滑沉則爲實滑則爲氣實氣相搏血氣入藏卽死入府卽愈此爲卒厥何謂也師曰唇口靑身冷爲入藏卽死如身和汗自出爲入府卽愈

問曰脉脫入藏卽死入府卽愈何謂也師曰非爲一病百病皆然譬如浸淫瘡從口起流向四肢者可治從四肢流來入口者不可治病在外者可治入裏者卽死

按陽亢之病在傷寒則爲燥在雜病則爲厥陽故其脈沉大而滑實與陽明之燥脉同也此種漂悍之氣傳於五臟無路可通閉塞於裏脣靑而身冷血氣已絕其常行之度故死也流入六腑六腑陽經也或從太陽汗解或從陽明下解其氣得泄故身和汗出入腑卽愈也然此但言陽厥陽厥之外當有陰厥也

第六章　問症

問曰陽病十八何謂也師曰頭痛項腰脊臂脚掣痛陰病十八何謂也師曰欬上氣喘噦咽腸鳴脹滿心痛拘急五藏病各有十八合爲九十病人又有六微微有十八病合爲一百八病五勞七傷六極婦人三十六病不在其中淸邪居上濁邪居下大邪中表小邪中裏槃飪之邪從口入者宿食也五邪中人各有法度風中於前寒中於後濕傷於下霧傷於上風令脉浮寒令脉急霧傷皮腠濕流關節食傷脾胃極寒傷經極熱傷絡

病症無窮先卽以臟腑軀殼二綱定之陽病病在軀殼之 頭 項 腰 脊 臂脚 六種有衛病有營病有營衛兼病三門三六合十八病陰病病在臟腑之 欬 上氣 喘 噦 咽 腸鳴 脹

滿 心痛 拘急 九種有寒症熱症二門二九合十八病也五臟每臟各十八共合九十病六府每府各十八共合百零八病臟府又各有陰陽病再合之則五臟變爲百八十病六府變爲二百十六病由是觀之凡百病皆有營衛皆有寒熱五臟六府皆能發生陰陽各病也是以頭痛一症五臟六府皆能令人頭痛欬症亦然故內經有言曰五臟六府皆令人欬先師深得其旨者也何後世醫欬專以枇杷葉杏仁蘇子貝母款冬紫苑爲治欬之不二法門也以上爲男女老幼普通之病症此外之五勞七傷六極婦人三十六病不在其中也按五勞卽五臟之勞也七傷卽 食 憂 飲 房 饑 勞 經絡營衛傷 等是也六極卽六府虛極之謂也先由勞而後傷傷而後極極則難治婦人三十六病卽篇末婦人胎前產後雜病共三十六症是也清邪天風之類也濁邪地濕之類也大邪六淫之重者也小邪六淫之輕者也六淫之邪挾飲食空氣從口鼻而入者也故曰宿食也

第七章 治法

按治法一門大有火候先後不同表裏各異此章當與傷寒治法章合參

第一節 治表裏之先後

問曰病有急當救裏救表者何謂也師曰病爲醫下之續得下利清穀不止身體疼痛者急當救裏後身疼痛清便自調者急當救表也

此引傷寒九十二法之文解見原文

第二節 治舊疾新病之先後

新本草

包識生夫子鑒定　學生趙晉翰撰著

補藥類

第一章　安神藥

人蔘　一名神草　今名人參

釋義　形狀似人又爲人體元氣虧損之要藥故名人蔘

出產　吉林產者名吉林參　高麗產者名高麗參　西洋美洲產者名西洋參　東洋日本產者名東洋參　陝西潞州上黨產者名潞黨參　參有野生及種植之別野生者味厚功力大種植者味薄功力小吉林參高麗參西洋參味甘帶微苦東洋參及潞黨參味但甘不苦也更有北沙參太子參其功力尤薄

形色鑒定　吉林參野生者體質堅結枝丫彎曲移種者體質粗鬆枝丫多直其蘆欲小如燈草其皮如花生殼菊花心金匡銀肉者佳高麗參有紅白二種白者爲原參紅者已經附子汁製過野生者顏色蒼老枝丫彎曲種植者名石柱子枝丫皆直顏色稍淺西洋參有黃白二種黃皮者即原皮參白者已經造作去其原皮以博美觀野生者體質結實種植者體質粗鬆東洋參無枝丫甚肥壯潞黨參亦有二種草色而短者佳黃色而長者次之北沙參狀似淮漆性硬無枝鬚小如頭繩

長尺餘太子参形圓如龍眼

修治 竹刀刮去泥土曝干收藏勿露空氣中否則易於霉蛀

氣味 味甘氣微寒無毒

主治 (一)脫血症凡吐血衄血下血崩漏金瘡諸血液減少者 (二)五勞七傷虛欬喘促 (三)産后諸小兒慢驚痙瘍虛陷 (四)癰疽已潰膿液不厚 (五)心悸怔忡脈結代 (六)面青唇白氣喘汗出多夢健忘頭暈眼花

功效 (一)增進血液 (二)收縮血管 (三)潤皮澤肌 (四)提神止渴 (五)補五臟安精神定魂魄止驚悸 (六)除煩生津止渴開心益智聰明耳目

處方 (一)獨参湯 人参一兩煎湯頓服 治脫血脫液汗吐下后元氣大虛眞陰枯絕昏厥脈伏等症

(二)人参湯 人参 干姜 白朮各三錢 桂枝后入 甘艸各四錢 水煎服 治中焦陽虛胸痹心中痞胸滿脅下氣逆搶心等症

(三)人参膏 人参十兩 切細以潔水熬膏開水冲服多少 治症同獨参湯更宜於病後調理

(四)参附湯 人参三錢 附子三錢 水煎服 治陰陽俱虛氣血不足昏厥暴脫等症

(五)生脈散 人参三錢 麥冬五錢 五味子六分 水煎服 治熱傷元氣氣短倦怠口渴出汗昏厥脈絕等症

(六)四君子湯 人参三錢 白朮三錢 茯苓三錢 甘艸二錢 水煎服 治脾胃虛寒嘔吐泄瀉

飲食少進四肢無力等症　加陳皮三錢　半夏三錢爲陳半六君子　治前症而兼化痰　加木香一錢砂仁一錢爲香砂六君子　治前症而兼脘悶腹脹胃呆不納　加柴胡四錢　白芍四錢爲柴芍六君子　治前症而兼有虛寒虛熱者　加當歸三錢　白芍三錢爲歸芍六君子　治前症而兼有血虛腫脹者　加黃芪四錢　肉桂一錢爲芪桂六君子　治前症而兼氣虛喘滿者

（七）理中丸　人參三錢　白朮三錢　干姜三錢　甘艸三錢　研末蜜丸如鷄子黃大臨服時以沸湯半碗碎丸煎湯服之不用丸以飲片作湯服力更猛　治中焦虛寒脾胃衰弱嘔吐下痢肢冷腹脹清穀不化等症　凡病四君子湯之力所不及者改以理中進之　加附子三錢　肉桂錢五分爲附桂理中丸　治前症而寒盛陽大虛者　加丁香一錢　豆蔻一錢　爲丁蔻理中丸　治前症而中滿飽悶飲食不消化者　理中丸另有加減法見傷寒方歌內

引證　白虎加人參湯（救液）　新加湯（養營）　茯苓四逆湯（救陰）　小柴胡湯（救液）　柴胡加芒硝湯（救液）　柴胡加龍骨牡蠣湯（救液）　柴胡桂枝湯（調營）　半夏瀉心湯（救液）　生姜瀉心湯（救液）　旋覆代赭石湯（養營）　桂枝人參湯（救陰）　黃連湯（救液）　炙甘艸湯（養血）　吳茱萸湯（救陰）　附子湯（生津）　烏梅丸（養營）　干姜黃連黃芩人參湯（救液）　竹葉石膏湯（救液）

鱉甲煎丸（調營）　候氏黑散（調營）　薯蕷丸（調營）　澤漆湯（生津）　麥門冬湯（救液）　大建中湯（救陰）　木防已湯（養營）　大半夏湯（生津）　橘皮竹茹湯（生津）　干姜人參

半夏丸（生津）竹葉湯（生津） 温經湯（養營）

用量 一錢至一兩

相反 川漢蘿蔔一切破血耗氣消導之品

禁忌 （一）外邪未罷 （二）肺氣閉塞 （三）津血有餘 （四）陰盛陽虛 （五）外症痧痘毒氣壅塞者

酸棗仁

釋義 酸棗之仁故名

出產 今近汴洛及西北州郡皆產

形色鑒定 狀如臭蟲色赤如丹小而扁者佳

修治 剝肉取仁曝干

氣味 味甘氣平無毒

主治 （一）能清虛熱療肝熱好眠昏倦怠等症 （二）能收斂津液療膽虛不眠煩渴虛汗等症 （三）傷寒虛煩多汗 （四）虛人盜汗

功效 清肝膽虛熱藏魂安神

處方 （一）酸棗仁湯 酸棗仁八錢甘艸一錢 知母 茯苓各二錢芎藭一錢水煎温服 治心虛勞病不得眠等症

引證 （十）歸脾湯（安神）
用量 六錢至一兩二錢
相反 刺戟劑及興奮劑
禁忌 （一）陽明病神昏譫語 （二）熱入血室狂言亂語 （三）久瀉滑泄等症
栢子仁
釋義 是柏樹所結之實內摘取其仁故名
出產 處處皆有
形色鑒定 形如小鈴霜後四裂中有數子大如麥粒芬香可愛如糯米色者佳
修治 蒸熟曝乾用舂杵裂硬壳簸去壳取仁（入安神劑須去油入下劑宜留油）
氣味 味甘氣平無毒
主治 （一）癡恍惚養心氣 （二）除風濕愈驚癇 （三）養血止汗澤皮潤肌 （四）利小便治血淋
功效 （一）養心安神 （二）滋補肝腎 （三）益智寧神聰耳明目
處方 （一）羅謙甫柏子仁丸 柏子仁二兩去油 人參 白朮 牡蠣煆 麻黃根 半夏 五味各一兩 麥麩五錢 棗肉丸米飲下 治陰虛盜汗寤寐不安
（二）良方柏子仁丸 柏子仁去油 牛膝酒浸 卷柏各五錢 熟地一兩 續斷澤蘭各三錢 密丸米飲下 治婦人血少經閉等症

(三)奇效 方栢子仁二斤 爲末酒浸爲膏 棗肉三斤 白蜜 白朮末 地黃末各一斤
擣勻爲丸如彈子大每嚼一丸一日三服百日后百病愈久服神志壯

(四)丁氏新本草 柏子仁一兩水十六兩泡一刻鐘濾渣爲度分三次服能利小便治老人小便閉甚效

引證 (一)養心湯(泄心熱甯心神)

用量 二錢至二兩

相反 (一)與酸棗仁同 (二)耗損血液之劑

禁忌 (一)老人脾虛泄瀉者 (二)體虛火盛者 (三)與酸棗仁同 (四)痰多不化者

龍骨

釋義 龍之骨也

出產 山西太原者爲上雲南四川皆產

形色鑒定 骨上有青色花紋舐之能粘舌不落者佳白黃者堅硬者次之

修治 (一)生用酒浸一宿水飛三度 (二)熟用酒煮酥炙火煆或酸煆

氣味 味甘氣平無毒

主治 (一)安魂魄鎭驚悸 (二)多夢遺精小便洩精 (三)收歛浮越之正氣及虛陽之上冒
(四)自汗喘促女子崩漏帶下腸風下血等症 (五)生肌肉收歛膿液

功效　(一)納浮陽　(二)安精神　(三)收濇精液

處方　(一)外臺傷寒毒痢方　龍骨八兩水煑沉之井底冷服　治傷寒八九日至十餘日大煩渴作熱三焦有瘡䘌下痢或張口吐舌目爛口舌生瘡不識人用此除熱止痢

引證　柴胡加龍骨牡蠣湯(安神)桂枝去芍藥加蜀漆龍骨牡蠣救逆湯鎮浮越之陽以定神　桂枝甘艸龍骨牡蠣湯(抑元陽下交於陰)　桂枝龍骨牡蠣湯(濇精)　天雄散(濇精)

用量　三錢至一兩

相反　同芍藥

禁忌　反于固濇性者

龍眼肉夷果類一名龍目又名桂圓

釋義　狀似龍眼故名

出產　福建興化府

鑒定　殼深黃肉厚發綠光核小者佳

形色　圓如彈丸壳有細紋色黃嫩時肉白如荔枝壳則內微綠

修治　去壳核留肉用

氣味　甘平無毒

主治　(一)心思勞傷致健忘怔忡驚悸者　(二)腸風下血暨血不歸脾者　(三)腎虛陰虧目光瘮

弱視物無力者

功效 爲一種緩和營養品專補心脾氣血之要藥

處方

引證 (一)歸脾湯 治思慮過度勞傷心脾健忘怔忡虛煩不眠自汗驚悸

用量 二三錢以上至二兩以下(或用枚數亦可)

相反 一切破營攻氣品

禁忌 (一)中滿氣壅胃口不開(二)腸滑泄利內有食滯者

朱砂 一名丹砂 又名辰硃

釋義 因其色赤如朱體質如砂故名

出產 辰州者佳 (辰州即今湖南沅陵縣西辰沅道是)

形色鑒定 形如箭鏃色赤光明透過指甲者佳

修治 搗碎置鉢中研細水飛三次用

氣味 甘微寒無毒(經火燒過則有毒)

主治 (一)解心熱安精神 (二)鎮心定驚 (三)辟鬼邪殺精魅 (四)定癲狂下死胎 (五)止渴解毒 (六)瘡家用以配製藥粉藥膏豔色生肌

功效 (一)鎮心安神 (二)清熱定驚

神州醫藥學報　第二期　第一卷

問

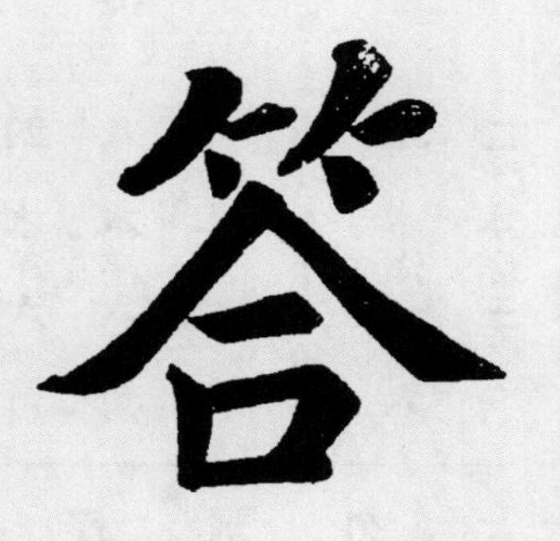

問答

答覆會員朱君慕丹徵求咽喉腫脹吹藥不效除打血清針外可有相等之中藥以急救之

濮鳳笙

喉關紅腫有微甚之分腫而曰脹劇烈可知由於內積痰火外感風熱兩相搏結壅遏氣機阻其升降道路醞釀而成斯疾不言可喻初起時治以散風化痰降氣清熱輕清小劑再以冰硼散吹入可以隨手而愈待數日後腫勢散漫甚至腫到上腭(病名喉癰亦喉痺中之一)乃痰火釀成毒熱非蒸膿潰頭不可望鬆斯時如仍以射干馬勃喉症例藥治之不第無益而有損然則如之何而後可古有用針刺少商穴擠去惡血以及巴豆油紙捻刺喉洩其毒熱均不如用釜底抽薪法以消息之痰重者礞石滾痰丸雄黃解毒丸苔色腐黃而厚者參加小承氣另以羚羊磨汁三五分冲服俾大便痛泄之後則腫脹未有不完全而消滅縱有未消之處因毒已成膿仍須潰頭但膿不稠厚臭氣不甚逼人爲分別耳其有脹而不腫者起居如故飲食如恆只覺喉間頻頻作脹噯氣連連不已金匱稱爲灸臠今稱爲梅核氣此屬七情中虛症較與六淫論治又不可以同日而語矣至吹藥一層亦須研究古方有蓬萊雪治風熱痰火燥火可稱無上上品寒暑濕之症不甚合宜且苦濇之味太多尤須審愼周詳用是方者删除苦濇盡淨臨時加入必需之品(如西牛黃當門子猿棗西藏橄欖等類珍珠乃收濇之品喉未破者忌用)無不迎刃而解

又近今通用之錫類散只可治已破之喉未破者卻又不能愈也鄙人姑就腫脹兩字將平時臨症心得略事答覆並擬煎藥吹藥等方未識有當尙希　朱君主裁至血清針治喉症病情各有不同獲效亦因之不一律鄙人研究頗詳因內容複雜非極短時間所可罄述了然容再佈聞可也

神州醫藥學報　第二卷　第一號

醫話

廣東種德園

烏白鳳丸

烏鷄白鳳丸主治婦人身體虛弱氣血兩虧頭暈眼花精神怠倦腰骨痠痛子宮虛冷久不受孕月經不調經期腹痛白帶小產等症莫不奇效近因市上冒牌日多特製精美五彩花鐵盒並盒面仿單印有農商部發給一等獎章以杜假冒諸君 惠顧請認明招牌庶免魚目混味

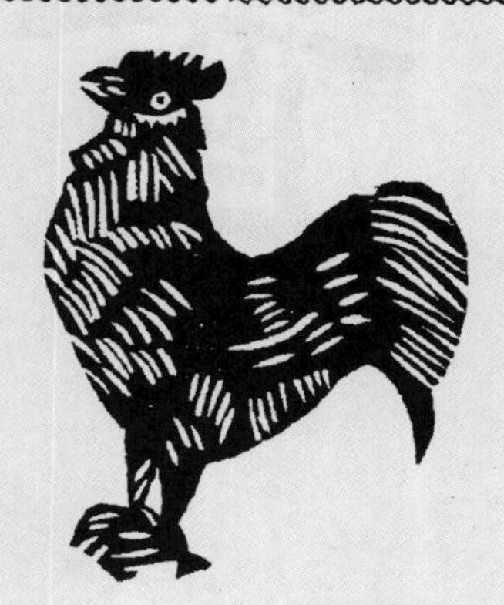

價目

一品每丸洋一元◉加料每丸五角又二角半◉小丸每兩五角◉單料每丸一角小丸每兩二角半◉函購即寄奉送丸藥全集

總發行上海河南路老巡捕房對門種德園老藥局

廣東種德園祕製化痰止咳聖藥緊防假冒

此露乃本園創製以來銷路日廣治愈痰咳者何止千萬近因冒牌甚多諸君購買請認明仿單有農商部一等獎章方是眞老牌的倘患有氣喘哮喘痰涎咯血新久咳嗽曾服各藥未有效者即服此露方知其功效之神速也每瓶洋一元◉止咳藥茶專治風咳嗽每盒五角每包一角◉親選正化州賴園橘紅每只洋一元函購即寄

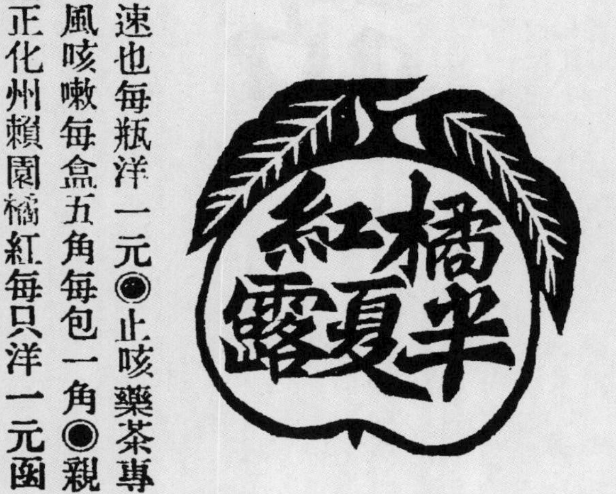

總發行上海河南路老巡捕房對門四三六號種德園老藥局

◀請聲明由神州醫藥學報介紹▶

醫話

慕荆草堂醫話

松江周嗇生

▼交腸

前人以大小便易位而出爲交腸余意交字不妥兩腸上下連貫實爲一體又豈能交卽曰盤曲交互又奚能易位且小便從大便出卽尋常泄漏之症不爲大病惟大便從小便出始爲奇異耳至其致病之因前人亦未詳細剖示余細思之凡人飮食入胃始如腐繼如糟漸下漸[illegible]至於廣腸則僅存穢惡而且堅硬蓋胃之四周有微細管胃中水液其淸者上升濁者下降卽由微細管滲出滲之不淨至小腸中亦有微細管漸漸滲出滲出之水質又分淸者旁散爲汗濁者下降由下焦之膜綱入膀胱而出爲溺交腸之病想係滲溺之微細管受有激刺不專滲水質而連及將變糞料之如腐如糟者一同滲出循溺道而下於是小便見溏糞矣當正其名曰溲糞若以致病之因言之又可曰下焦膜綱病或因是由猝受驚悸將大腸中已變成之糞穢驟升而上至於有微細管之處乃隨水液滲出蓋與嘔糞症同出一源上升至胃而直衝於口卽爲嘔糞上升至胃或小腸而旁竄於膜綱卽爲溲糞云此說亦通大約胃與小腸有微細管而大腸則無之故前人有糞從大腸出溺從小腸來之說他日遇西醫當更質之

按交腸症世所罕見惟小兒多有之又未知何故

▼泄瀉

泄瀉一症前人名目繁多余今約之爲三類一曰陽氣不振二曰腸有火熱三曰清濁混淆庶幾約以御博不致墮入五里霧中耳

諸凡脾胃虛寒清氣下陷腎關不固寒氣浸腹風木內乘消運不及等瀉歸第一類

諸凡盛暑暴逼積滯生熱熱毒下陷等瀉歸第二類

諸凡濕熱交蒸寒濕浸脾痰留於肺水漬入胃以及傷酒傷食等瀉歸第三類

有日間無事將晡腹膨一夜腸鳴不得寬泰次早洞泄此名頓瀉是脾虛濕盛也亦歸第一類

至於治法則陽氣不振者振其陽氣腸有火熱者清火蕩熱清濁混淆者分清降濁利水通氣而已酸收固濇等法吾不取焉

內經下爲飱泄久爲腸澼故瀉泄久延有變爲痢疾者

▼痢

痢疾之病源與證狀較之泄瀉更繁然約而言之亦不外濕熱積滯與氣虛下陷兩種而久痢傷陰又勢所必至已

治痢之法有蕩滌消積有苦味堅腸有燥濕清熱有調氣和血有振發陽氣有培土固濇有潤導養陰

周愼齋曰凡生病處皆爲陰爲火爲陽氣又到此數語亦可作治痢之南針

噤口痢有胃氣虛敗者亦有濁瘀胃口惡氣薰蒸而不能食者休息痢多因兜濇太早積滯未盡而然

余友姜隱濱君患休息痢三年百治不效有人勸服西藥扼米聽那氯鹽第一次服五粒第二次服三

粒居然痢止一年後又發姜君乃屏絕藥物又一年自然而愈今已多年不復發矣可見病之去否不盡係於藥石而係乎其人之眞元故前人有不服藥爲中醫之說信不誣也

又余友周錫純君素不信西醫以爲專用霸道不顧病人元氣往往得益少而受害多也去年秋初周君之尊堂患痢百餘日不愈漸卽沉重至冬至節前數日晝夜三四十度所下純係血水不復有糞質夜半以後糞門不閉又加寒熱嘔逆不食危險已臻極點不得已請西醫蔡詠蘭女士(現寓蘇州)治之蔡醫謂唇間有黑氣病深矣又屬高年百中救一耳乃用藥水注入大腿日夜五六次三日後始少減七日而痢全止其餘諸症連帶而愈吁亦神矣蔡醫謂痢疾必有蟲類在大腸內作祟卽中醫所謂積滯不去其積萬無痊愈之理故治痢只有蕩滌一法卽仲景用承氣湯是也惟久痢元氣大衰豈堪重伐且卽使冒險用之而一擊之後積滯未淨又豈敢再擊故近世醫家專用藥水注射俾藥性從旁道徑入直搗病所而不傷眞元實千妥萬穩之法然則中國古醫所用大承氣治痢疾確係霸道而後人所用調氣和血牆土固濇等法直姑息養奸而已王道云何哉余又問前有友人在上海某大學讀書患痢日夜百餘次校醫某西人初不肯止嗣見其人萎頓將不支在糞門上打一針痢卽止今君治痢必三日然後少減七日然後全止者何迂捷之不同耶蔡曰西醫所用係止濇之藥我所用係蕩滌之藥但止濇宜暫不宜常蕩滌宜緩不宜急眞所謂王道之法也霸云何哉余雖不知西醫然其議論却精權不易故附誌於此以質同志

▼本草補義

穞稻根鬚種植以來不見天日得水土之養淸而不尅能退陰分燔灼之熱 葉天士

枇杷葉遇天氣鬱勃泛潮之時炒香泡湯飲之取芳香不燥不爲穢濁所浸可免夏秋時令之病 葉天士

白茅根交春透發能引陽氣達於四肢又能養血淸火 徐靈胎

絲爪絡筋膜聯絡質韌子堅具包羅維繫之形且色淸入肝治肝虛而胎系不牢者勝於四物阿膠多多矣 王孟英

鮮葦莖淸而不寒潤而不粘微芳而不冽用治小兒痧疹最爲無弊 周公非

木賊草能括腸中垢穢凡有積滯在腸中者燒炭服之 周公非

輓吳君菊舫

（生 識）

浾飄蓬泊。交締十年。臭味契陳雷。方期載磋他山。同借靑囊濟衆庶。懸寶劍哭徐君。艾雨蒲風。喪奔萬里。睽違幾逾月。孰意重來歇浦。便

神州醫藥學報 第二卷 第一期

紀事

同德醫學雜識

編輯處上海大通路五百〇一號

中國醫藥界唯一的定期刊物

研究醫學的第一種雜誌

同德醫學

專門介紹德國最新醫學指導國民衛生常識

現已出至六卷 每册定價二角五分郵費外加

總編輯 黃勝白 總發行所 上海同德醫學專門學校

通信處上海大通路五百〇一號 同德醫學雜誌社 黃勝白

附定報單式

茲定閱(同德醫學)自 卷 期至 卷 期止

共滙上大洋或郵票 元 角 分正即希按

期照下面住址寄下為荷

姓名

住址

神州醫藥總會紀事

神州醫藥總會創始於民國元年曾經兩度赴都請願迭經國務院內務教育兩部批准有案十載以來備經艱苦去歲管理醫士問題發生抗爭不遺餘力始獲暫緩實行海上諸同志怵於後患之方長益知合羣之宜亟是以對於會務進行已趨於積極方面茲假本報餘幅特闢紀事一欄原始要終按期刊布籍備海內外醫藥界觀覽

紀錄員蕭退庵

（籌辦醫學傳習所）吾國醫界程度至爲不齊而研究機關復形缺少醫學之鮮進步實原於此是以前經迭次開會討論決議有醫學傳習所之設當推定包識生朱堯臣濮鳳笙王嵩堂顧渭川沈智民蔡濟平王梅生任農軒蕭退庵十人爲籌備員業已將章程擬定經全體職員會通過一俟布置就緒卽行開辦茲錄緣起及章程於後

竊維學術端資研究而克昌明智識更賴交換而有進步況乎醫藥之學實爲人羣生命所關是以古者以君相之尊倡導於上周禮疾醫上士爲之歲會月稽掌諸天官上之視醫焉重故學專而術精降及近世去古日遠家自爲教人自爲師學術紛歧茫無系統致令天人之學目爲小道庸俗之夫亦廁醫林海通以還歐風所扇執政者復揚西而抑中維新者更數典而忘祖國學淪胥不絕如綫同人等目擊橫流輒用痛心爰於民國紀元立會海上凡所規畫諸端會兩次赴部請願邀准而設立補修科亦其一也蓋專校爲醫藥界培養後起之人材補修科爲已行醫者謀學術之統一兩者相需均極重要際此世會事新學術之競爭日烈攷諸東西

各國行醫之士靡有不由於學校者用能對於社會得人民之信仰對於國家有確實之保障今吾政府既不爲吾中醫謀教育之策吾醫界同人若不起而自爲謀一任四千年炎黃之學淪胥以盡當有所不忍者矣然則爲國學計爲補修計醫學傳習所之設更詎可一日緩乎爲述緣起以告來者

神州醫學傳習所簡章

第一章 定名宗旨及校址

第一條 本所由神州醫藥總會根據會章籌資剏辦故定名爲神州醫學傳習所

第二條 本所聘請專家編輯各科講義實施教授以完成會員醫治學術保重人羣生命爲宗旨

第三條 本所現附設於本會內

第二章 科目及學額

第四條 本所設普通科專門科兩種

第五條 普通科科目爲

內經 難經 傷寒 雜病 本草

專門科科目爲

內科 外科（附花柳科） 婦科 兒科

傷科 針灸科 眼科 喉科

各科課程由教職員會議另訂 補修時間下午七時至十時

第六條 學額暫定百名

第三章 修業期限及例假

第七條 普通科一年爲限專門科兩年卒業

第八條 以兩學期爲一學年

第九條 假期照各校例但學校紀念日以本所開辦第一日爲紀念日

第四章 入學資格及試驗手續

第十條 入學程度以曾經習醫三年以上文

理清通品行端正年齡在二十歲以上者爲合格

第十一條　試驗科目分　國文　病理　方案　藥物四項

第十二條　試驗日期隨到隨攷取錄與否另行通知

第十三條　凡志願入學者須遵照指定時日及報名處所隨帶最近半身脫帽照片一紙並保證金兩元依式填寫姓名籍貫等項其試驗錄取者保證金在學費內扣除不取者發還

第十四條　凡業經錄取各員於開學日前邀同保證人來校填具入學願書並預交各費始准上課

第五章　學費　講義費　雜費

第十五條　每學期學費六元講義費六元雜費兩元膳宿不供惟學費已納之後無論何種事由概不發還

第六章　試驗及進級

第十六條　分學期試驗學年試驗畢業試驗三種學年試驗不及格者不得進級未修普通科及普通科修業未滿者亦不得進專門科

第十七條　畢業試驗分理論實習兩種試驗不及格者留級補習及格者給以畢業文憑

第七章　獎勵及懲戒

第十八條　學員有左例之一並經教職員會議決定者由所長表彰之表彰之方式亦以教職員會議定之

(一)品行端正學術優異者　(二)道德高尚有善行良績足爲模範者　(三)學理或學術有獨得心裁及新發明者

第十九條　學員有不規則行爲時應量事之重輕分別加以懲戒懲戒之方式分訓誨及記過二種

第八章　退學及除名

第二十條　學員因病或事故不能繼續修業而願退學者須得所長之許可

第廿一條　學員有左例之一者除名

(一)留級兩次以上者除名　(二)在一學期內缺課時間占授課時間三分之一以上不堪造就者　(三)滿假不銷逾假不續缺課至一月以上者　(四)身膺痼疾沾染嗜好査驗確實者　(五)記過在三次以上無悔改之望者

第九章　附則

第廿二條　本所組織法與辦事細則及所規等項由神州醫藥總會組織執行委員會協同所長另行釐定

(通告各分會造報會員清册)總會之對於各分會猶手之有臂樹之有枝關繫最爲密切照會章規定每年各分會應造報會員清册藉便稽攷而資聯絡無如近年以來各分會輒不照辦實爲缺點爰刊印空白表式計分會員職員兩種寄發各分會令其照塡儘一月內寄到茲錄通告於后

逕啓者竊査會章第七章第六條之規定各分會應將分會會員每年造册報告總會一次備査近來各分會輒未遵章辦理以致漫無稽攷現値積極整頓之際特刊就空白表册寄上紙請即並職員表一併照塡儘一月內寄到事關統計幸勿遲延是所至盼

(刊印會員錄)總會會員散處四方恆有一經策名入會即聲氣不通者是以此次刊印會員

錄以重塡履歷書到會者爲限計分名姓年齡籍貫科目通信處等項業已刊竣各會員每人分贈一册以後決議每年刊布一次

(學術討論會)本會每屆朔望常會之期除公決各種進行問題外並加入學術之討論(甲)各會員如有各種心得艸就演稿按期宣布(乙)各會員每日診治各種疑難病症或效或否按期提出以供同志之研究俾學術克有進步(丙)關於藥物方面研究改良之法

(徵求會員)神州廣義醫藥界同志散處海內外其數無慮數百萬人本會分支會雖遍各行省而加入本會者數尙有限嚶鳴之求於今爲亟是以有徵求會員之舉醫藥界同志有合於本會資格塡具志願書到會經評議會審查合格後卽可加入是以近來入會者頗極踴躍

(反對違禁藥品管理局令中藥店註册)上海之有違禁藥品管理局係根據民國八年總稅務司及伍連德先後調陳請設毒藥管理局而設立毒藥係專指嗎啡高根等品由外洋輸入有背於煙禁前途者而言固與吾中藥店無涉也今乃假管理違禁藥品之名而實行搜括之實妄訂中西藥店註册章程將强令向不售賣違禁藥品之各中藥店一一須向該局註册方准營業本會以其跡近苛歛事屬非法蓋此項註册章程嘗試於滬埠者勢將推行及於全國總其所定四百元二百元一百元五十元註册費之收入詢屬可觀不知根據何種稅則何種法律而令藥商增此擔負本會爲全國醫藥界之中樞萬不容海上開此惡例用是不得不有所表示茲將該局所訂之各項章程及往來公函詳列於後請吾全國醫藥界加以注意

附違禁藥品管理局之章程

上海違禁藥品管理局暫行章程　第一條　本局直隸內務部辦理關於違禁藥品一切事宜　第二條　本局置局長一人由內務總長委任管理全局事務　第三條　本局事務分設兩股辦理(甲)技術股置技術主任一人技術員二人承局長之指揮辦理檢查等事由局長委任呈報內務部備案(乙)事務股置事務主任一人事務員二人至四人承局長之指揮辦理中西文牘會計庶務收發調查等事由局長委任呈報內務部備案　第四條　本局因繕寫文件得酌用雇員二人至四人　第五條　本局爲事務上之便利得聘用中西專門人員爲顧問　第六條　本章程自公布日施行

中西藥店註冊暫行章程　第一條　中西店均應呈請違禁藥品管理局轉呈內務部註藥冊發給營業執照方准營業　第二條　中西藥店呈請註冊時應將下列數種詳細聲明(一)該店資本若干(二)該店製售藥品種類及每年行銷概數(三)股東及經理人姓名籍貫(四)如係西藥店則藥劑師之姓名籍貫及其出身(五)永不私售違禁藥品　第三條　中西藥店呈請註冊時應附送印花稅兩元並依下列之標準繳納註冊費(一)資本在十萬元以上者爲一等納註冊費四百元(二)資本在五萬元以上者爲二等納註冊費二百元一百元(四)資本在五千元以下者爲四等納註冊費五十元　第四條　中西藥店增加資本或更易店名時應重請註冊更換新照　第五條　中西藥店註冊後如查有違背定章或他種不法情事違禁藥品管理局得呈請內務部取消註冊追繳營業執照停止其營業　第六條　本章程先就設有違禁藥品管理局之

地方實行之其未設違禁藥品管理局地方仿照管理藥商章程辦理　第七條　本章程如有未盡事宜得隨時增修之　第八條　本章(三)資本在五千元以上者爲三等納註冊費程自公布日施行

發給特許執照暫行章程　第一條　凡藥店運售嗎啡高根安洛音等麻醉藥品者應呈由違禁藥品管理局轉呈內務部核發特許執照

第二條　此項特許執照計分三種(一)常年特許執照即許其常儲少數麻醉藥品以備按方配藥及供給醫院軍隊醫生之用者(二)臨時特許執照即許其臨時購儲麻醉藥品以供時疫或他項緊急之用者(三)躉賣特許執照即許其批發麻醉藥品者　第三條　此項執照除臨時執照用畢即繳由違禁藥品管理局呈部註銷外餘均應每年更換一次　第四條　凡具呈違禁藥品管理局請領特許執照時應照左列方法辦理(一)聲明欲購麻醉藥品之種類及數量(二)聲明該藥店每年售賣麻醉藥品之種類數量及售賣之情形(三)如係臨時特許執照則聲明臨時需用之理由(四)聲明專司此項藥品之人名及其出身(五)取具殷實舖戶二家保結聲明該店領有特許執照後如有私售情形舖保同負其責(六)納執照所載麻醉藥品總額價值十分之一執照費並另繳印花稅兩元　第五條　領有特許執照各藥店須具一簿冊將各種麻醉藥品買賣數目及購者姓名職業住址詳細登記每三月後報由違禁藥品管理局查核轉呈內務部備案　第六條　領有特許執照各藥店對於購買麻醉藥品者須察其有左列資格方得售賣(一)中外醫學校卒業並領有行醫

執照之醫生(二)領有內務部營業執照之各西藥店(三)地方官廳備案之醫院（但須該院領有行醫執照之醫生簽字）(四)軍隊之軍醫（但數量較多時須報由違禁藥品管理局呈部核奪） 第七條 領有特許執照各藥店每年換給新照時違禁藥品管理局得查核情形依該藥店之希望增減其額或仍照原數轉呈內務部填發新照但未經呈報者不得要求增加 第八條 違禁藥品管理局隨時派員稽查各藥店所售藥品數目是否與執照所載相符如有不正當情事應交由該管官廳依法懲辦 第九條 本章程如有未盡事宜得隨時增修之 第十條 本章程自公布日施行

本會致違禁藥品管理局函

逕啓者竊查

貴局係根據民國八年總稅務司暨伍連德先後條陳請設毒藥管理局布設立毒藥係專指嗎啡高根等品有背於煙禁前述者而言理由甚明是

貴局管理之範圍亦必以違禁者爲限更無疑義乃昨據本埠各藥店來敝會陳述 貴局近忽會同滬地官廳出示佈告將禁止售賣違禁藥品之各中藥店亦令向

貴局領取執照方准營業以致群情惶駭敝會爲全國醫藥之結合負有維護之責用特函詢請 貴局示以違禁藥品之種類及管理之範圍務祈於三日內答覆是所至盼此致違禁藥品管理局長李

上海違禁藥品管理局復函

逕啓者接准 大函以本局會同滬地官廳布告藥商註冊事爲疑而以違禁藥品種類及管

理範圍見詢細繹來函殊多誤會查本局奉部令設立專局管理中西藥店所辦事宜約爲兩種一爲普通藥店註册請領營業執照事自民國四年十月公布管理藥商章程後向由警廳會同縣署辦理現既設立專局概應照部定中西藥店註册暫行章程第六條之規定由本局辦理所有藥商均須遵章來局註册請領部照是項營業執照只須請領一次即可爲永遠營業之執證惟爲有改組或移轉等情事則須另行註册換照一爲取締違禁藥品事無論何項藥商欲運售各種違禁藥品以備正當之用者除遵照前條註册領營業照外尙須照部定發給特許執照暫行章程之規定受本局取締是項特許執照經本局考查後方能發給塡明所運藥品種類及分量每照一紙只准用一次並於本局特設技術股化驗市上製成之中西藥品分別取締本局之職責爲是固有互相爲用之處而章程則確定爲兩種　貴會混合而言以爲不售違禁藥品者無須註册實爲誤解茲附去章程兩種已印成之第一册違禁藥品表希即　查照此致　神州醫藥總會

❀本會再復違禁藥品管理局函

逕復者接准　台函並附送章程表册等件閱悉一一查商業註册早有法令藥商管理亦具明文職有專司不容牽混　貴局原係根據毒藥管理局成案而設但有取締外洋輸入麻醉藥品之職權事理甚明本無誤會披閱來表分類各種概非中藥商店售賣藥品是　貴局對於中藥商店本無過問之餘地何得强令註册侵犯藥商營業之自由敝會爲神州醫藥之中樞曾經國務院暨內務部核准有案負維護全國醫藥之責任今迭據各中藥店來會呼籲相

應據情函達鈞所 顧念輿論將中藥商店註册章程卽予取消藉維商業而杜紛擾此致

上海違禁藥品管理局

❀本會致上海縣總商會函

敬啓者竊上海違禁藥品管理局係根據民國八年總稅務司及伍連德先後條陳請設毒藥管理局而設立毒藥係專指嗎啡高根等品有背於煙禁前途者而言理由甚明是該局管理之範圍當以違禁者爲限更毫無疑義乃今據向不售賣違禁藥品之各中藥店來敝會陳述近該局忽另訂中西藥店註册章程强令各中藥店亦須一一向該局註册聞已行文貴會轉致藥業伏思商業註册早有法令藥商管理亦具明文該局假管理違禁藥品之名而令不售違禁藥品者納鉅大之稅跡近苛歛事屬非法更何怪羣起反對敝會爲全國醫藥之中樞負有維護之責職對於該局令中藥店註册一事絕端反對除已逕與該局交涉外相應函達貴會請加以注意想貴會保護藥業當具有同情也此致 上海縣總商會

❀致各路商界聯合會

逕啓者竊上海違禁藥品管理局係根據民國八年總稅務司伍連德先後條陳而設立毒藥係專指外洋入之嗎啡高根等品有背於煙禁前途者而言理由甚明是該局顧名思義管理之範圍當以違禁者爲限更毫無疑義乃今據向不售賣違禁藥品之各中藥店來敝會陳述近該局忽另訂中西藥店註册章程强令各中藥店亦須一一向該局註册妄訂四百元二百元一百元五十元之註册費是該局假管理違禁藥品之名而令不售違禁藥品者納鉅大之費跡近苛歛事屬非法更何怪羣起反對敝會爲全國醫藥之中樞負維護之責職對於該局令中藥店註册一事絕端反對且萬不容滬上開此惡例蓋該局嘗試於滬埠者勢將推行於全國總其收入洵屬可觀藥商何辜負此重稅貴會爲商業集合之機關維護藥業定具同情對此非法舉動自必一致反對並祈 貴會轉致貴路各藥店勿向該局註册靜候解決相應函達貴會希查照是荷此致 路商界聯合會

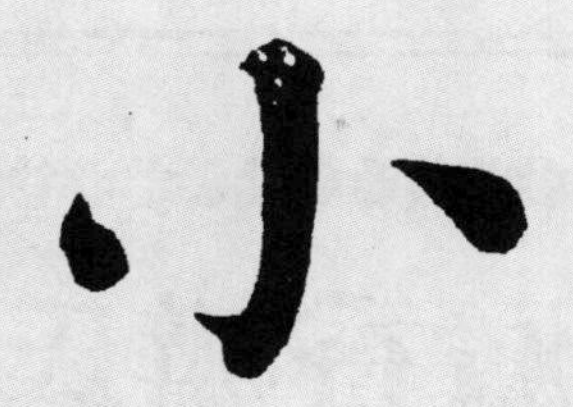

小說

小說

諷世短篇　誰之罪

汀雁

寶寶生病了。王公館上下衆人。作急得手足無措。大家都同聲的說。我們寶寶。嬌生慣養。經不起一點毛病。連半個寒熱也耐不住的呀。今天得了這個病。已一夜不曾吃過東西。燕窩粥也不要吃了。昏沉沉的睡在床上。把頭倚在他媽媽懷裏。微微的呻吟着。他媽媽眞急壞了。縐着眉頭。一手輕按着寶寶的額上。自寶寶昨天起病。直一夜沒有合眼。面色青着。兩眼已凹進去了。回頭對着圍攏的衆人說。你們誰去看看吳先生。怎麼還沒有來。一早去掛號。出了雙倍的拔早費。這時已是十一點。也應該到了。阿金。你到賬房裏關照把張先生再去請了來。兩個醫生大家參議。也是好的。愈快愈好。就出一百塊錢一趟的出診費也不妨的。一家

* * * * * * * *

大廈的門上。釘着一塊御醫方壺先生門人。家傳十八代世醫張壺隱男婦大小方脉的牌子。大門開着。急忽忽奔進一個人來。直到掛號處。喘着問道先生起來了嗎。我們王公館要請拔早出診。掛號先生懶洋洋的道。拔早嗎。十二塊加倍。二十四元。來人把費付紇去了。時鐘敲

過了一點。張先生才坐上汽車。離開了公館。到王家去。

* * * * * * * *

王公館的主人。陪着吳張兩位醫生在書房裏議方。張先生讓了吳先生執筆。寫了一段方案。吳先生抬着頭。對張先生道。張公。你道開些疎散的藥味好嗎。張先生笑道。好極好極。一些不錯。就開了薄荷荆芥。當然讓那外邪往外散發了。吳先生道。張公高見。與鄙意正同。就這樣罷。張先生道。吳公也太謙挹了。

藥方開了。寶寶服後。隔了半日。並不見得有起色。寶寶的父親說。我說還是請徐博士來一瞧瞧罷。寶寶的媽說。老爺主見亦是。就快快去請了來罷。我眞要急死了呢。

* * * * * * * *

徐博士出了洋房。跳上汽車。來到王公館。遞了一張名片給門房。報進內宅。寶寶的父親接來一看。上面刊着十幾個頭銜。叫做什麼醫學博士咧。某國皇家醫院醫生咧。某大學醫科教授咧。某醫院的主任咧。內科專家咧。某某醫學會的會長咧。某某大藥房的總理呢。某某醫學傳習所的主敎呢。嘮嘮叨叨。寶寶的父親一看。曉得所請的徐醫學博士到了。連慌請進房裏。給寶寶診視。徐博士拿聽診器聽了許久。問了一些病情。對寶寶父親說。這病不要緊。

不過腸胃有些不淨罷了。不用吃什麼藥。停會差人到我那裏去取藥水。只消稍微清清腸胃便會好的。寶寶的父親說。好極。我就差人跟博士去取罷。不知要藥費多少。徐博士說不貴。十元好了。

✽　✽　✽　✽　✽　✽　✽　✽

寶寶病了三天了。醫生也請了三四位。藥也服了好幾帖。竟一些沒有好現像。反覺加重起來了。他父親媽媽。又給他連請了幾位有名醫生。這個說寒。那個說熱。這個說很利害的。那個說不要緊的。畢竟還聽了隔壁楊仙人的話。到菩薩廟裏去叩求仙方。寶寶的媽媽。向菩薩搗蒜般連一接二叩着響頭。口裏不斷的念救命王菩薩。保佑我兒子病好了。我情願大牲報酬。日夕供奉。就叫我出家念佛。我也情願的。禱告完畢。雙手恭恭敬敬捧起籤筒。跪在地上。搖了二搖。跳出一支籤來。上寫第幾方。寶寶的媽媽。扯下方單。就到藥店配來。煎給寶寶吃。」似乎菩薩說。可憐你們爲一個兒子。急得這個樣子。錢也化得不少了。病也日比日重了。今託楊仙介紹。帶他到極樂國去安樂罷。他十年來嬌生慣養。人世間福。想也夠得享用了。

✽　✽　✽　✽　✽　✽　✽　✽

遣一天王公館出喪。十分排場。非常闊綽。看熱鬧的人。都嘖嘖稱羨道。這個十歲的小孩子，也有這等福氣。眞是前世修的呢。幾個掮旗幟抬花圈的窮苦孩子。聽了有些不解。二眼骨溜溜。對路人和背後來的一項小轎裏掛的一張鏡架像片看着。還當似路人還是稱贊他們。比那些沒搶到旗幟花圈掮抬的另外窮苦孩子。福氣多呢。

人身有四海論

凌樹人

百川分流朝宗于海海也者衆水之所滙其大莫與京其深不可測固非溪澗溝澮之淺且狹者所可比擬於萬一也人身一小天地兩目之如日月也九竅之似九州也肩膝之似高山而臟腑之似深谷也有同然也兹不具論今試論頭部之腦胸部之胃與心毗連之膻中十二經所系之衝脈可乎夫人得水穀而能生輕而清者則爲氣重而濁者則爲血融氣血之精華則爲髓是髓也氣也血也水穀也人身之至寶也使無脊椎之區則無以長養軀體而葆毓眞元故靈樞經以腦爲髓海膻中爲氣海衝脈爲血海胃爲水穀之海斯可得而論矣而或謂督脈之內有髓焉脊骨之中亦有髓焉似髓不僅在於腦而以腦爲髓之海者何故陰而五臟有氣焉陽而六府亦有氣焉似氣不僅在於膻中而以膻中爲氣之海者又何故皮膜之層疊有血焉脈絡之縱橫更有血焉似血不僅在於衝脈而以衝脈爲血之海者又何故水穀之未入於胃者口與咽喉皆水穀經過之地也水穀之已出於胃者膀胱與大小腸皆水穀傳導之區也似水穀不僅在於胃而以胃爲水穀之海者又何故噫吾知之矣諸處之有髓焉氣焉血焉水穀焉皆散佈之地而非根本薈萃之地也根本薈萃之地則在乎腦在乎膻中在乎衝脈在乎胃謂予不信試觀夫水江河之水水也溪澗之水亦水也細而至于潢汙行潦之水亦水也由潢汙行潦而注于溪澗由溪澗而注于江河江河之水何注乎受注者厥惟海人第見夫江河溪澗潢汙行潦之水而不知即是海中溢出之水者是之謂不知本不知是不知天地間有東西南朔之四海也而遑論夫人身上比擬之四海本

社會長篇

醫林外史

程門雪
包曼郎 合作

第一回　學醫生感懷傷國事　訪知友無意得良師

在上海幾十里洋場裏。有一條芝罘路。在芝罘路幾十條衖堂中。有一條久安里。在久安里幾十家人家中。有一家便是本書的主人翁。那家主人姓王名撫心。字借公。世居上海。祖上傳遺下來的資產。雖說不多。到撫心手裏。也有上十萬光景。撫心少讀儒書。懷抱大志。很想轟轟烈烈做一番大事。可惜國事日非。那執政柄的。都是些卑汚小人。掌兵權的。都是些强盜賊匪。弄得民不聊生。流為餓殍。撫心對茲大局。不免長歎一番。漸漸把求名的心淡了下來。然而他滿腹經綸。無處發展。總有些悶悶不樂。忽然想起古人不為良相。當為良醫的話來。暗想何不將我的精神心志。專用在醫學上呢。救己救人。亦是善事。况且家藏醫籍很多。尤為便利。看近來歐風東漸。國粹淪亡。那班只知保守不知進取的中醫。漸漸為西醫侵壓下來。我何不在醫學上振作一番。做一個力挽潮瀾的韓文公呢。想到此處。精神一振。他本是書香後裔。家中有的是藏書。便將醫藥類書籍整理出來。獨坐一室。細心研究。可是談何容易。中國的醫學。本是浩如淵海深奧無窮的。那些江湖賣藥的醫生。只知記幾味藥性。讀幾句湯頭。混飯騙人。所以看來很是省力。撫心於今從實際研究起來。好似一團亂絲。不知從何處理起。他說如此。彼又說如此。彼一無定法毫無綱領。不上幾天。已把一個活潑潑的英武少年。弄得頭昏腦脹起來。撫心的娘兒他如此。便勸道。醫學是很難的。斷非一朝一夕。可以研究清楚的。不如慢慢兒找一位明師。指點指點。方纔可以成功呀。像你這樣的刻苦。恐怕還沒救着別人。倒把自已累病了呢。撫心聽了。也不覺好笑起來。便暫且將學醫的心事擱下來。慢慢地打聽有醫學眞實工夫的人。求他指導。可是上海有名的醫生雖多。大半是撞着時運的。若論眞實工夫。實在百不得一。所以撫心曉得在上海地方。終究難得知已。那一日正在家中悶坐。忽然車夫拿進一封信來。說是馬律司吳公館送來的。撫心一看。是他好友吳志剛寫來約他去清談的。便笑道。我正想去看他呢。他倒先寫信來了。說着便換了衣服。坐着包車。往吳公館來。車子走到白克路。忽然搖動一震。撫心側首一看。原來一輛東洋車。從橫道裏直冲出來。不留心正撞在包車後面車篷上。險些車身連人都要翻倒下來了。因此兩個車夫。破口大罵。爭吵起來。撫心看見車上坐的是一位四十多歲的人。衣服雖還齊整。却不像上海服裝。面方微髭。兩目有神。那人見撫心。只向他打量。也對着撫心瞧了一眼。下車審察撫心車子。並未損傷。便操着普通話。喝那車夫住口走開。撫心的車夫看了自己車子未受損傷。也便拉着車子向西跑去。就兩下分開了。撫心坐在車上暗想。方纔那人。到像是一個有學問有肝胆的人。可惜匆匆一面。不便問他名姓。照他的衣服口音看起來。還是初到上海的呢。正在胡想。車子已經到吳公館門口停下了。撫心跳下車子。只見外門關着。便輕輕在銅環上拍了兩下。裏面連忙將門開了。撫心踏進門來。只見大天井下。擺着四個花架。架上安着四盆蘭花。這時正在七月天氣。盆裏花香四溢。拂鼻清芳。便問那開門的那小婢道。你們少爺在家嗎。少婢道。在側廂書房裏呢。撫心便走上階沿。

看那側廂裏細簾深垂。微通煙篆。不覺高聲讚道。好別緻。志剛兄淸福不淺呵。志剛正在書房裏看書。聽見撫心的聲音。便高聲道。撫心兄來了嗎。請到裏面。他二人本是至好。不拘形跡的。撫心不等他出來。便趕進書室裏去。兩人多日不見。談與甚高。說說笑笑。各人講些近況。不覺日已西斜。志剛便留撫心晚餐。並備了幾色精緻小肴。要和撫心小酌。撫心本是好酒量。舉杯消愁。百觴不醉。但是酒一下肚。談鋒更暢了。有時談到國事。眞個慷慨激昂。聲隨淚下。有時說到文字。便得意忘形。舉杯一飲而盡。甚至於歌伶名妓的軼事新聞。也可作他倆的下酒物。飲到半酣時候。撫心煩燥起來。便脫去長衫。掛在衣架上。走到架旁。看見書案上擺着一部本草。下面還壓着一張藥方。便回頭向志剛道。你近來也研究醫學麼。志剛抬頭望了一望。嘆道。我那有許多的精力去研究他。不過昨日你的三姪兒病了。西醫看了不好。請了一位中醫。他開了一張方子。我因不識藥性。不曉得他寫的什麼性質。不得已借重這部老先生查一查呢。接着又說道。撫心。我聽見你近來專心研究醫學。想必大有心得了。撫心聽了。搖搖頭嘆道。再不要說起醫學。說起來很慚愧呢。便從新坐下。將學醫的原委。研究的困難。和他母親勸告他的話。告訴志剛。志剛也嘆道。中醫學理本是很精微的。不過向來國人太將醫學看輕了。列在九流之中。自命上流的人。自不肯去研究。原此學醫的。多半是文理不通的。將精微的學理。付托在這種人手裏。這自然漸漸地要弄糟了。也難怪一般人不看重中醫了。像你這樣的天才。研究起來。我想自然成功。不過要求一位指導明師。却很難呢。說到此處。兩人又讓着吃喝了。淺斟低酌。何等精神。待了好久。志剛忽然想起來道。撫心你要請一位指導明師麼。我想起來却有一個。可惜不在上海。此人學術精深。家傳醫道。也有些著作行世。倘使能得他來指導你也是一個難得的呢。撫心道。這人在那裏呢。姓甚名誰。志剛尚未開口。有一個傭人進來對志剛說少爺有人請聽電話呢。志剛便走到廳上拿起電話筒來聽。交談了一會進來對着撫心作揖。哈哈大笑。弄得撫心莫名其妙。要知這打電話的何人。志剛緣何大笑且看下文。

讀餘雜錄

(楨孚)

新州郡境有藥人呼爲吉財解諸毒及蠱神用無比昔有人嘗至雷州途中遇毒面貌頗異自謂即幾得吉財數寸飲之一吐而愈俗云昔有遇毒者其奴吉財得是藥因以奴名名之實草根也類芎藥凡人遇毒夜中潛取二三寸或剉或磨少加甘草詰旦煎飲之得吐即愈俗傳將服是藥不欲顯言故云潛取或云昔有里媪病蠱其子爲小胥邑宰命以吉財飲之暮乃具藥及旦其母謂曰吾夢人告我若飲是且死亟去之即仆於地其子又告縣尹縣尹固合飲之果愈豈中蠱者亦有神 若二豎哉載投荒雜錄

說儲藏有身漸縮小如小兒者（宋呂絡叔知制誥）有忽不識字數載方復者（松伐令姜愳）有視直物皆曲弓弦界尺之類盡如鉤者（宋時一女子）事雖異理莫明也

名醫類案云萬歷丁亥金臺有婦人以羊毛鬻於市忽不見繼而都人身生泡瘤漸大痛死者甚衆瘤內惟有羊毛有道人傳一方以黑豆蕎麥爲粉塗之毛落而愈名 羊毛疔

凡風狗毒蛇咬傷者只以人糞塗傷處新糞尤佳諸藥不及此見楮記室理或有之未識果驗否

升菴外集謂凡人溺死者以鴨血灌之可活

神州醫藥學報 第二卷 第一期

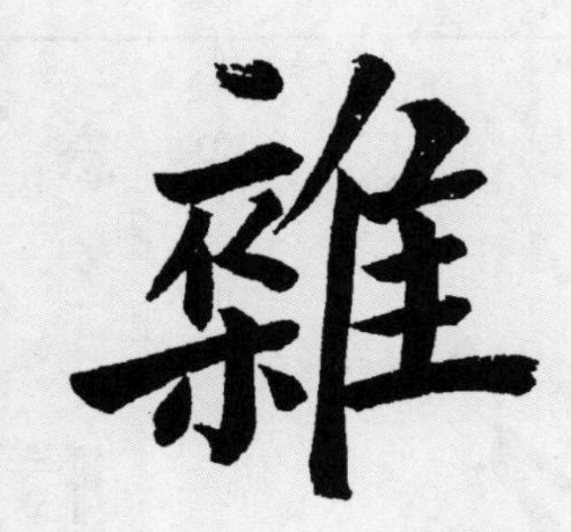

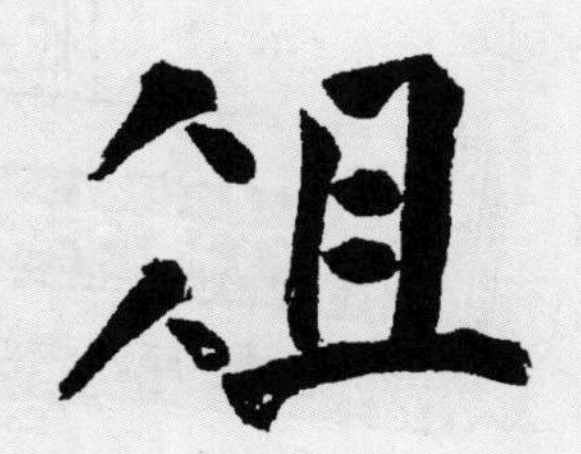

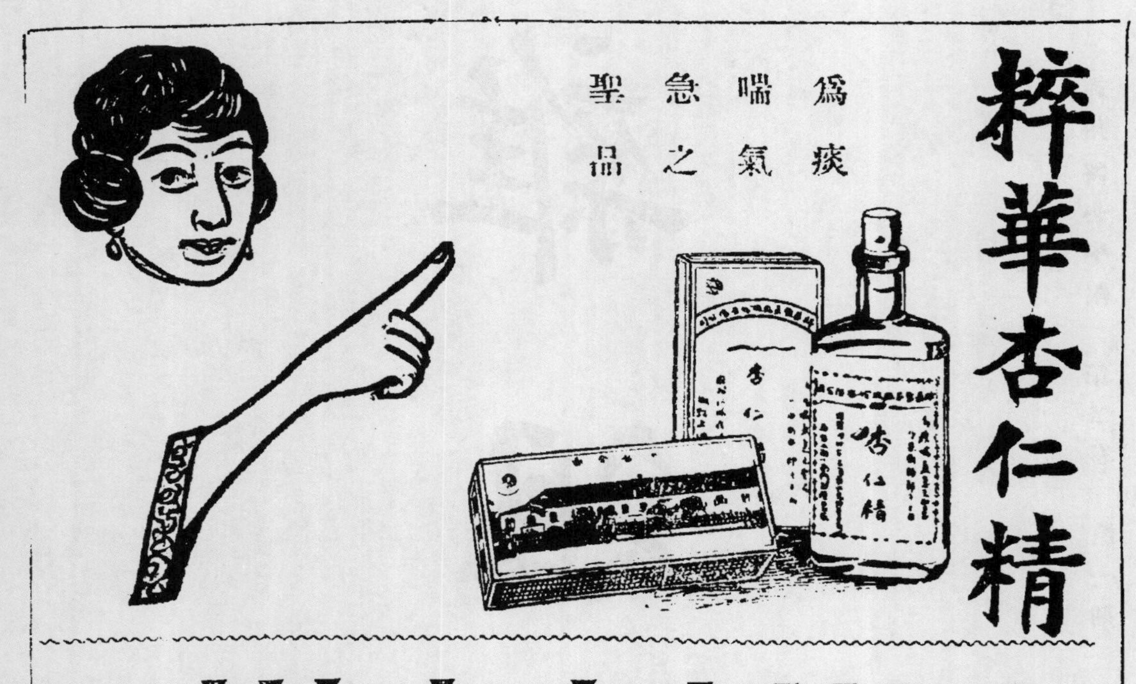

本廠杏仁精發行以來荷蒙服者同聲贊美因之銷路日增幾至供不應求今將各種特點臚列於下

▼粹華杏仁精爲純粹國貨選擇我國北省上等杏仁除淨皮尖用機器去精粕煉精華費多數手續與時間始克告成故與別家不同請認明上列之裝潢式樣庶不致誤故名曰粹華杏仁精

▼粹華杏仁精價值之廉每瓶祇定價四角若以日服五滴或十滴計之則一瓶可服至一二月之久

▼粹華杏仁精功效之大潤肺散寒降氣行痰潤燥止咳解肌熱除風溼種種功用不勝殫述

▼粹華杏仁精主治各症痰喘氣急咳嗽痰湧痰飲癲癇時行頭痛上焦風熱老年久咳外感傷風鼻塞流涕初起肺勞小兒痰厥肺閉哮喘婦女肝氣

▼粹華杏仁精健康者常服之利益我國人素不注意衛生故容易釀成肺勞痰飲等症若能常服粹華杏仁精能保君之身體健康肥人多痰服之尤宜便祕者臨睡或晨起服粹華杏仁精數滴能使大便暢快

▼粹華杏仁精可爲飲食之補助品假如以冰糖和於米湯中加入數滴卽成爲杏酪湯清香甘美沁人心脾米麥粉作成各種點心加入粹華杏精數滴不但芳香且易消化其他如佳賓蒞止開水內加入數滴佐以精糖卽成極佳之杏仁茶以之餉容不獨愈表敬意亦且芳香適口別饒風趣

▼粹華杏仁精裝潢之識別本廠爲賜顧者易於識別及寄遞便利起見是以裝潢力求堅固精緻盒而印有本廠全圖及紅心商標爲特殊之標識家居旅行不可不備遠道寄帶不致受損

▼粹華杏仁精久藏不變色味製造廠以多量之杏仁用化學製成極濃厚之精液所以無論冬夏久藏其色味不致改變

▼粹華杏仁精功能以少勝多提煉既精益求精故每次雖服五滴或十滴卽能奏莫大之功效

▼粹華杏仁精之服法以開水滴入五滴至十滴冲淡飲之或加糖調融其味頗美

以上係略舉一班實屬美不勝述也

上海粹華製藥廠謹啓

◀請聲明由神州醫藥學報介紹▶

雜俎

病餘小志

葉宇靑

余素不習醫而生也多病輒與醫藥近偶拈筆閑書間有涉于此者遂別存之名之曰病餘小志

史記稱神農氏嘗百草始有醫藥述異記云太和神釜岡有神農嘗藥之鼎咸陽山有神農鞭藥處事物原始又以究脉息辨草性制針灸作醫書盡出神農帝王世紀則稱黃帝使岐伯嘗味草木典醫療病搜神記稱黃帝赭鞭鞭百草盡知其平毒寒溫之性數說皆荒唐溷雜惟嘗藥當自神農典醫則自黃帝此今之本草歸之於神農內經歸之於黃帝蓋神農因世人之病所以興藥以濟病黃帝則究病以正藥皆聖人好生之德也或謂神農尚結繩之世本草之作必非神農則唐于志甯所謂當時皆以識相付至桐君雷公乃載篇册并言本草所載郡縣多在漢時疑是張機華陀所記誠哉是言卽內經亦何嘗盡屬岐黃所定耶事物原始又云巫彭始製藥丸伊尹始創煎藥秦和始爲醫方語亦不爲無稽

稽叔夜云上藥養命中藥養性誠知性命之理因輔養以通此蓋本草經五石鍊形五芝延年爲上藥合歡蠲忿萱草忘憂爲中藥而以除實止痛治病之品爲下藥夫藥本治病不病何以藥爲且天命之爲性性者生之質命者民受天地之中以生所謂命也人當窮理盡性以至于命豈有性命之神且明不以天理輔之而賴冥頑之金石草木養之眞不知性不知命戕性伐命無逾於此矣今但推神農下藥治病之義以

治病毋以上藥中藥治不病古明達之士亦有深喜藥物以養生者以養生而推及性命者性命與生淺解則可通深案則懸絕豈夫僞子眞以爲生命可賴藥以養而服之甚者眞以爲性命可賴藥以養而溺之則神農制藥生殺之功罪相侔並立矣若小有疾病負居靜處量藥稱水自攝自養此則可謂之養生且雅事也

神農本艸中如鍾乳礬石朴消菌桂乾漆細辛辛夷蘼香等列爲上品硫黃水銀等列爲中品謂久服皆可輕身悅顏不老不死此或上古時代人體質實故可當之今人于此種品劑鮮不一呷而亡者也然神農本艸至理實具相去千萬祀非深考細索不能知至理所在

刀圭字今人多用之於外科殊大謬不然刀圭者十分方寸匕之一方寸匕者作匕寸方一寸抄散取不落爲度神仙傳云沈羲學道於蜀山老君使玉女持金案玉杯盛藥賜之曰此是神丹飮者不死夫婦各一刀圭若作近今僞解則此夫婦各着一刀矣古錢中有名錯刀形似剃刀其上一圈如圭璧形此卽刀圭之稱漁洋山人曰蓄服食家舉刀取藥僅滿其上之圭故謂之刀圭言其少耳庾子山詩量藥用刀圭王建宮詞姮娥不老神仙藥乞取刀圭庇玉宮則刀圭乃量藥之用

今無識者類以醫爲賤工以孔子曾言小道等於卜巫君子不爲耳殊不知歷來賢哲之人研究醫學者不少唐陸宣公手錄醫方曰此亦活人之一術范文正公嘗曰我不爲良相必爲良醫宋世士大夫尤留意於此好集方書今所傳蘇沈良方其著者也醫豈賤乎哉然今之業醫者可賤者亦多矣願諸大夫好自爲之

文虎

盲唱集燈謎錄

醫丐

名正肅　藥名一　附片

妻鄉　藥名一　大熟地

鷄皮老婦綠鬢雛姬　藥名二　大黃小靑

秦書　藥名一　破故紙

亥屬水　藥名一　河豚

五月九日之魯案　藥名一　參三七

愚蒙　藥名一　柴胡

今朝不成服　藥名一　明天麻

清酒盈樽「脫靴」　藥名二　淡竹葉　金盞草

杯「抽心」　藥名一　不灰木

房產掮客「拆字」　藥名一　杜仲

火燒連營七百里　藥名一　陸英

斟酌再三　藥名一　商陸

投河不死　藥名一　水蘇

中國版圖　藥名一　地黃

三足鼎　藥名一　鼈甲

帥　藥名一　倒生草

左擁嬌妻右抱豔妾馬蹄　藥名一　兩頭大

西狐嵌　藥名一　秦皮

漢光武大破赤眉　藥名一　覆盆子

種田不還粮　藥名一　墨

森　膏丹一　林十八

貂裘　藥名一　蟬衣

天　藥名一　空靑

故舊星散「徐妃格」　藥名一　硼砂

聞其名則重考其實則輕　聞其名則輕考其實則重　藥名二　浮石　沉香

斗「繫鈴」　藥名一　百合

箕　藥名一　天南星

支　藥名一　豆豉

寸土「脫靴」　湯頭名一　導赤各半湯

隻隻　丸散名一　雙解散

神州醫藥學報　文虎

保姆「脫靴」丸散名一　左慈丸
扶搖九萬里之上　藥名一　凌霄
押回原籍「緊鈴」藥名一　當歸
南北政府統治權之範圍藥名一　半夏
八「升冠」藥名一　羚羊角
杏臉半露　藥名一　紅豆
井臼操勞　藥名一　細辛
羅裙礙跨桃花馬　藥名一　安石榴
絫「燕尾」丸散藥名一　三妙丸
視妻如草　藥名一　荆芥
經　藥名一　月月紅
龜老不死　藥名一　烏賊
詩唱秋魂　藥名一　玫瑰
軾　藥名一　蘇子
司晨有婦家豪富　藥名一　鷄内金
一將功成萬骨枯　藥名一　獨活
老而不死　藥名二　白頭翁獨活
大風起分飛揚　藥名一　石燕
洛神　藥名一　水仙
鑰　藥名一　百兩金
西方第一支　藥名一　番木鼈

英文底稿　藥名一　吉利草
跌雪「脫靴」藥名一　天門冬
痲姑爪　藥名一　仙人掌
子玉將軍目空一切「徐妃」藥名二　蜈蚣橄欖
頻茭堂壯之蘭　膏丹名一　益母膏
晉公子　藥名一　石蟹
驪山烽火　丸散名一　失笑散
生不明其父　藥名一　知母
三更斜月一鈎懸「升冠」藥名一　人乳
鸞膠　藥名一　續斷
消寒會　藥名一　款冬
綠林大盜　藥名一　木賊
平生不在溫飽　藥名一　遠志
集靈台畔迎露客　藥名一　紅花
日本國　藥名一　太陽土
猜著一半　禽獸部　猪
韓王五十壽　藥名一　蘄艾
消息傳金谷　藥名一　信石
西太后　藥名一　胡椒
本地諸紳　藥名一　海帶
打燈謎　藥名一　虎掌

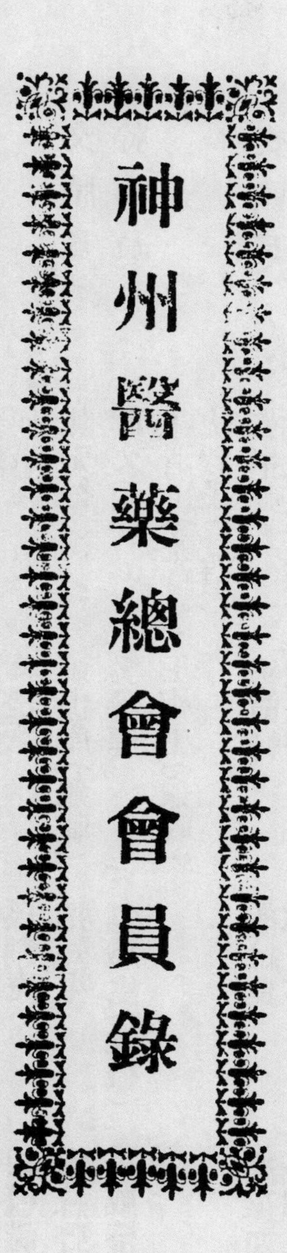
神州醫藥總會會員錄

神州醫藥總會職員錄

名譽會長 余伯陶

正會長 朱少坡

副會長 徐小圃

評議員 包識生 王梅生 黃鴻舫 朱果人 何鐵珊 黃少岐 余伯陶 顧渭川 蔡濟平 洪巨卿 桑楚臣 葛吉卿 朱堯臣 沈智民 上壽康 張禹門 孫劍庵 王祖德 蕭退庵 濮鳳笙 王嵩堂 任農軒 樓警鏞

文牘員 陳无咎 蕭退庵（兼職） 招知生 袁綠野

幹事員 薛文元 樊發源 包識生（兼職） 景咸椿 顧渭川（兼職） 沈智民（兼職） 王梅生（兼職）

交際員 葉指發 趙鑑秋 濮鳳笙（兼職） 任農軒（兼職） 朱果人（兼職） 畢霞軒 顏玉書 蔡濟平（兼職） 張禹門（兼職） 王壽康（兼職） 沈緯良 邵亦羣 朱堯臣（兼職） 洪巨卿（兼職） 沈葆如 張錦文

調查員 王益之 周子緒 張鴻遠 郭仲亮 賈宇亭 俞渭棠 陳朝光 蔡振芳 徐志高 李漢鴻

書記員 吳蓮洲 樓警鏞（兼職） 桑楚臣（兼職） 孫劍庵（兼職）

庶務兼會計 吳潤身

會員錄

本會員錄所載以重塡履歷書到總會者爲限此後新進會員加入當俟續刊名次先後以筆畫多寡爲序

刁也白　江蘇奉賢　莊行東市刁氏醫室[illegible]
丁淑君　江蘇無錫　上海新閘路新康里十弄一二七二號
丁錦生　浙江紹縣　上海東漢璧禮路一〇三三號
丁光辰　江蘇武進　上海鐵馬路洪福里
王祖德　浙江慈溪　上海南京路P六一號粹華製藥公司
王義方　浙江餘姚　上海貴州路逢吉里一弄
王嵩堂　山東掖縣　上海馬霍路馬德里
王梅生　江蘇吳縣　上海東新橋東昇里八七六號
王壽康　江蘇吳縣　上海雲南路會樂里四二三號
王亦樵　江蘇江甯　上海三馬路中西女學對面二三號半
王蓮初　廣東台山　上海河南路三一九號聚源號內
王槐庭　浙江餘姚　上海漢璧禮路
王少倩　江蘇無錫　上海老垃圾橋延吉里三八〇號
王伯南　江蘇崐山　上海六馬路
王啓沅　江蘇上海　上海城內四牌樓中市
王益之　江蘇吳縣　上海斜浜路石皮街
王玥瑛　江蘇上海　上海龍華東鎮一四五號
王心廉　江蘇吳縣　蘇州胥門內石家衖四號
王植三　江蘇鎮江　鎮江諫壁[illegible]
王智輝　陝[illegible]西　陝西西安土地廟什字南三十一號
孔廣照　浙江衢縣　上海寶山路公興路錫元里七衖二家
方培文　江蘇上海　上海廣西路太和春藥號

方起鳳　廣東惠來　上海西門方斜路
田丹佛　湖北漢口　上海靜安寺路三十九號醫學書局
田信哉　江蘇如皋　如皋濤鄉田家扁圩
史騰蛟　浙江餘姚　上海甯波路中旺弄
包識生　福建上杭　上海七浦路新署斜對面
甘行芳　江蘇嘉定　上海中華路小陸家宅十五號
朱少坡　江蘇吳縣　上海貴州路六號
朱彬如　江蘇嘉定　上海新閘路建業里四六九號
朱藎臣　四川成都　上海跑馬廳新康里二衖一家
朱少甫　江蘇常熟上海　上海西新橋日夜銀行後福昌里六〇八號
朱堯臣　浙江餘姚　上海天后宮後唐家衖紹興旅滬公學
朱榮文　浙江上虞　上海甯波路雲南路轉角二八一號
朱果人　江蘇武進　上海法界八仙橋新首安里四號
朱孟栽　浙江蕭山　上海貴州路六號
朱成章　江蘇上海　上海新上海縣西首四十六號
朱健安　江蘇如皋　如皋石莊鎮
朱郁哉　江蘇如皋　如皋石莊鎮石橋南
朱瑾良　江蘇如皋　如皋石莊市
朱立基　江蘇靖江　靖江育嬰堂東首
朱丹慕　江蘇崐山　崐山巴城鎮
任農軒　江蘇無錫　上海新閘路太平坊一衖一家
任歧春　江蘇無錫　上海卡德路任氏醫院

神州醫藥總會會員錄

姓名	籍貫	住址
任白華	江西豐城	江西豐城敖萬生堂交
成濟航	廣東連州	上海愷白邇路道德里三九號
仲晉濤	江蘇嘉定	上海浙江路南香粉衖六七號
李春芳	江蘇上海	上海北京路德豐里五三六號
李德宇	江蘇江都	上海法大馬路大自鳴鐘西天吉堂
李芝光	浙江鄞縣	上海法大馬路八仙橋德順里九號
李幼章	江蘇上海	上海徐家匯法華東鎮
李島三	廣東普甯	上海石路新普慶里六十號半
李思柏	廣東新會	廣州河南歧興中南約口十六號
李時霖	江蘇宜興	上海閘北恆豐路繼業里二六號
李伯和	安徽太平	江西景德鎮畢家衖
李惠朋	廣東順德	上海美界百老匯路百祿坊二五號
李漢鴻	廣東新會	上海武昌路同德里四四六號
吳梅巖	浙江餘姚	上海日升樓後恆德里
吳　駿	浙江慶元	上海麥根路十八號同德醫院
吳蓮洲	江蘇吳縣	上海三馬路三七二號
吳子敬	浙江海甯	上海七浦路松同里二衖三五七號
吳對廷	江蘇上海	上海龍華
吳毓卿	江蘇上海	上海龍華西鎮
吳達舫	江蘇上海	上海龍華小木橋信和米號
吳致遠	江蘇寶山	吳淞生生堂
沈智民	浙江崇德	上海二安馬路安康里二三九號
沈竹人	江蘇青浦	上海新閘橋路作新醫室

二

姓名	籍貫	住址
沈仲裕	浙江慈谿	上海美界東唐家衖十三號半
沈緯良	江蘇寶山	上海高郎橋東首科發藥廠隔壁
沈葆元	江蘇吳縣	上海北山西路楊家坟山北首三百十號 惠濟醫局
沈葆如	江蘇吳縣	上海東新橋街餘順里
沈季兆	江蘇松江	上海東新橋寶裕里一〇六號
沈慕泉	江蘇寶山	上海小西門內尙文路一一九號
沈榮卿	江蘇如皋	如皋石莊市東鄉沈家甸
沈仰墀	浙江海甯	海甯舊倉鎮
沈燮臣	江蘇崇德	嘉興王店鎮塘橋街
沈廉伯	浙江平湖	平湖新倉鎮西鼎豐染坊轉交
何鐵珊	浙江杭縣	上海北泥城橋鴻興里八七三號
何訪梅	江蘇金山	松江金山張堰五區頭
呂鳳山	浙江海甯	上海台灣路三十九號
呂旡咎	浙江平湖	松江金山洙涇鎮西市楊家街
呂汝勛	江蘇崑山	崑山州東橋
呂萊賢	浙江德清	湖州新市鎮東柵
余伯陶	江蘇嘉定	上海跑馬廳大慶里沿二三一號
邵亦羣	安徽績溪	上海三馬路三七二號
汪仲漁	江蘇寶山	吳淞鎮典當街
汪艮九	江蘇崇明	上海勞勃生路榮慶西里五一號
宋文照	浙江鄞縣	上海浙江路北香粉弄南福興里二五號
宋梧岡	浙江鄞縣	上海三馬路安康里

姓名	籍貫	住址
宋文連	浙江鄞縣	上海永安公司西英華街維新里一弄
宋秉達	江蘇松江	松江東門外茜蒲涇鎮中市
宋廷甫	浙江甯波	上海東新橋寶裕里二弄九八號
宋鏡澄	江蘇松江	上海小東門內大成綢緞局
杜靜仙	浙江	上海武昌路同仁里七五六號
杜文長	浙江紹縣	上海楊樹浦公興鐵廠隔壁
沙少堂	江蘇丹徒	上海南京路民康里三三五號
沙藹然	江蘇如臯	如臯石莊鎮東王莊橋南
周仲堪	四川成都	上海新閘路新康里二弄一〇四〇號
周獻齋	江蘇川沙	上海靜安寺東隔壁利華洗染公司
周定伯	江蘇江都	上海漢壁禮路祿義樓
周中甫	浙江餘姚	上海東嘉興路中哈而濱路一〇〇一二號
周虛白	浙江餘姚	上海韜朋路天德堂
周子緒	江蘇上海	上海楊樹浦沈家灘黑牆內
周鳳岡	浙江鎮海	上海麋鹿路張明濟堂蘇號內
周冠南	江蘇南通	上海東新橋南仁德堂
周湘園	江蘇上海	上海大東門如意街如意弄一號
周士義	江蘇上海	上海小南門大街十四號
周懷芳	江蘇丹陽	上海新閘路七十八號
周紀仁	江蘇南通	海門上三星鎮張大興號轉交
周香南	浙江鄞縣	上海小南門橫街裕昌煤號樓上
周弼堯	江蘇靖江	靖江東門外
周頌堯	江蘇吳縣	蘇州婁門外湘城鎮
金萬伯	江蘇寶山	上海開封路永安里七百〇半號
金子香	江蘇吳縣	上海西門外裕興里
密鈞堂	廣東四會	上海靶子路長興里五家
林渭川	浙江鄞縣	上海二馬路安康里
林小川	浙江鄞縣	上海二馬路安康里
郁聞堯	江蘇江陰	上海白克路敦誼里
招知生	廣東南海	上海武昌路中二九六號
范琦	安徽巢縣	南京南門白酒坊十二號
范壽千	江蘇寶山	吳淞同泰弄
姚退庵	浙江杭縣	上海新閘路仁濟里一家
姚筱香	江蘇鹽城	上海裏虹口東鴨綠路大生堂
姚聘三	江蘇靖江	靖江西門外雞市橋西首
茅墨卿	江蘇崇明	崇明知沙北新鎮朱大公內
胡一庵	江蘇吳縣	上海北泥城橋北興里一弄一七八號
胡振麟	浙江鎮海	上海寶山路九江路口大成織物機器廠
胡芝桐	浙江紹縣	上海邑廟前陳市安橋東首
胡瘦梅	江蘇華亭	上海大南門外四八號
胡錫齡	浙江吳興	吳興縣馬軍巷
胡壽山	江蘇丹徒	丹徒郭家園
胡劍華	安徽黟縣	江西景德鎮何祥記煤油號
胡佑卿	浙江餘姚	上海楊樹浦樂回春堂藥號
洪巨卿	浙江鎮海	上海東西華德路仁德里四街一家
洪頌炯	浙江東陽	上海老西門外南陽橋六一號

神州醫藥總會 會員錄

洪天一 安徽歙縣 安徽嚴寺鎮
郜季囊 江蘇如皋 如皋石莊市
查貢夫 江蘇松江 松江西門外錢涇橋河東北首
查聽鴻 安徽太湖 小南門內巡道街二十二號
俞渭棠 浙江鎮海 上海平望街東福致里四七號
俞海蒼 浙江紹縣 上海愛而近路德潤里一弄四家
俞道生 江蘇金山 金山縣千巷鎮
俞鳴鶴 浙江平湖 吳興縣菱湖鎮南柵
俞保德 浙江象山 上海寶山路存仁里內合興里十號
施松濤 江蘇南滙 上海大慶里二弄一〇三號
施龍賓 江蘇如皋 如皋石莊市西閘口
孫鳳池 江蘇松江 上海廈門路貽德里一二〇號
孫劍庵 江蘇崐山 上海滬南神州醫院
孫延鑣 浙江鄞縣 上海楊樹浦路長安里七九七號
孫靜園 江蘇無錫 海甯路天保里對面永和坊一三四號
孫瑞伯 江蘇崐山 崐山前浜
孫伯仁 浙江紹縣 金華城外隆號酒莊轉石柱頭米捐局
陳旡咎 浙江義烏 上海南京路大中烟公司
陳朝光 浙江鄞縣 上海六馬路同春坊二衖口
陳毓生 江蘇嘉定 上海靜安寺鎮一一七七號
陳少欽 江蘇江甯 上海新閘路建業里朱彬如寓
陳澂宇 福建閩侯 上海南成都路輔安里一二〇號
陳玉銘 江蘇丹陽 上海北河南路景興里六七九號
陳雨香 江蘇川沙 上海大東門外吳家街十二號
陳圭平 廣東佛山 廣東佛山大墟美里五號
陳伯賢 江蘇松江 松江張澤鎮
陳煥庭 江蘇靖江 靖江東鄉拘水橋
陳景岐 江蘇松江 松江張澤鎮中市
陳季濤 陝西漢陰 上海民國路原上里二號
陳香濤 江蘇崐山 崐山廣駕橋
奚崇山 直隸天津 上海法界西自來火街二九號保春堂
奚詩仲 江蘇孟河 上海新北門安仁橋北硝皮弄一家
馬文耀 江蘇寶山 上海海甯路南高壽里對門二七一九號
馬鏡清 浙江定海 上海河南路桃源坊西三弄
袁文紹 江蘇海安 上海英界皁袋閣三〇八號
袁綠野 江蘇鎮江 上海戈登路統益里
倪銘三 江蘇無錫 上海北浙江路和康里
倪衡甫 江蘇寶山 上海寶山路存仁里二八號
郭仲亮 江蘇武進 上海提籃橋老小菜場一三九七號
徐小圃 江蘇寶山 上海北四川路春暉里
徐孟君 江蘇上海 上海二馬路大慶里沿二三一號
徐起之 江蘇寶山 上海老閘橋北康頤德藥號
徐志高 江蘇寶山 上海北福建路康頤德藥號
徐伯寅 江蘇江陰 上海鳥鎮路福德里十號
徐鹿苹 江蘇丹徒 如皋石莊市
徐梅孫 江蘇寶山 上海江灣鐵路東

徐有金　浙江德清　桐鄉縣青東財神灣
徐相宸　江蘇吳縣　上海北泥城橋鴻興里
徐百明　江蘇泰縣　上海提籃橋生生里八八號半
徐天一　江蘇泰縣　上海提籃橋生生里八八號半
徐訪儒　江蘇吳縣　上海城內石皮弄
徐仁傑　浙江鄞縣　上海愛而近路復興昌洋貨號
高仲玉　浙江餘姚　上海北四川路祥順里泰山堂內
凌永言　浙江吳興　上海浙江路洪德里四八四號
凌逸琴　廣東番禺　上海北江西路青雲里二弄二七號
凌秉衡　江蘇青浦　青浦趙家橋鎮
陸敬修　江蘇南通　上海東新橋南仁德堂代遞
陸祖庭　浙江鄞縣　上海元芳路一九五號
陸養眞　江蘇江陰　上海新閘路武林里
陸夢熊　江蘇金山　金山張堰鎮轉孔家闕
陸志遠　江蘇崐山　崐山南星瀆鎮
陸青雲　江蘇如皋　如皋石莊西龍潭三號
桑楚臣　江蘇江都　上海小東門內天官牌樓一二五號
許福康　浙江鄞縣　上海跑馬廳觀盛里八二號
許一鳳　浙江鄞縣　上海北河南路泰華里三四四號
許庚洲　浙江慈谿　上海南陽橋西太平橋萬象春藥號
張中和　浙江奉化　上海南香粉街恆德里七九號
張用康　江蘇武進　上海白克路祥康里七八七號
張三省　浙江海甯　上海北火車站對面均益里

張琳寶　浙江慈谿　上海浙江路四九一號
張宏昇　江蘇上海　上海城內邑廟東猛將街保安醫室
張宏寬　江蘇上海　上海新閘路壽康里口
張克仁　江蘇寶山　上海南京路寶德里
張慕岐　江蘇嘉定　上海北泥城橋北興里一弄二家
張伯熙　江蘇武進　上海雲南路安康里北弄二二八號
張紹江　江蘇江都　上海辟勤路
張濟康　蘇江無錫　上海老拉圾橋承吉通
張炳焜　廣東香山　上海北四川路仁智里四弄四十七號半
張禹門　浙江鄞縣　上海元芳路寶仁里口
張菊池　江蘇松江　上海英界東唐家弄歸仁里六八九號半
張獨景　廣東番禺　上海海甯路保安里三八二號
張鴻賓　江蘇無錫　上海城內金家坊聚興里對街四號
張子臣　江蘇上海　上海華界胡家木橋西首積善里五一號
張[illegible]堂　浙江甯波　上海裏虹口東鴨綠路晉昌里
張鴻遠　浙江鎮海　上海香山路香興里九四七號
張始生　江蘇海門　江蘇海門中興醫藥研究會
張汝偉　江蘇常熟　常熟顏巷
張家楣　江蘇崐山　崐山朱家角祥凝浜
張錦文　江蘇吳縣　上海平橋路一八三七號
張建庭　江蘇如皋　如皋石莊市北街何家巷
張季堂　江蘇南通　南通西鄉四十里鎮
張紹曾　江蘇無錫　新閘橋北烏鎮路口毓常外里

曹伯衡 江蘇松江 松江倉橋街交
戚幼仁 江蘇金山 金山縣葉榭鎮鄭湘魂先生交
章崇夫 浙江紹興 上海新閘路新康里三弄一〇八〇號
章文波 浙江甯波 上海老垃圾橋延吉里十家三四九號
畢霞軒 安徽歙縣 上海西門外武陵坊十一號
康濟民 廣東順德 上海北四川路天吉堂
康維恂 浙江餘姚 餘姚石堰鎮
康煥章 浙江餘姚 餘姚石堰鎮
黃少歧 廣東番禺 上海北四川路仁智里四街一一六號
黃頌淵 江蘇南翔 上海南香粉弄永德里二六號
黃錫璋 浙江鎮海 上海南市峯記碼頭大街
黃鴻舫 江蘇吳縣 上海北雲南路九十四號
黃海漁 江蘇江甯 吳淞南街
黃肯堂 江蘇 松江東門外
梅仲球 廣東順德 廣東順德龍山小陳涌信聲米酒號
梅堅許 廣東順德 廣東順德龍山小陳涌埠竹橋廣生藥房
盛渭洲 浙江鎮海 上海北泥城橋毛天福堂藥號
盛起祥 浙江杭縣 上海東新橋寶裕里一〇六號
盛鳴球 江蘇寶山 吳淞外街天福堂藥號
崔礪山 廣東南海 上海北江西路崇明路桃源坊
崔光濟 安徽太平 上海小北門對過南豬家橋餘康里二三號
梁毓春 浙江鎮海 上海小北門文元坊十七號
符永年 浙江黃巖 上海天潼路口四七九號

殷蓉舫 江蘇 上海梅白格路一二二二號
馮似堂 江蘇寶山 吳淞鎮東街
華亦如 江蘇無錫 上海城內廣福寺路三十號
鄒懷淇 江蘇吳縣 上海北浙江路甯康里一街一家
傅春波 江蘇江甯 上海新閘路仁濟里一家
傅例千 江蘇江甯 上海新閘路仁濟里一家
傅小波 江蘇江甯 上海新閘路仁濟里一家
閔漱六 江蘇崐山 上海白克路永年里四七九號
閔蘊石 江蘇崐山 蘇州婁門內倉街
閔采臣 江蘇崐山 崐山城內南街
賈炳之 江蘇江甯 上海小北門九畝地甘棠元藥號內
賈宇亭 江蘇江都 上海龍華香花橋堍養生堂內
童祖康 江蘇上海 上海大東門內梅家街九十二號
程文卿 江蘇吳縣 蘇州閶門外山塘甖伊家浜一號
程藎臣 江蘇如皋 如皋石莊市東園草行
景咸椿 浙江餘姚 上海盆湯路橋堍西德安里一街三家
楊溯之 江蘇鹽城 上海裏虹口嘉興路一八六號
楊幼山 江蘇寶山 上海北河南路桃源坊二街一一〇號
楊靜山 廣東 上海北四川路老靶子路永興里五〇五號
楊瑞葆 浙江餘姚 上海南市裏馬路太平里愛華製藥會社
楊嘉言 江蘇宜興 上海北火車站後虬江路鼎元里
楊少如 江蘇靖江 如皋石莊市鳳鳴橋西
楊雲泉 江蘇松江 松江西門外黑魚街六一號

楊海珊　江蘇松江　松江西門外黑魚街六一號
楊覲光　湖南長沙　長沙小東門街六六號第五進楊十連堂
楊月亭　浙江奉化　上海鄭家木橋街卜鄰里口十三號
葛吉卿　浙　江　上海鹹瓜街藥業公所
葛子明　江蘇如皋　如皋石莊市北街警察所西首
葛太和　江蘇上海　上海浦東洋涇鎮陳茂發柴行轉交
董鄉圃　安徽涇縣　江西景德鎮東司嶺
葉指發　浙江杭縣　上海南市南倉街一八九號
葉鏡清　江蘇南匯　上海曹家橋西裕順轉交翁板橋
趙鑑秋　浙江餘杭　上海英界車袋閘鴻裕里八二一號
趙熊飛　浙江鄞縣　上海鄭家木橋中華里十號
趙劍芙　浙江紹興　江蘇高郵縣公署
趙季良　浙江紹興　江蘇高郵縣公署
趙健棠　廣東新會　廣東新會縣霞路鄉
鄭佩蘅　浙江海甯　上海新閘浜北海昌路海昌公所
鄭紹南　江蘇崑山　崑山城內酒店街
管友士　江蘇太倉　太倉新豐鎮
蔣小圃　江蘇吳縣　上海霞飛路一〇五號
蔣雨塘　直隸北通　江蘇靖江文廟前
蔣識儒　江蘇金山　金山縣呂巷鎮東帆涇
蔣文芳　江蘇寶山　上海江灣中市蔣致和堂藥店
潘海峯　江蘇寶山　上海甯波路中旺弄北福興里
潘志岳　江蘇奉賢　上海鐵馬路東七浦路一二七號孫宅內

談桐江　浙江吳興　雙林鎮虹橋港吳恆足紙號內廳
蔡濟平　浙江吳興　上海新閘路賡慶里西三弄七一五號
蔡陸仙　江蘇丹陽　上海大東門外蔑竹街八一號沈宅
蔡幼笙江蘇寶山上海西華德路華記路口積善里二四九七號
蔡一林　江蘇崑山　崑山北後街下塘七號
劉佐泉　浙江杭縣　上海北京路鴻興里二弄八七六號
劉九韶　浙江定海　上海百老匯路提籃橋福慶里五三九號
劉榮芳　安徽當塗　上海小南門內大街十號
劉定垣　江西清江　景德鎮板坊街乾元堂
劉叔賢　江蘇松江　金山縣葉榭鎮鄭湘魂先生轉交
劉宗秀　江蘇松江　金山縣葉榭鎮鄭湘魂先生轉交
劉恩溥　江蘇靖江　靖江八圩北橋
樓警鏞　浙江諸暨　上海滬南神州醫院
樊發源　江蘇海門　上海北四川路九十六號通利洋行
錢漢揚　江蘇上海　上海龍華益生堂藥號轉交
錢杏孫　江蘇金山　金山縣呂巷鎮
錢漢尹　江蘇崑山　崑山東門外六家浜鄉西沾村
錢景虞　江蘇崑山　崑山六家浜郵政代辦所轉交
錢伯威　江蘇太倉　太倉南馬頭
錢存濟　安徽廣德　廣德城內河南會館
鮑淡生　江蘇寶山　吳淞南街
鮑省齋　江蘇吳縣　上海石路新普慶里五二號半
謝培清　浙江鄞縣　杭州章家橋石板巷大治鑄鐵廠

顧召卿 浙江奉化 上海虹口塘山路崇義西里二街末家
顧蓮伯 江蘇崑山 崐山北栅灣十六號
薛呂舟 江蘇松江 上海楊樹浦路怡和紗廠新康里
薛傑三 江蘇鹽城 上海恆豐路薛養和堂
顏玉崙 廣東潮陽 上海老垃圾橋洪德里四六九號
繆熙星 江蘇崐山 崐山城內後浜
繆際雲 浙江甯波 上海中旺街廣濟醫院中醫部
龍天寶 廣 東 上海北四川路虬江路太富里前五五〇號
濮鳳笙 江蘇江甯 上海北浙江路南陽里第一家
魏熊飛 浙江慈溪 上海七浦路恆慶里一〇三四號
魏國樑 浙江慈溪 上海北河南路天后宮對面三號
魏瑞伯 浙江慈溪 上海寶山路西王家宅魏恆德堂藥號
蕭退庵 浙江海甯 上海中華路賓裕里北街二家
戴耀臣 江蘇武進 上海西門外萬生橋
瞿守甫 江蘇奉賢 上海浦東大團鎮濟生堂交
闞庚盤 直隸京兆 上海北四川路崇德里五六二號
羅寶泉 浙江餘姚 上海北四川路丁興里二十一號
羅伯夔 廣 東 上海海甯路東廣肇醫院
羅煒彤 浙江黃巖 浙江黃巖路橋局轉交橫街
嚴芝生 浙江餘姚 餘姚鄭巷餘生泰轉送下河
顧渭川 江蘇武進 上海北泥城橋北興里
顧文俊 江蘇川沙 上海日昇樓後杏粉街八十七號
顧長生 江蘇南匯 上海浦東北蔡鎮東園對門

謝郁文 福建龍巖 廈門漳州和溪圩保生堂
薛文元 江蘇江陰 上海愛文義路眉壽里
寶育麟 江蘇江都 上海東袋閣三〇九號
蘇小巖 浙 江 上海曹家渡中市金保和堂

以上皆總會本部會員其入分支會而履歴書未送到本部者不在其列

周鵬年 江蘇青浦 上海新閘長沙路十號
鄭鈺清 廣東香山 上海北四川路六號悅興號內
余明天 浙江鎮海 天津法界新華里萬興澡堂對面六二號

上三會員入會時本錄適已校對不逮按序排入因列於玆特註

▲本報徵文取材如左

（一）論說欄

（二）學說欄　分醫學科藥學科二綱
醫科分（解剖）（生理）（衛生）（病理）（診斷）（細菌）（內科）（外科）（婦科）（兒科）（針灸科）（皮膚花柳科）（耳鼻咽喉科）（眼科）（傷科）
藥學科分（藥物）（新本草）（藥劑）（中醫藥局方）（藥品鑑定）

（三）醫案欄二種（甲）（新名醫類案）（乙）（經方醫案）

（四）醫書欄（新內經）（新難經）（新傷寒論）（新雜病論）（新脈經）（新驗方）等書

（五）醫話　（六）通信

（七）問答　（八）紀事

（九）新聞　（十）短評

（十一）文苑　（十二）小說

（十三）雜俎　（十四）圖畫

如蒙海內同志惠賜珠玉請寄本報社交編輯部收可也
一經選刊即以本報為酬唯字跡務求清晰不登原稿恕不發還

中華民國十二年十月十日發行（第二卷第一期）

版權所有

編輯者　閩杭包識生
發行者　神州醫藥書報社
印刷者　神州醫藥書報社印刷所　上海北浙江路七浦路口
總發行所　神州醫藥書報社
分售處　各省大書房

定價

項目	現款及匯兌
一月一冊	三角
半年六冊	一元五角
全年十二冊	三元

郵票以三分之內者五份以上不收郵票郵費在內

聲明：費須先惠空函恕寄概收大洋銀毫加水

廣告

等第	特別		普通	
地位	一面	半面	一面	半面
一月一期	二十元	十二元	十二元	七元
半年六期	一百元	六十元	六十元	三十六元
全年十二期	一百六十元	一百元	一百元	六十元

聲明：特別　普通　告白
論後正面概作特別後頁夾張俱是普通封面內外照特加半
木版電版費須外加

中華郵政特准掛號認爲新聞紙類

神州醫藥學報

第二卷第二册

少坡朱豪

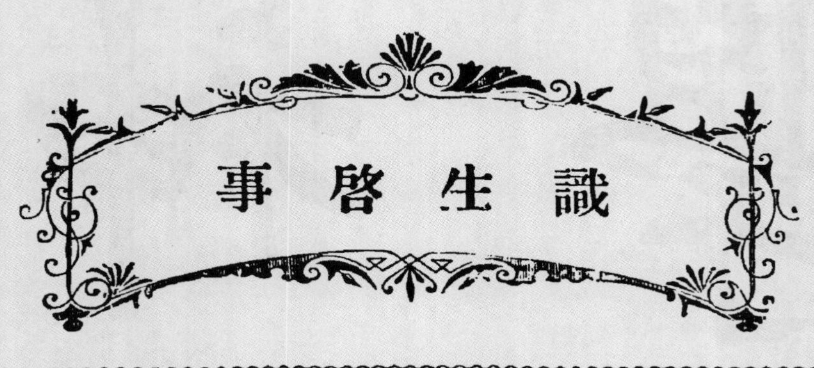

識生啓事

識生今以個人之能力兼刊神州醫藥學報出版伊始即未能按期發行抱歉實甚亦爲始料所不及者也然遲遲之原因非困於經濟實困於材料之不充昔年投稿同志多負有該地醫報編輯之職無暇兼顧而新同志又非短時間可能徵求有此種種原因非但失信於同志而本報社之損失猶其大焉者也深望四方同志不吝琳瑯之下賜匡我不逮則識生幸甚醫藥前途幸甚

附啓者三期本報正在付印儘年內出版特此奉聞

又本會正會長朱少坡先生疇廬醫案本期不及刊入亦准三期補登

△本期目錄

論說

學說

神州醫藥學報 第二卷第二期 錄目

神州醫藥學報　第二卷第二期　目錄

廣東種德園

一等獎章

謹告諸君白鳳丸市上多矣欲購真有效驗之烏雞白鳳丸請認五彩花鐵盒盒面仿單印有農商部嘉獎庶不致魚目混珠主治略列（月經不調經期腹痛赤白帶下腰酸頭痛四肢無力頭暈眼花血氣兩虧子宮虛冷久不受孕血崩小產氣鬱痞塊飲食不思胎動產後失調各症難以盡述不論胎前產後一切婦女百病均見神效無病服之可壯身補[illegible]經免逝能痛來之病[illegible]婦科獨一無二之聖藥也

（價目）一品每丸洋一元加料五角雙料二角半單料一角加料小丸每兩五角單料二角半〇

彼美人兮翩然下樓
蠟丸在手無病無憂
（江頭人）

廣東種德園烏雞白鳳丸調經活血并治婦女血崩及乾血癆赤白帶下等症又治婦女肝鬱心腹諸痛又[illegible]

價目 一品每丸洋一元加料五角又二角半單料每丸一角小丸每兩五角[illegible]二角半

函購郵[illegible]總發行所上海河南路老巡捕房對門種德園老藥局

總發行所上海河南路老巡捕房對門

廣東種德園老藥局 電話中央五一〇六號

著名良藥

化痰止咳橘紅半夏露 此露專治諸般新久咳嗽痰涎哮喘服之每瓶一元

止咳藥茶 專治傷風咳嗽不論新久寒熱均見效泡飲利便每盒五角每[illegible]一角

玉樹神油 此油止血止痛第一聖藥如蟲湯火燙傷刀傷疔瘡濕毒無名腫毒大有奇效大瓶一元中五角小二角

萬應如意油 此油乃本園著名良藥遠近皆知所治各症無不應驗誠居家出門四時常備之良藥也如承批售格外克己每大瓶一元中五角二角一角小五分函購即寄藥目過多不能盡錄另丸藥全集函索即寄

論說

信說

廣德 錢存濟

夫信者言行合一始終不移之謂也孔子曰人而無信不知其可也又曰自古皆有死民無信不立誠以信爲立身之本處世之銘箴也如士者無信卽不足以爲士農者無信卽不足以爲農工商無信卽不足以爲工商而論於我醫藥界尤爲當頭捧喝何則蓋業醫無信則醫術多詐業藥無信則藥品多僞醫術詐固不能取信於人藥品僞亦不能取信於人是以生人之術轉以殺人害莫大焉當玆歐風東漸美雨西來我中醫中藥處此潮流激刺之秋幾及淪胥猶不能抱一信字堅持到底以致貽人口實言之殊深痒惜何見而然試以神州醫會論夫神州醫會者乃全國中醫中藥團體機關所出學報爲研究中醫中藥學理之機關報民二成立之初轟轟烈烈風行全國會員幾達數千人報紙行銷數千份誠不謂不盛矣同志諸君果能抱一信字始終如一則振興中醫中藥可期而待乃未幾風流雲散會務停頓報紙停刊儼若海市蜃樓轉瞬沉寂溯厥原因始因同志不能按期納費失信於機關繼因機關虧累報紙停刊失信於同志彼此失信以致中蹶也今幸會務重新報紙續刊務望海內同志互相守信有始有終勿蹈前弊總期達到振興目的乃可耳存濟忝列份子之一願與同志共勉之

論各地醫報宜注重本地之情形改革然後互相交換得融洽統系之實效 二

張汝偉

百里不同風千里不同俗雖云山川之隔阻亦由習慣而使然曾子不入勝母之里墨子回車朝歌之邑廢詩輟社古昔賢人一舉一動俱有改革社會之事業移風易俗之精神使天下之人盡歸于善其用心可爲溥矣以言乎醫入國問俗臨病人問所便可見得乎人情則合乎至理然俗有良否法有高下管中窺豹者未見江海之廣山嶽之高囿于一隅者只守門第之見不知變遷之情只有師承之學不知切磋之益爾爲爾我爲我至精至難之醫學遂爲割錦裂帛之文章西人譏中醫無統系學所由來也近年來我中醫受取締之戟刺亦知集會辦報風起雲湧統而計之不下數十種然于醫學前途果能舉足輕重爲天下後世法成有統緒之醫學乎吾不敢斷言蓋人稟中和之性藥爲草木之偏受六淫之邪感七情之氣中和者不得其中和而爲病于是藉藥物之偏性以補之攻之温之涼之歛之散之必抵乎中和而病乃霍然非學識之有偏也是以飢饉兵荒之後與久治承平之時立方大異世運有不同也西北風高土燥東南地卑多濕立方又大異地理有不同也久旱久雨臟腑之化濕化燥地震海嘯猝然之驚恐感觸不可以常理治矣俗尙之嗜好不同體質之癯肥攸別不可以定法泥矣故各就其一偏之理以參亂之而學識乃益進在昔陟山渡河頗屬不易風俗之不同不得而知一地有一地之名醫而立論不同如陳修園之與葉天士是也非二公之偏蓋所見者每囿于一隅遂不覺其立言之偏也方今輪軌交通瞬

息萬理所以去年紹興報徵求各地醫俗奇怪百出吾人得能棄短就長省醫報之賜殊不知今之投稿者悉籠統囫圇學識非不精也蓋貢以師承門第之學投之則識者嗤鼻以爲欲求統一必除此弊然而非也以愚見言之各省醫報宜注重本地之情形改革然後互相交換得融洽統系之學識所謂狐裘雖美必集腋而成江海雖大乃河流所滙各地醫報宜各就本地情形逐條專論如上海醫生之喜用葛根蘇州醫生之畏薄荷而喜用蘆根常熟醫生之喜用三鮮各有利弊非熟晰本地情形者難道隻字如此類推在辦報者以本地之學識灌輸全國在閱報者以各地之學識彙諸胸中棄短從長隨時隨運隨地隨病機之變遷以定法而後臨症活潑如盤上珠無畛域之分可收十全之益此愚所以著爲此篇奉勸投稿家宜求實用不嫌乎偏宜寓提倡改革之義勿作籠統囫圇之誤斯于醫報前途醫學前途俱有無窮之幸福不則人云亦云終歸于悠悠汶汶而已

今日中醫當如何自勵

袁綠野

慨自歐風東漸國粹日漓我中醫幾爲社會所唾棄其故何歟一則自封故步徒尚虛聲不能實事求是一則良莠之分子不齊一知半解自欺欺人不良分子占居泰半曷怪乎衆口鑠金而成衆矢之的嗚呼今日中醫立足之地可云危矣於是有志之士奮而興起一呼百應力謀團體之固結爲之改良爲之提倡以期免夫天演之淘汰而得國粹之保存其意誠至善而至美也其如鬭而鑄兵渴而鑿井或譏爲晚余曰莫爲之前雖美弗彰莫爲之後雖盛弗傳我國醫藥雖農黃創之於先若非代有其人述之於後奚以傳至今日今得海內諸同志羣策羣力鼓勵進行未始非中國醫學振興之先兆也然所望於中醫者

乃在於未來之中醫而並不在於今日之不良分子惟當是學術競爭時代正吾儕耗心絞腦之秋稍縱卽逝豈容退後而却步乎然則狂瀾既倒力欲挽之固非易易果能積極進行始終不懈不難收效果於將來也幸得滬上諸君子具特殊之能力作中流之砥柱創立神州醫藥總會又得各省繼之而爲後盾一致進行而得此國粹保存基礎鞏固之結果滬上同志非好越分而肩重也國粹將亡不忍坐視不得已而出此也凡爲人者固甚願如陶彭澤先生賦歸去來辭整理田園之荒蕪不問時事也然而神州醫藥總會自創始以來神州之名望日隆神州之地位日高則神州之責任亦愈重而全國之屬望亦愈殷爲神州之職員者自今日始更當如何自勵以期不負此厚望耶爰作箴言以自警並質諸同志

(一)重道德　孔子曰君子務本本立而道生若根本不立專尙空言不求實際吾知其必不可也然則如之何而後可善乎范文正公之言曰不爲良相必爲良醫其利濟之懷溢於言表矣蓋良醫之功同於良相位置雖殊其匡時濟世則一竊謂醫之一道既居高尙之地位享仁濟之美名爲社會所公認若不互以道德相勸勉則非特無以取信於社會抑且墮落中醫之品格又恐終爲所淘汰也

(二)謀公益　重私利輕公益實我國人之通病非獨醫界也此病不除大則可以置國家於危亡卽今日之軍閥政客又何莫非自利之一念階之厲耶我同志誰無保存國粹之責任當此內侵外侮之時宜完全抱犧牲之志願犧牲可貴之功夫犧牲寶貴之金錢將名利二字置之腦後惟望天下後世共同利益志不可不堅心不可不熱志既堅矣心既熱矣然仍不能不持久也

(三)負責任　今日保存國粹至急之事斷在於普及教育提倡醫藥教育普及然後中醫之學術精故

今日我同志當負教育普及之責任熱心教導將先聖先賢之精粹灌輸於兒童腦海之中養成一純粹中醫之分子中國多一良醫卽增保存一分之希望至於抵制外人提倡中藥積極之良策固不容緩凡我同志能力所能及者必盡力爲之不達到中國醫藥學昌明於世界之目的不止夫然後不保存而自保存不抵制而自抵制斯類責任捨同志實莫從

（四）崇節儉　謀醫藥發達經濟爲先同志人人能節儉卽醫藥發達之本顧經濟之道千端萬緒而節儉尤居其要試思本會提議發行醫刊之一大問題奈窘於經濟徒談兵於紙上果吾同志人人崇節儉人人具熱忱其他無論矣姑就本會會員而論之數達四百不爲少矣（若每人一日少吸香煙兩支通年計算其數甚巨）雖需款千金有何難哉奈之何吾人於衣必求華服於食必求精饌出則高車駟馬入則廣厦華堂呼奴而使婢花天而酒地種種奢侈筆難罄述以爲非此不足使社會注意也惟於道德學術獨付闕如節小費以謀公益又何樂而不爲願我同志共勉之

以上四端持其大要若表彰先賢嘉惠後學同志固自有卓見所以爲此嘵嘵者亦冀盡綠野個人區區之心耳

宣傳之價值

孫恒

閱申報十月廿七日倫敦電內載有葉慈博士在皇家醫學院宣讀所撰中國上古疫癘治療法又經朱兆莘氏起述佐證中國古醫學之深趣一則曷禁有深感矣我中醫之處於風雨漂遙之際淪於千鈞一髮之秋夫人而知之近乃中西醫學說之不相入幾成水火者實乏學說之宣傳致不能水乳相溶耳觀

乎此則葉博士將中國古有之醫學報告於皇家醫學院者庸非中西醫學融化之嚆矢乎然片鱗鴻爪已耳欲據此以談中醫正如坐井觀天以蠡測海安知其全豹也夫我中醫學說遠溯岐黃垂有四千餘年之久代有發明惜乎說理玄奧而診斷動以五行參以運氣外邪之爲六淫內傷之爲七情按以四時預側病機故精於斯者其診病也亦能洞澈隱微如老吏之斷獄彼一知半解之徒豈足知之西醫之譏中醫學說者亦坐斯病耳驗諸洪士提反蔚理高嘉約翰諸明哲凡遇華醫勗勉不已者可知中醫學說是有存在之價値也惜夫食古不化之徒排繼異己之輩無研究之能力耳凡吾同儕振臂而起追研學術貫澈中西庶免騰笑於外人亦吾醫學界之大幸也

片言

孫聯甫

催生子者貝屬也狀似螺而扁小置諸醋中能蠕動如具生氣然游方僧輩賴以愚人無知者咸異而爭得之實卽理化作用耳究其原乃貝屬實含納素之證炭養納遇菓酸而沸此則理同而態變也乏常識之徒貿然以仙品珍之亦可笑也未知是否還希明教

學說

挑沙刮沙來歷之考據

招知生

按溪鬼蟲 射工 䠶影 含沙 短狐 鬼彈 蜮 諸種毒蟲之外 又有沙虱 沙蟲二種此虫有隱在毒蛇鱗中內蛇爲蟲所苦入水中出其毒蟲故水陸沙地溪澗皆有之此蟲着于人身尤爲惡毒昔川滇廣大江以南皆有此蟲患 詩疏含沙射影言鬼蜮之害人又詩言爲鬼爲蜮則不可得今日川滇兩粵不聞有此患然則瘴癘潛消山川明秀可見天地氣運遷變人民進化之一驗也按上列諸蟲乃秉太陽火毒之氣而生其毒中人肌膚立刻赤腫灼痛首列七種蟲足角如弩能以氣爲矢射人影成病寒熱並作不得治法能殺人中其毒者以大蒜煎湯洗身則愈鵝鴨鴛鴦皆能食之

沙虱沙蟲出南方細如毛髮又如小蚤水陸沙地原野皆有之嚙人肌肉色赤如丹粒灼痛可以針挑取或以火炙身上則蟲隨火去若着人身鑽入皮裏痛如芒刺赤如黍豆三日後寒熱大作若入骨髓嚙人臟腑則殺人南人一沾此患卽用茅葉(或竹葉)刮去之是謂刮沙刮後塗以苦苣汁(卽苦菜是又名荼詩經)若深入皮裏以針挑取之狀如疥蟲然則挑沙刮沙之法由來已久今則以訛傳訛謂發痧刮痧此誤會之原因也然則今南省人風氣開通土地清潔鵝鴨繁盛此等毒虫久已消滅且深居高樓大廈簡出原野宜無此患

聞南斐洲附近根巴利地方出火鑽處及巴西地當熱帶酷熱非常寒暑表熱至一百四十度〇土人恆病熱至死須架屋水面稍能安睡其水陸沙地有小蟲如蚤虱一着人身卽鑽入肉裏土人身上必攜帶二寸許小針鈎尖圓扁不一偶被蟲患立卽挑取過三日後寒熱並作二十日後能深入骨髓臟腑則死不治此蟲是秉太陽火毒而生其地大雪不積故今熱帶地尚有此患卽沙蟲沙虱類也

自林藥樵拓拾痧症一書繼後又有托名神授奇痧以附會之則人類以及貓狗馬牛羊豕鷄犬一見其嗜睡嗽喘皆以痧名挑之刮之變成習俗誤人不淺嗚乎醫道乃保障衛生機關紛呶至是令人目眩神迷安得與

同志一洗我國千年來之陋習不致醫權爲外人所攘奪庶爲神州古國之光也

附闢林藥樵杜撰痧症之謬妄說

滿清初葉閩人林森號藥樵拓拾痧症一書後至咸同間粵人潘士成富而好名梓驗方新編行世搜羅林氏痧症由是痧症名稱遂盛於南方考古無痧字後乾隆四年至七年秋醫宗金鑑告成其心法秘訣有謂痧白疹紅如膚粟疵紅如豆片連連之句痧是寒邪傷在氣分故發出芥子大之白色痧點予於四十年前在粵東曾親見一伍氏子成童後病延數月只胸前發出白點圓如芥子大約有百餘粒後竟不起此恰符醫宗金鑑所謂痧症者數十年未再見也按林藥樵凡病皆可稱之爲痧甚至無以名之則謂之急痧慢痧內有拓拾傷寒論黃疸病林藥樵指爲銅痧以其色黃也(可笑之甚)其主治方將仲師茵陳蒿湯加入連喬瓜蔞枳實桃仁青皮赤芍銀花黃芩等味無方不是杜撰改頭換面以夸已長萬病可

以痧名（侈爲獨得之見可鄙）荒謬極矣世人驚奇信異一人倡之盲從和之遞嬗至今日醫宗失其系統雜說紛紜莫衷一是誤世實甚發熱者皆稱爲發痧刮出紅瘀色妄謂此痧也凡人刮之皆紅瘀豈是人皆有痧耶若傷寒發熱刮之是疎洩皮毛之一法也（亦發汗之意）醫生不能見病知原分經論治亦以痧病攏搴而已痧之名目怪異離奇不可究詰紅疹屬血分風熱病（若吊脚瘸癆痧婦人經病痧胎前產後痧萬病以一痧症括之）今中西醫亦稱爲紅痧矣人皆以爲是而我獨以爲非豈不懼爲人所指斥乎予非敢杜撰亦有所本而爲是說不忖固陋竊以就正　諸大方家林氏謂痧無補法虛實皆以有餘治用藥尅削病自當之（然則萬病可以痧名萬病皆以尅削治之有是理乎）予以痧症皆吐瀉腹痛手足揮霍撩亂即霍亂症也有得之時行瘴癘穢濁感觸食積不化寒滯中州致陰陽錯亂矣凡病皆有寒熱虛實林氏所謂陰痧即陰霍亂也更有陰毒之症面色青黑林氏指爲鐵痧四肢厥冷腹中攪痛堅實如石嘔利煩渴咽痛冷汗林氏以有餘治死不旋踵世上所售白痧散紅靈丹痧氣丸內皆有冰麝蟾酥（實症可用虛症大忌）走竄之品倘誤服之眞陽飛越死不治也若吐已下斷脈微而厥主以四逆加人參湯嘔利腹痛寒多者理中湯下利清穀裏寒外熱手足厥冷脈寒欲絕主以通脈四逆加豬膽汁湯致於妊娠患痧者似是而實非痧治當調其陰陽而使之平（則母子安全矣）今藥號所售青木香根是馬兜鈴根性味苦洩予未敢贊同謂治妊娠痧症具有此良能今上海盛行十滴水治吐瀉腹痛症多效是治有餘之痧症抑治中寒之霍亂症明眼人自能辨之十滴水方用佛蘭地酒配入丁香油樟腦取其溫中行氣導滯立止腹痛吐瀉是其明證

少陰三急下證釋義

唐忠俊

夫陽明屬胃氣從燥化故邪入陽明胃府治宜急下以存陰誤施溫劑則有以火濟火不戢自焚之懼少陰屬腎氣從寒化故邪入少陰腎經治宜溫中以助陽誤用下劑則有以寒濟寒啓戶召寇之嫌治失其宜禍不旋踵矣乃仲師何以於少陰篇中亦有用承氣急下之三證哉不知少陰一經本熱標寒上火下水而爲陰陽之藏若眞陽素虧者陰寒是其本也外邪傳入必挾水而從標化變爲陰盛陽虛之證治此者固宜以回陽爲要圖蓋人身有陽則生無陽則死也故仲師立有眞武湯之制水附子湯之溫經白通四逆湯等回陽之法也若眞陰素虧者陽亢是其本也外邪傳入必挾火而從本化變爲陽盛陰虛之證治此者則必抑亢陽之炎灼而救眞陰之將竭蓋人身眞陰不可虛強陽不可縱也故仲師更假承氣湯以下之殆即抑陽救陰之法也是承氣湯雖爲陽明主劑而少陰亦可假用之所謂因病制宜不可執一者也師曰少陰病得之二三日咽燥口乾者急下之宜大承氣湯此係腎陰素虧君火上亢不戢將自焚也蓋心腎同屬少陰心爲離火腎爲坎水二藏相得斯爲既濟水虧火旺則爲未濟未濟云者火獨行而水不應也水枯火旺則火就燥而合於陽明陽明屬胃開竅於口而爲津液之源燥火相蒸以致津液銷爍胃陰待涸而口唇燋燥矣少陰之脉循喉嚨挾舌本腎水不支而君火循經上灼則咽喉乾燥此爲少陰陽邪兼及陽明之證所以急用承氣湯瀉胃火而救腎水使火歸於坎而津液自升若復遷延瞻顧勢必腎水告竭其陰立亡雖下無及矣然此證必兼大便燥硬張目不眠惡熱飲冷等情方可議下若單見咽燥口乾一證何得二三日便當急下是在臨證者悟及之也又曰少陰病自利清水色純靑心下必痛

口乾舌燥者急下之宜大承氣湯此係少陰君火亢於上加以木火煽之一水不能勝二火而勢將立竭也難經曰從前來者爲實邪腎之前肝也肝與胆相爲表裏少陰君火炎上易動木火兩火交煽則迫胆汁從膈而注於胃中火勢披猖則腎水不能上濟反隨胆汁下洩故其所下者質清而無滓穢相雜色青而無黃赤相間純是胆汁和腎水交下之色也水既下洩而不上濟卽不能化氣升津而潤心肺惟有木火上灼而致口舌乾燥此卽少陽篇咽乾口苦之變證也然少陰自利多屬虛寒何得云急下哉以虛寒下利多兒心下滿而不痛口中和而不燥此乃口乾舌燥心下脘痛當屬熱實卽燥結傍流之證以少陰熱邪還入陽明胃府故水雖去而穀不去且水去多則火勢愈熾鑠竭津液而糟粕愈結難下以致心下脘痛所謂土燥火炎則脾氣不濡而胃氣反厚頃刻勢卽瀕危故不得不用承氣湯急下以救垂竭之水而遏燎原之火雖云通因通用仍是通因塞用此卽陽明篇心下痞硬之變證也又曰少陰病六七日腹脹不大便者急下之宜大承氣湯此係陽氣素盛而胃有宿食也何也蓋經六七日當解不解邪熱灼鑠津液枯涸因復轉屬陽明致宿食燒結而腹脹不大便也治宜急下者以六七日陽熱燥甚陰虛已極恐土實於中而致心火增燄腎水不足以上供有立盡之勢急下之府氣通則熱泄脹消而眞陰可保此經所謂已入於府者可下之義也是故少陰三急下證一以傳經熱亢而君火炎於上一以君火熾盛而與木火交煽於中一以溫熱發自少陰而還逆於地中三證皆從火化而爲陽盛鑠陰之疾有刻不容緩之勢並宜從本治之歧伯所謂中陰溜府還而成可攻之證者卽此意也蓋三陰經太陰爲開厥陰爲闔而少陰爲之樞故藏有水火治分標本從標化者爲陰從本化者爲陽陽病治陰陰病治陽爲少陰截然兩

途不可或混何今一輩庸醫每見醫邪已涉少陰不分標本動曰宜温理中四逆隨手浪用以致殺人者何可勝數噫此又何不幸而遇此醫家爲哉

膀胱足太陽經上髎次髎中髎下髎四穴考證

張山雷

甲乙經謂上髎在第一空腰髁下一寸俠脊陷者中次髎在第二空俠脊陷者中中髎在第三空俠脊陷者中下髎在第四空俠脊陷者中千金翼外台皆同壽頤按所謂第一空第二空第三空第四空者言之不詳頤令人莫能指實而又以爲皆在俠脊陷中者則此行藏府諸俞自大椎以下除第八節下無穴其餘每節皆有一穴其白環俞已在二十一椎之下脊骨已盡更安得以俠脊求之而宋以後之繪明堂孔穴圖者又不知何據皆係之於第十七節以下之兩旁而甲乙諸書之所謂一空二空云云益復不可索解所以遍攷古近醫書此四穴幾在五里霧中莫可究詰惟證以西醫學說之言骨骼者則合信氏西醫新論謂尾骶骨上承腰骨末節其兩邊接合左右胯骨腰骨之下橫闊三寸中間橫闊二寸上下長約三寸兜彎於前（頤按當作兜彎向前此骨形扁與脊骨之形圓者不同上闊下狹其下端兜彎向前又接連有小骨二形如蟲尾乃成尖銳則更彎向前合信氏新論作兜彎於前其義不甚明瞭此蓋譯者之小誤當爲正之）連接尾閭小骨（此小骨即接連尾骶骨下以成尖銳者合信氏謂此三小骨爲尾閭骨又謂此尾骶骨及尾閭骨生中年以後則總連爲一骨）其兜彎之內即直腸依附之處有八孔平分四對以出腦氣筋之尾派云云則兩行八孔每行各有四孔即此四髎之穴無疑且因此而知甲乙千金之所謂第一空第二空第三空第四空者空即孔字確有實在部位可見古人立言未嘗不知此中自有八孔

之二行但惜其不能指定尾骶骨中之孔穴遂令後人莫明眞相此則上古書策所傳最少蓋已久失其詳亦非古昔神聖不肯明以告人故留此缺憾以貽後學於迷惘之域今得西人學說證以剖解所見乃與古書彼此合符豈不大快惟甲乙外台於四髎穴皆有俠脊陷者中一句則俠脊二字卽是疑誤後人之濫觴須知尾骶之骨已在脊骨之下骨度篇明言自脊骨以下至尾骶可證此穴既在尾骶骨中則必不可仍謂之俠脊古人僉以兩行八穴亦夾正中督脉兩旁因承用以上諸穴之俠脊二字究竟尾骶非脊終是小誤不可不正近今西學生理各書印有尾骶骨寫眞莫不雙行八孔極明極顯最堪依據實則素問骨空論已曰尻骨空在髀骨之後相去四寸扁骨有滲理（扁有今表刻太素十一卷末作遍骨蓋傳寫之譌）試以西學寫眞互爲參考始知上古經文亦未嘗不如指諸掌且明言扁骨有滲理則此骨扁而有孔古人亦何嘗不由目覩得之更可與西學解剖彼此參證特非有近今西法諸書則經文尚在若明若昧間耳王啓玄注骨空論亦曰是爲尻骨上八髎穴說極簡明近商務書館新編之中國醫學辭典於尾骶骨一條亦曰此骨兩旁各有四孔名曰八髎正可補六朝以下諸賢書之未備惟八髎誤作八膠則亥豕之訛是其大可哂者然是書於八字條中更有八膠一節釋之曰卽八髎則竟以訛爲是貽誤後人尤其大謬要知髎字甲乙作窌外台作髎固未有作膠字者如其坊本有之則譌謬耳何可爲據（頤又按西醫學家之所謂腰骨末節卽中醫學家之所謂脊骨第二十一椎西學家謂脊骨共爲二十四節分爲頸骨七節背骨十二節）（每節皆有肋骨附之）腰骨五節（卽腰中脊骨無肋骨者）與中國醫籍言脊骨共爲二十一椎者不同蓋中醫以頸之大椎爲第一節其實大椎之上尙有三節甲乙骨度篇

明言項髮以下至脊骨長三寸半可知此三寸半之間亦自有骨而不數於二十一節之內此中西兩家之似異而不異者西說頸骨七節則連大椎之上三寸半者合計之耳故合信氏之所謂腰骨末節卽爲脊骨之最低一節又甲乙諸書之所謂胯骨乃腰下髀上大骨全身之骨惟此最大亦謂之髖取寬大之義許氏說文髁髀骨也髖髀上也賈生治安策所謂髖髀之所者卽此是骨在背後中間卽連綴於尾骶骨之兩旁而在髀樞之上則圓形隆起比尾骶骨爲高故甲乙謂上髎穴在腰髁下一寸蓋以兩側腰下隆起之髁骨高處量之則此上髎二穴正在其下之一寸骨空論謂在髀骨之後相去四寸則以髀樞言之此四穴適在髀樞之後上下相去四寸耳（髁骨當兩側中間有一臼形卽與腿大骨上節連合處謂之髀樞合信氏謂之髀臼）古人以腰髀二字聯屬成文者以髁骨在兩側之高處正當腰下遂謂之腰髁實則腰部空虛本是無骨之處字林直謂髁爲腰骨殊有語病沈果堂（名彤江人）著釋骨則曰骶骨之上俠脊十七節至二十節起骨曰腰髁骨亦誤須知此骨祇在骶骨兩旁圓突形隆起不過一寸餘斷不能高至脊骨十七節兩旁西學家所繪骨骼之模型可證且十七節正當肋骨之下一節假使髁骨竟到此處則腰間皆有此一骨包圍無復肉之一部矣

婦人手少陰脈動甚者妊子也論

袁綠野

經曰陰搏陽別謂之有子夫陰搏陽別云者謂陰脈搏動與陽脈迥別也由是推之其陰陽二字非僅一端馮姑引申觸類略言之以左右言則左陽而右陰以部位言則寸陽而尺陰以九候言則浮陽而沉陰此斷然者矣然則手少陰心也左寸非心脈之部位乎若曰手少陰脈動甚者則以左寸之脈動甚爲妊

子也試以陰搏陽別之旨而證之頗若風馬牛之不相及也據臆度揣測先聖文辭古奧且代遠年湮經文不無脫簡其手字或是足字之訛卽或不然而所謂手少陰者當是手中之少陰也乃尺部之腎脉非寸部之心脉也明矣何則蓋寸陽而尺陰必係右尺之沉部滑動流利而與他陽部之脉逈乎不同故知其爲妊子之脉也此理較明而益顯余非好辯若因手少陰脉動甚輒斷爲妊子之脉猶依樣而畫葫蘆徒自隨文敷衍因陋就簡將置陰搏陽別一語於何地乎或曰子言手字爲足字之訛認定尺部是則是矣而又力辯爲右尺夫足少陰者腎也按左右尺皆腎之部位也何獨取於右尺乎足少陰脉動甚何以便知其妊子乎曰腎爲先天天一生水凡人一生之命蒂五藏之根荄捨腎其誰歟經不云乎足少陰何因而動曰衝脉者十二經之海也與少陰之大絡起於腎下出於氣街由是以觀少陰與衝脉並行不悖共司厥職無疑議矣所謂右尺沉部動甚者爲血海豐盈腎陰充足診其滑動流利之象殊覺生機勃勃於指下再診他部之陽脉不同焉故經曰陰搏陽別謂之有子

喉痧論

王梅生

中古之人無喉痧猶上古之人無痘瘄以其體質渾樸精神完固虛邪賊風莫能乘之也自來痧疹惟嬰兒患之今則無論男婦壯老皆有之矣向之疹痧劇者甚鮮今則治稍未妥生命傾在旦夕詎盡天道使然歟抑亦近人稟賦日薄起居無常飲食不節邪氣之相襲深而且易也嘗考前人論疹特乏耑書僅於痘書中間或論及然多略而不詳若夫喉痧論者既稀病情尤危蓋痧疹雖屬時邪究係初感由肺而受卽由肺而達且發時必兼欬嗆所以其邪足以自泄也不若喉痧之先有伏邪一觸疫癘之氣遂致風火

伏火相并而發其頃刻勢成燎原肺氣不及宣化淫火允斥咽喉欲其不腐其可得乎然毒重神昏一發卽陷者輒不及救惟毒陷未深者尙可救治耳總之喉痧痧疹本非兩途但一因未挾伏邪肺氣足以宣泄一因兼挾伏邪伏氣已經化火再爲疫邪煽動臟腑爲之瀰漫氣機因之閉塞焉得發之不驟變之不速耶其治法大要不外兩端如風火盛者宜辛凉解肌伏火重者宜淸宣苦降尤貴不戕元氣顧重胃陰方有正治倘或徒事辛温表散不顧氣液存亡倏至化源告竭雖有聖手亦難施治矣然病情有深淺體質有强弱是在臨症之頃神而明之耳

論麻黃

周嗇生

近醫謂麻黃根極能止汗與麻黃性相反余意不然大凡能發汗者皆能止汗如傷寒論既以桂枝發其汗而有汗諸條都有桂枝柯慈谿極言桂枝之妙能發能收桑葉人皆謂發汗矣而張隱庵則謂能止汗夫同是一物非有根與莖之分別而功用竟有時相反者何也葢所謂發汗者非必熏蒸掀發俾無作有之謂也不過疏通肌膜使氣不纏滯則汗自流出而邪亦與共出矣所謂止汗者非必堵塞汗孔截斷去路也亦不過淸浚源頭俾邪不蒸化則自然無汗矣知此意則桂枝也桑葉也麻黃也皆能發汗亦皆能止汗彼慈谿能發能收之論但有空議而不能抉發精微隱庵之力翻舊案亦徒見其好奇而不足以服人至於以麻黃根止汗用之者或更有苦心近世畏麻黃如虎邪氣固閉滴汗不出極宜用之發汗者尙復惶恐不敢主於汗既大出屢止不應而尙敢稍攖虎威乎有言麻黃能止汗者非怒目相向必大笑狂奴矣醫者察知一般人之心理謬爲根莖異性之說以避久震虎威之目其用心亦良苦其矣至若大汗

不止陽氣有脫鉏之虞仲景固有温粉斂汗及附子回陽之法又不可以余說爲藉口而用麻黃等味以求止汗矣

識生按周君是論頗新奇然學理之研究無窮非經實辦不能證明如大黃能瀉能傷胃服少許反能健胃服大量反不能瀉麻黃之功用類大黃耶異日必實地試驗之以明是非祈諸同志留意焉

說胃

胃在橫膈膜之下從左而橫於右爲囊狀之機器其部分有四一曰噴門端亦稱胃底即胃之左端最膨大之處二曰幽門端即胃之右端稍漲起處三曰小彎即胃之弓形陷凹上緣處四曰大彎即胃之弓形凸隆下緣處胃無化水之功亦無出水之路凡茶酒湯水入胃後少頃即行攝去者（西人以水飽飲驟馬少頃即宰之胃即無水）因胃壁有吸液管無數能吸攝茶水以入廻管從廻管過肝入心使之運行周身由肺升出爲氣由皮膚之汗管滲出爲汗餘入內腎爲溺與食物之由胃入小腸達大腸者殊途此今日新學說與素問飲入於胃游溢精氣上輸於脾脾氣散精上輸於肺通調水道下輸膀胱數語適相符合誰謂中醫之學說不及西醫耶

說微生蟲

張三省

或問曰自歐風東來西醫學術日見昌明如最新之細菌學凡傷寒霍亂瘧疾諸症均由傳染而發生以顯微鏡證之有實徵也而中醫以風寒濕熱論病之由其理猶惝恍而無憑是豈數千年之學術不傳於今歟抑西洋學術獨得其奧歟予曰否子但知夫微生蟲之爲病子又安知微生虫之來源及其致病之

理歟夫風寒濕熱不僅致病之原然世界上動植物莫不得此而生因此風寒濕熱而微生虫遂得滋蔓於其間是以潮濕之地風雨之天其虫類生長也尤速風寒濕熱得其和平則生育萬物之本也失其常度則化生毒虫細菌之根也彼世之一孔之見固不足以解此或曰如子言吾喻之矣西醫以細菌斷症言其果也中醫以風寒濕熱辨病論其因也於此可見中西學術其論雖殊其理則一但中醫發明在先無處不以根本著想所以治病之應驗有不可思議者噫吾喻之矣

仲聖脉學數則

蔣鏡寰

仲師以冬至之後甲子夜半少陽起測應時之氣候太過不及若以脉合之當奈何曰以脉應時與否言也時未屆甲子脉已弦者是時未至而脉至也時已屆甲子而脉猶未較他時弦多者是時已至而脉不至也時已甲子而冬脉未去是時至而前時之脉不去也甲子乍得而脉已弦甚者是至而太過也凡此非時者病反時者危其餘應時之脉以脉合時之法可類推矣

仲師謂病人脉浮者在前其病在表脉浮者在後其病在裏前後何謂曰病有經過有新久即脉有前後也假令同時診得兩個病人俱得脉浮第一則新病而脉即浮一則久病而脉始變浮是同脉異性因經過時間之新久前後則前見浮者主表邪後見浮者主裏虛虛則眞元不潛潛乃浮故腰痛背強不能行必短氣而虛極也若論其治理補腎潛陽之不暇可概云浮主表乎是病之時間經過中按時日所見之色脉症狀各與病之時期有密切關係也

仲師脉脫何指也曰凡脉不應四時至者皆脫脉也謂生氣不能依時通天更氣也豈但脉伏不至曰脫

哉然脉脫而無脉者猶非死症其脉中之氣不來至脉若入藏者固危如入腑者卽愈以腑主陽主動主行爲陽盛尅陰之生象也

仲師謂寸脉沈大而滑之猝厥入藏卽死者何也曰脉雖沈大滑頗充實似不至死然脉偏于沈者內陰氣實也又唇青身冷是外部亦陰也有陰無陽爲陰盛尅陽之殺象能無危乎故入腑者爲陽厥雖無脉猶生入藏者爲陰厥雖有脉如沈大滑者猶死陽生陰長之機不昭昭然哉此與厥陽爲三種病也厥陽之脉滿爲有陽無陰人非純陽天下豈有獨陽無陰之生脉哉所謂滿脉者浮盛充滿于指下而按之則空也內經云厥氣上行滿脉去形此之謂也

白喉與喉痧辨

朱克昌

咽喉疼極且㘕飲水體微惡寒視之白點隱隱者曰喉也內煩燥手掌熱漸咽痛憎寒發熱頭面頤項痧點若隱若現或膚腠遍現紅色者喉痧也白喉之起也由於胃之蒸肺之灼鎭潤參以消導內服養陰淸肺湯加減外吹錫類散爲宜喉痧之來也溫厲之毒蘊伏肺胃已久復觸天行之毒風其發也暴所謂肺邪欲從外洩者是也開表袪風爲光解毒疎肺次之荆防麻豉湯太乙救苦丹爲宜雖然白喉而或暴寒外感厲風上受亦不可專事養陰透達之品亦可加入也喉痧而或熱邪內陷陰液大傷亦不可徒進溫散表散之中兼用淸潤之品亦宜隨症加減也

治喉痧四法

一洩毒　兩手大指內側齊甲離韭葉許針入少商穴半分擠出惡血咽喉自寬

二開竅 猪牙皂一味研細末取少許吹入鼻中取嚏如竅閉不嚏再吹一次不可用三次恐出血

三取痰 用治喉藥水加入牙皂末鷄毛蘸探喉內頻吐痰稀爲度弱者不加皂末亦可

四拔毒 用斑猫一味烘乾研細末用膏藥摻藥少許貼耳垂下緊對咽喉處各一個兩足時揭去有泡刺破出毒水

婦人多肝病其故安在

凌樹人

經曰女子二七而天癸至任脉通太衝脈盛月事以時下考太衝爲血海與任脉並麗於肝肝藏血女子屬陰以血爲主古人以肝爲女子之先天蓋本此意其臟多血而少氣體陰而用陽性剛而善動爲將軍之官爲罷極之本全賴土以培之水以涵之金以制之庶幾化剛勁之質爲柔緩之體遂其條達暢茂之機以應春和之令若是則生氣蓬勃萬物刺之以發育諸臟藉之以生化何病之有蓋婦人善懷每多鬱悒鬱則肝氣不舒肝血以澀而太衝血海之血不能應時而下矣且陰陽本互爲體用肝陰既因鬱而滯則肝陽必因鬱而亢將軍失其職謀慮乖其度由是而土爲所侮水爲所凌金爲所刑而肝且爲衆矢之的矣是故婦人百病不離乎肝蓋女子肝體恆不足肝用常有餘而所患肝病較多於丈夫者其關係雖有生理之不同而七情鬱結五內拂逆實爲致病之一大原因也

痛吐瀉但小兒宜慎用以少爲佳多則恐其鴉片毒

(丑)樟腦白蘭地　霍亂初起時可服此酒每次半茶匙至一茶匙用温開水冲服效驗不著者可連服三四次有興奮心臟之功

(寅)哥羅汀　此藥含有鴉片或嗎啡用者宜慎成人每服十五滴一歲小兒一滴用温開水冲服能止吐瀉

(卯)高林土　乃一種白色之泥功能與菌素混合而取消其毒性在霍亂初起時用温開水調成漿頻頻飲服每有奇效也

(辰)血炭片　此藥與高林土同意義功效亦偉

(巳)甘汞　霍亂吐瀉初起或胸悶服此藥有殺菌消毒之功但不宜多用

(午)阿片　或酒或粉可服十滴至二十滴粉五釐至一分能止吐瀉腹痛

(未)蘇打　霍亂吐瀉胸悶可服四五分至一錢能消夜食悶氣

(申)嗎啡　霍亂吐瀉脚筋抽縮可注射半西西至一西西立能止腹痛脚吊

(酉)單寧酸　霍亂泄瀉不止可用此藥一錢阿片酒二十滴和水二三碗灌入肛門立可止瀉

(戌)冰　冰塊或冰水須人造清潔者嘔吐不止時可與嚥下多少即能止嘔吐奇效

(亥)樟腦油　霍亂四肢厥逆脉絕時可注射此一二西西立能回陽

玉樞丹 治霍亂初起服三分或五分有開竅宣濁之功

藿香正氣散 治霍亂初起寒熱吐利服三五錢有解表清裏之功

五苓散 霍亂大渴可用以代茶飲有利尿止渴宣通表裏之功

四逆加參湯理中湯 霍亂大汗大吐大利肢脉絕服之能回陽止吐利

吳茱萸湯 嘔吐不止服之立可止嘔吐

大黃黃芩黃連瀉心湯 霍亂化熱目赤便閉壯熱譫語舌黃燥時可服之

白虎加參湯 霍亂化熱小便不利大渴欲冷飲可清熱利水

疎化合劑 霍亂初起可卽服之以疎表化食

炙甘艸湯 霍亂亡陰神昏譫語脉芤舌燥剝齒焦小便不利可服

以上諸方爲歷年治霍亂病之經驗方用法詳後

四鹽水注射法

霍亂重症至螺癟眶陷脫水時非用鹽水注射不能救間有至絕脉期忽轉恢復期而來痊愈者千中不過一二也因是期腸胃之生機全無血流停止雖有仙丹而不能起消化作用故服藥無效也若以鹹水注入靜脉血流復行諸症悉愈脉絕者復來大汗者汗止厥冷復溫吐利漸止此時再投藥劑病愈更速今將鹹水儀器及用法說明如左

鹹水儀器及附屬品種類

鹹水容器 以小口十磅玻瓶爲宜須有下口玻璃龍頭者瓶外以黑漆畫分格蘭姆量數每百格蘭姆爲一度傍註五百一千千五二千二千五三千以至七八千至瓶滿爲止其下口玻璃龍頭接人字玻璃管一根由人字管再接橡皮管每管一根長約英尺六尺一管經過熱水鍋而至熱度節制瓶一管直通至熱度節制瓶用時瓶內先以溫開水再三洗滌之

熱度節制瓶 有大口玻瓶有三口玻瓶者煮沸消毒其三口一進水一出水中插熱度表

紫銅鍋 燒熱水用熱度節制瓶放於此鍋中

火酒爐 置於紫銅鍋下

熱度表 以測驗鹹水冷熱之用

沙濾心 濾清鹹水之用裝於鹹水盛器之上

丁字管 爲排放空氣之用裝於下叚橡皮管之中

玻璃管 長二尺測驗水内有無空氣用

橡皮管 長五六尺上連節制瓶中裝玻管丁字管熱度表管末裝針頭

針頭 刺入靜脉通鹽水入體内也有用玻璃者則須割開靜脉也有用鋼針有用白金者

橡皮夾 不欲鹹水下流時夾之

靜脉壓張器 纏於臂上使靜脉怒張易於刺中或以橡皮管縛之夾以血管鉗亦可用也

木架 安遣全器之用

內科學講義 傳染病篇

木箱　安置鹽水盛器之用
消毒器　鹽水全器消毒之用
　附屬用品如下
解剖刀　剖開皮膚尋取靜脉之用
血管鉗　鉗於靜脉以防血流
絲線　縛扎靜脉上下端及連皮之用
鉗子　開刀時鉗取皮膚之用
縫合針　連皮之用
有孔消息子　送線通過靜脉之用
棉花　備用
紗布　備用
海磺仿　備用
火酒　皮膚消毒用
藥皂　消毒用
伊打　消毒用
蒸溜器　提取汽水之用

問曰　失溲何故

答曰　下傷其中焦之氣則中氣不約而小便自失也

問曰　身發黃色何故

答曰　火傷其營衛則膚色發黃

問曰　驚癇何故

答曰　火傷其臟腑則汗膽不甯而發驚癇

問曰　瘈瘲何故

答曰　筋脉之津液被火所傷無所營養故瘈瘲

問曰　若火熏之何故

答曰　火傷其營衛則皮膚之色澤盡去故如火熏也

義　此言太陽之邪不由經氣表裏而傳他經而在本經自化者也夫太陽病本惡寒而發熱今不惡寒而發熱口渴者太陽寒水之邪化爲温熱暑病也其所以化熱之故者多因太陽初得病時其人素體多火或誤服熱品或大熱衣厚汗出過多則寒負而熱勝熱勝則寒從熱化也表熱盛則身如焌裏熱盛則口大渴如此表裏俱熱寒氣散盡而不惡寒按熱病必用涼汗下火三法俱非所宜若誤以發汗攻其表則五臟俱傷風動火揚其身之熱益盛按之如火灼手營衛俱熱渙溢週身故陰尺陽寸三部之脉俱浮上而向外越也是則太陽中風之病而化爲風熱之病矣胃臟已傷液脫而汗

自出脾臟已傷肉敗而身重心臟已傷神疲而多眠睡肺臟已傷氣逆而鼻息作鼾肝臟已傷舌筋縮而語言難出也若誤以下劑攻其裏則三焦俱傷下焦傷則小便不利上焦傷則目直視中焦傷則中氣失統攝之職而失溲也若誤以火法攻其半表裏則營衛俱傷微者病在皮膚不過營衛受傷外發黃色而已劇者傷其營衛且傷其臟腑而必作驚癇也營衛已傷則血不能養筋而筋脈瘲瘲血氣焦枯故皮膚現如火熏之狀也然一誤已爲逆但雖逆猶可引日而施救治若再誤而三誤之不禁累促其致命之期矣又按先師以汗喻太陽之寒化熱以下喻陽明之實化虛以火喻少陽之表化裏閱者須留意焉

表裏傳治法第七

病有發熱惡寒者發於陽也無熱惡寒者發於陰也發於陽者七日愈發於陰者六日愈以陽數七陰數六故也

註 (陽)經指陽也(陰)指陰經也

講 問曰 病有發熱惡寒者發於陽也何謂

答曰 太陽病本惡寒而發熱故病有發熱惡寒者發生於太陽之表也

問曰 無熱惡寒者發於陰也何謂

答曰 無熱惡寒病在少陰經也

問曰 七日愈六日愈何謂

義　答曰　七日爲陽復之數六日爲陰終之期故以七代太陽之治法以六代少陰之治法也

此言表裏傳不傳之治法也大凡病症有發熱惡寒者發於陽經也無熱惡寒無發於陰經也按七日爲陽復之數六日爲陰終之期先師借陰陽之數喻陽經陰經之治法如病在太陽者用太陽之藥以治之病在少陰者用少陰之藥以治之不可表病治裏裏病治表也

經氣傳治法第八

太陽病頭痛至七日以上自愈者以行其經盡故也若欲作再經者鍼足陽明使經不傳則愈

註　(再經)再二也再經卽第二經陽明是也

講　問曰　頭痛何因

答曰　頭痛經病也

問曰　至七日以上自愈者何故

答曰　經氣六日爲一週經氣已行盡故其病不傳他經而自愈也

問曰　鍼足陽明何謂

答曰　足陽明胃脈也斷其邪之去路則邪不能傳經也

義　此言太陽病欲由經氣相傳者則在其欲傳之經處治之以截其路使其病不再傳別經者也如太陽之經病頭痛至七日又値太陽之期以上至八日値陽明之期其病自愈者太陽之邪行盡太陽之經而散不傳別經者也若至八日太陽病傳入陽明而胃家實之病出見者攻其足陽明胃府病

自愈也

虛症從治法第九

太陽病欲解時從巳至未上

註 (欲解時)其病將愈之候也(巳午未)巳自日間上午九點至十點六十分午自十一點至十二點六十分未自下午一點至二點六十分也

講 問曰 太陽病欲解時何以在巳午未三時

答曰 太陽者太陽也日中之陽爲太陽太陽病之虛者得天地太陽之助力卽正旺而邪衰故病解也

義 此言太陽病虛者欲解時必得天氣之助而始愈也按一日十二時三陽居九三陰居五寅時爲日出天曉之時陽氣初出仍是小陽小陽者少陽也故寅卯辰三時爲少陽主所少陽雖主三時尙含厥陰母氣二時在內如哺乳小兒在母懷中時候更多也小陽漸大日漸高至巳午未三時日居天中則小陽變爲大陽矣大陽者太陽也故巳午未三時爲太陽所主陽氣由小而大大而必旺旺則陽氣極明故曰陽明日已斜西陽氣衰老陽明者純是一個老陽也故申酉戌三時爲陽明所主陽已衰老日落西山則太陰出現故亥子丑三時爲太陰所主太陰之後子時陽氣漸多陰氣漸少少者少也故子丑寅三時爲少陰所主兩陰交盡曰厥陰厥陰者老陰也陰老必衰則陽氣漸旺而且中含少陽故丑寅卯三時爲厥陰所主也夫病之虛者得旺時如愈實者得旺時而劇所以太陽病

欲解時從已至未上先師下一從字甚有深義卽虛從之謂也

實症反治法第十

風家表解而不了了者十二日愈

註　(風家)諸風之稱呼也(表)卽表病也(了了)了快也不了了不爽快也

講　問曰　風家表解而不了了何以至十二日卽愈

答曰　太陽陽經也風陽邪也二陽并病其陽必實實必用攻六日一陰之數也二陽治以二陰其病卽了故曰十二日愈

義　此言太陽實症反治之法也太陽病之虛者則陽從陽陰從陰以治之可也而實者則陽反用陰陰反用陽矣如太陽中風之病表解而不了了者十二日愈按太陽陽經也中風陽邪也陽經陽邪表雖解而病不了了然痊愈者陽實也陽實必治以重陰而六日爲一陰十二日爲二陰二陰則能制二陽故曰十二日愈

脈證相似假眞法第十一

病人身大熱反欲得近衣者熱在皮膚寒在骨髓也身大寒反不欲近衣者寒在皮膚熱在骨髓也

註　(近衣)欲多穿衣或重蓋被也(身大寒)身大寒按之皮膚冰陰之謂也

講　問曰　身大熱而欲衣何故

答曰　表雖熱而裏却有寒假熱也

問曰 身大寒反不欲衣何故

答曰 表雖寒而裏却熱也眞熱也

義

此言寒熱眞假辨明之法也凡病之服藥不效者卽認證不明也先師結尾一法總括以上十法之要訣欲學者認症明白虛實不亂爲治病獨一無二之法門如病人身大熱反欲得近衣者熱在皮膚寒在骨髓假熱眞寒也身大寒反不欲近衣者寒在皮膚熱在骨髓眞熱假寒也抑又身大熱久按之而不知其熱者假熱也身大熱久按之而益熱灼手者眞熱也然百病皆有眞假非獨寒熱也

表病風寒五規治法例第二

表虛陽病表裏傳章第二

氣傷邪治法第十二

大陽中風陽浮而陰弱陽浮者熱自發陰弱者汗自出嗇嗇惡寒淅淅惡風翕翕發熱鼻鳴乾嘔者桂枝湯主之

註

(嗇)吝也嗇嗇其人惡寒如吝嗇之象欲加衣被則不可欲去衣被又不能恰是吝嗇之天性(淅)說文汰米也孟子曰接淅而行其人惡風之狀如冷水汰身一陣一陣的不舒服(翕)翕合也熾也盛也人身之熱如窗戶之閉塞不通又如熱之熾人其熱有逐步茂盛之意

講

問曰 何謂陽浮而陰弱

答曰 陽浮者衛氣外浮也陰弱者營血內虧也

問曰　陽浮何以發熱陰弱何以汗出

答曰　陽浮陰弱者發熱汗出之因也發熱汗出者陽浮陰弱之果也是故熱自發而陽自浮汗自出而陰自弱矣

問曰　嗇嗇惡寒何因

答曰　嗇嗇惡寒者太陽之本症也

問曰　淅淅惡風何因

答曰　陰弱汗出腠理開風入肌腠令人不安也

問曰　翕翕發熱何因

答曰　陽浮在外人身熱度驟增而發熱也

問曰　鼻鳴何因

答曰　肺氣上盛也

問曰　乾嘔何因

答曰　胃氣上盛也

義　此言表虛中風邪在氣份之治法也夫陽氣者爲人身衛外之干城當固而不當散散則外越而發熱陰氣者爲全體器官之營養料當富而不可貧貧則內空而汗出陰弱陽浮內無糧而外無衛賊邪侵犯何以當之故惡寒而嗇嗇惡風而淅淅發熱而翕翕矣此爲對外之無抵抗力而若是者也

內則藏不安肺氣上逆而鼻鳴腑不安胃氣上逆而作嘔揆其原因皆營衛不和而外邪得以浸入而臟腑亦因是混亂也今欲抗外而安內則非從調和營衛不可故以桂枝湯主之營衛已和根本自固內憂外患不攻而自滅矣

經氣傷邪治法第十三

太陽病頭痛發熱汗出惡風者桂枝湯主之

註（俱見上）

講

問曰　頭痛與發熱汗出惡風有何分別

答曰　頭痛者邪中於經經病也發熱汗出惡風者邪在氣氣病也

問曰　經氣兼病何以仍用桂枝

答曰　經病四之一氣病四之三故仍可與桂枝湯也

義

此言太陽經經氣兼病之治法也夫經病有重輕其症有三種頭痛一也項強二也背几几三也三者之中又有連帶而病分輕重者頭項強痛經病之輕者也項背強几几經病之重者也本法之經病爲最輕之症故桂枝湯並無何種之加入也

經傷邪治法第十四

太陽病項背強几几反汗出惡風者桂枝加葛根湯主之

註

（項背強）項連背木強不能轉側也（几几）几音殳說文鳥之短羽几几然按項強几几卽如短羽

夫病痼疾加以卒病當先治其卒病後乃治其痼疾也

按痼疾久病也卒病卒中之外邪也久病之人復中外邪當先去其外邪否則新病不去舊病增重也

第三節　治病當審病人之喜惡

師曰五臟病各有所得者愈五臟病各有所惡各隨其所不喜者爲病病者素不應食而反暴思之必發熱也

按人生之所欲各有所好各有所惡平素所好忽而爲所惡者病也平生所惡忽而爲所好者亦病也平生所好病而爲所惡忽而爲所好者病將愈也平生所惡病時爲所好勿而爲所惡者病亦將愈也又按藥人所惡也有病時飲之不覺其苦反覺其快者此藥必能療病也若藥入口反覺不安者此藥未必有效也此無他卽先師所謂五臟病各有所得者愈是也

第四節　治病當究其源

夫諸病在臟欲攻之當隨其所得而攻之如渴者與諸苓湯餘皆倣此

按治病必究其源若見病治病粗工也輕者或可愈重者必非其所能愈也因風寒而得病者去風寒病卽愈也因飲食起居而得病者亦當隨其病源之所在而治之則一了百當故先師曰當隨其所得而攻之如渴者與猪苓湯餘皆倣此是也

痓濕暍病篇第二

先師合痓濕暍三症爲一篇且冠諸症之首按痓病在筋骨濕病在肌肉暍病在皮膚統屬軀殼其症爲傷寒而將變爲雜病雜病而仍帶傷寒之性質者也故先列在首篇以作承上起下由軀殼而傳臟腑之意義也

第一章 痓病

痓病邪在筋骨間之關節拘攣以致爾項强頭搖口噤背反脹脉緊弦是也

第一節 剛痓

太陽病發熱無汗反惡寒者名曰剛痓

第二節 柔痓

太陽病發熱汗出而不惡寒者名曰柔痓

先師以太陽表實葛根症爲剛痓之題綱以太陽表虛桂枝症爲柔痓之題綱按剛柔卽實虛之義也表實症卽剛痓症表虛症卽柔痓症也中風表實葛根症本項背强几几無汗惡風今不惡風而惡寒故曰反也中風表虛桂枝症本嗇嗇惡寒今無惡寒故曰不惡寒也由是觀之葛根症一現惡寒卽爲剛痓症矣桂枝症一現不惡寒卽爲柔痓矣願治傷者當注意之也

第三節 。辨傳經

太陽病發熱脉沈而細者名曰痓爲難治

太陽表病見少陰裏症爲外邪傳裏亦名曰痙是痙病有陽痙陰痙也陽痙易治陰痙難治由是觀之痙卽今之所謂厥在傷寒稱曰厥痙雜病稱曰在陽經曰痙在陰經曰厥也

第四節　發汗傷表致痙

太陽病發汗太多因致痙

表病過汗營陰大傷筋節受邪作强故成痙病也

第五節　攻下傷裏致痙

夫風病下之則痙復發汗必拘急

表病過汗固成痙下之邪陷於筋骨間化熱灼液亦成痙病也若更發汗津液愈傷必有校痙病更重之拘急症矣

第六節　汗傷營致痙

瘡家雖身疼痛不可發汗汗出則痙

此節引傷寒八十六法之文成痙之理解見傷寒

第七節　汗傷衛致痙

病者身熱足寒頸項强急惡寒時頭熱面赤目赤獨頭動搖猝口噤背反張者痙病也若發其汗者搏相濕寒其表益虛卽惡寒盛發其汗已其脉如蛇暴腹脹大者爲欲解脈如故反伏弦者痙

按病者身熱足寒爲衛陽上亢不能下達於足上亢則頭面之陽熱熾下無陽則足寒也頸項强急

熱傷經也惡寒衛陽不外達也時頭熱面赤目赤頭搖口噤背反張皆衛熱爍液筋肉拘攣之故之痓病也然此痓病非大寒之攻劑無以瀉其熱若更誤汗其液愈涸其熱愈熾其表益虛其寒益惡也夫痓病爲陽熱內結於經筋其病欲愈表盛者必從汗解裏盛者必從下解今汗之已去其表邪裏邪復從裏而下達脈如蛇行擺動腹忽暴脹者熱邪下達之兆故爲欲解也然脈仍緊弦或反伏弦者其邪不能下達仍爲熱盛之痓病也

第八節　痓病順脈

夫痓脉按之緊而弦直上下行

痓脉因經脈被熱爍液變硬故按之緊弦寸尺連成一條所以上行下行都是弦緊如琴之強絃狀

第九節　痓病逆症

痓病有灸瘡難治

痓病最忌液燥脉緊弦陽雖盛而陰尙未涸也如痓病有灸瘡灸則火氣入裏其熱愈盛故爲難治

第十節　痓病營虛治法

太陽病其症備身體強几几然脈反沉遲此爲痓括樓桂枝湯主之

此治表虛柔痓之法也先師以其症備三字包括表虛諸症也按桂枝加葛之項背強几几進而爲身體強几几浮緩之脈反而爲沉遲之脈其邪益深此卽爲痓病也括樓桂枝湯所以治痓病者括樓比葛根其淸熱生液之力益勝也

第十一節　痙病衛實治法

太陽病無汗而小便反少氣上衝胸口噤不得誤欲作剛痙葛根湯主之

按太陽病無汗表實症也若津液未竭雖上無汗而下當有小便也今小便不利表裏之液俱枯衛熱上衝胸塡口噤欲作剛痙之象也與葛根湯治之者欲作而未成之治法也

第十二節　營衛俱實治法

痙爲病胸滿口噤臥不着席脚攣急必介齒可以大承氣湯

按此節論營衛俱實化熱爍液之痙病也胸滿卽心胸悶瞀人事不省也口噤必介齒卽牙關緊閉也臥不着席卽角弓反張也脚攣急卽手足抽搐所謂諸吊者是也然此大承氣攻陽症之方也若陰虛症則又非四逆莫救矣今小兒之急緩驚風卽古時之陰陽痙症是也

第二章　濕病

濕病在肌肉之間外連肌腠內連關節其症身黃身體關節疼痛小便不利短赤舌胎厚甚則胸滿心煩口燥便堅也

第一節　濕病內症

太陽病關節疼痛而煩脈沉而細者此名中濕亦名濕痺濕痺之候小便不利大便反快但當利其小便

此言濕痺之內症病狀也上云濕傷於下濕流關節所以其症多在關節作痛脈沉爲在裏下部之小便不利氣爲濕阻也大便反快太陰失職淸濁不分水隨大便而下也利其小便則水道通利身

之濕由水道而消矣內濕之所以利水爲貴也

第二節 濕病外症

濕家之爲病一身盡疼發熱身色如熏黃也

此言濕痺之外症病狀也按濕病因邪入肌肉三焦之氣爲之阻塞不通而小便因之不利小便不利其體內之水液停積而軀殼營衛之道因濕爲壅氤氳爲黃色而一身盡疼也然濕之外症治當以發汗爲貴也

第三節 濕病誤下傷陰壞症

濕家其人但頭汗出背強欲得被覆向火若下之早則噦或胸滿小便不利舌上如胎者以丹田有熱胸上有寒渴欲得飲而不能飲則口燥煩也

按濕病爲太陰脾土受邪脾含陰陽從陰化則現寒病從陽化則現熱病所以汗出於頭作強乎背陽越於外也欲得被覆向火陰潛於內也如此陰陽相雜氣不能化水則變爲濕然濕雖能化火而必須待外寒已罷內熱已實方可下之若下之太早徒傷其裏而成噦小便不利表寒內陷於胸而脹滿正已傷而邪未退故舌上如胎也丹田之熱與胸上之寒氤氳化熱傷陰則必現渴欲飲水而不能飲口燥心煩之亡陰症也

第四節 濕病誤下傷陽死症

濕家下之額上汗出微喘小便利者死下利不止者亦死

按治濕之法無下之道也縱熱盛而欲下之亦不宜早如早下之恐傷其衛陽爲外脫之死症也故額上汗出而喘陽外脫也小便利下利不止陽內脫也由是觀之治濕總不以下法明矣按濕非腸胃之疾故不宜下也此以上二節濕病禁下之法也

第五節　法濕宜微汗

風濕相搏一身盡疼痛法當汗出而解値天陰雨不止醫云此可發其汗汗之病不愈者何也蓋其發汗汗大出者但風氣去濕氣在是故不愈也若治風濕者但微微似欲汗出風濕俱去也

按濕病病在軀殼肌肉之間故病狀腫而黃與臟腑毫無關係也水液之在臟腑者祗能稱之爲飲爲水在軀殼而身體腫脹亦由濕而變成水矣是濕爲肌肉積水之最少者與濕字之義方苻也今人往往稱飲爲濕未現濕象常作濕治皆不明濕字之義也按濕病雖不能下而當汗然汗之亦有法也若不得其法而汗之則濕必不去故先師以身疼痛値天陰雨不止爲濕病之當汗者汗之不可大汗出也須微微汗出則風邪與濕皆去若太汗之則風邪雖去而濕必不除也

第六節　衛濕

濕家病身疼發熱面黃而喘頭痛鼻塞而煩其脈大自能飲食腹中和無病病在頭中寒濕故鼻塞納藥鼻中則愈

按濕病身疼發熱面黃而喘濕在衛份也氣中挾濕故爲之不利所以發熱喘鼻塞煩脉大皆氣病也又按頭爲諸陽之首氣病則上逆於頭腹中之脾不病也故飲食如故治其頭中寒濕納藥鼻中

可也散其衛份之濕亦可也

第六節 營濕

濕家身煩疼可與麻黄加朮湯發其汗爭宜愼不可以火攻之

上節言衛濕此節言營濕也營份有濕身體疼痛而難過曰煩疼因寒濕在血營氣不能流通攻其營以麻黄加朮爲宜然營爲陰切不可以火劫其陰氣陰氣被傷必成壞病

第七節 裏濕

病者一身盡疼發熱日晡所劇者此名風濕此病傷於汗出當風或久傷取冷所致也可以麻黄杏仁薏苡甘草湯

夫濕病之來皆徒汗孔而入凡汗後喜涼者往往以冷水揩身或立當風之處或臥草地石地皆易受濕也此卽當風取冷之義也若濕中於身身必盡疼濕鬱必化熱日晡所劇者陽明主氣之期病在裏也裏濕當利濕從下而解故用麻杏薏甘導濕從從小便而出之藥也

第八節 表濕

風濕脈浮身重汗出惡風者防已黄芪湯主之

上節言濕在裏此節言濕在表也脈浮汗出惡風表虛症也身重濕也故以防已除濕以黄芪補表也

第十節 寒濕

(一)小神丹　朱砂末三兩　白蜜六兩　攪合作丸如麻子大每日服十丸　功效補五臟潤肌膚白髮反黑齒落更生變老還少

(二)朱砂安神丸　飛朱砂五錢　當歸二錢半酒洗　生地五錢五分酒洗　黃連六錢酒洗炒　炙艸二錢半　茯苓去皮　酸棗仁　麥冬去心各三錢　研末揀蜜爲丸如黍米大每服五十丸淸心米湯送下　治血虛心煩懊憹驚悸怔忡胸中氣亂

(三)五福化毒丹　朱砂三錢　元參　桔梗　赤苓各一兩　人參三錢　黃連　龍胆艸　靑黛　牙硝各一兩　甘艸五錢生　冰片五分　金箔廿張爲衣　研末蜜丸如黃豆大每服一丸薄荷或燈心湯化服　治小兒蘊積胎毒以及瘡癧疹傷風斑症口舌生瘡痰涎壅盛譫語煩燥夜睡不甯等症

引證

用量　五六分至一二錢

相反　同酸棗仁

禁忌　(一)獨用多用令人呆悶　(二)中有實邪以致心神不安者

茯神　又名抱木茯神

釋義　功能安伏心神故名

出產　雲南者佳

形色鑒定　與茯苓相同惟中有淡紅木心（茯苓在通藥類第四章利水藥列）

修治　與茯苓同

氣味　甘平無毒

主治　（一）與茯苓同（二）開心益智（三）安魂定魄

功效　安神

處方　詳茯苓條

引證　詳茯苓條

用量　三四錢至二三兩

相反　同酸棗仁

禁忌　虛實皆可用

琥珀

釋義　前人以爲虎死魄入地所者非愚以爲肺藏魄主清肅屬西方白虎此藥能鎭魄以安魂故取其義爲虎魄

出產　琥珀是松樹枝節榮盛時爲炎日所灼流脂入土久年結成者光瑩結實之體故老松樹下多有之

形色鑒定　形如老松香色赤透明摩熱拾芥者眞

修治　置琥珀于鍋內煮七八句鍾發出異光卽取出搗粉篩用

氣味　甘平無毒

主治　(一)定魂魄安五臟殺精魅　(二)消瘀血破癥瘕　(三)生肌收口　(四)治淋通便　(五)產后血枕痛

功效　(一)消肝腎虛熱　(二)安神定驚　(三)利水消疔

處方

(一)琥珀散　琥珀　鼈甲　京三稜各一兩　延胡索五錢　沒藥五錢　大黃六錢　搗爲散定心酒服三錢日再服　功能止血生肌鎭心明目破癥瘕氣塊產后血運關絕兒枕痛等症　(產后宜減大黃)

(二)琥珀臘凡丸　琥珀一錢同燈心拌　黃臘一兩　白凢一兩二錢　雄黃　錢二分　白蜜二錢　朱砂一錢爲衣　右六味先將蜜臘置銅旋內放熱水中燉烊再入雄黃白凢珀屑攪勻爲如綠豆大朱砂爲衣每服二三十丸食后白湯送下毒甚早晚服其效最速　治外瘍毒勢劇烈防毒內攻不論已潰未潰皆可服並能活血解毒

引證

用量　五六分至一二兩

相反 凢一切興奮及固澁品

禁忌 (一)心臟有痰火不安者 (二)體虛滑精如淋者

第二章 補血藥

當歸

釋義 當歸爲補血聖藥當歸納於肝不歸則血出當歸有引血歸肝之功故名

出產 陝西秦州產者佳

形色鑒定 頭圓尾多外色紫而肉色白氣香肥潤不油者爲上品

修治 水洗淨切片

氣味 苦温無毒

主治 (一)男女一切貧血病面色黃白唇甲俱白 (二)婦人胎前產后血不足及一切血虛崩漏吐血下血衂血咳血外傷出血 (三)瘡瘍潰后膿血過多以致血虛身弱 (四)女子經期不調血多能止血少能生 (五)血枯皮膚乾燥大便閉結

功效 耑能養營活血去瘀生新引血歸肝潤皮澤肌利導大便

處方 (一)四物湯 當歸三錢 川芎二錢 白芍三錢 熟地六錢 水煎服 治血虛百病諸補血藥

多以此方爲基礎

(二)膠艾湯　當歸三錢　艾絨三錢　白芍四錢　甘艸二錢　川芎二錢　阿膠二錢　熟地六錢　水五份酒三分煎服治血虧百病無論胎前産后經帶血虛者皆可服

(三)當歸四逆湯　當歸三錢　細辛三錢　桂枝三錢　白芍三錢　炙艸二錢　木通二錢　烏棗八枚　水煎服　治厥陰血臟中風傷寒肢冷身熱驚厥脇痛腹痛脉細欲絶或弦數

(四)當歸生姜羊肉湯　當歸三錢　生姜五錢　羊肉五兩　水煎服日三次　治厥陰寒疝腹中痛裏急脇痛等症

(五)當歸散　當歸　黄芩　白芍　川芎各一斤　白朮半斤　研末爲散酒調三四錢日二次

(六)當歸芍藥散　當歸　川芎各三兩　芍藥一斤　茯苓　白朮　各四兩　澤瀉半斤　杵爲散酒調三四錢服日二次治婦人懷孕腹中疞痛等症

(七)當歸貝母苦參丸　干姜一兩　半夏二兩　人參一兩　研末姜汁糊爲丸梧子大飲服十丸日三服　治妊娠嘔吐不止等症

(八)温經湯　當歸二錢　白芍二錢　炙艸三錢　川芎二錢　人參二錢　桂枝二錢　阿膠二錢　丹皮二錢　麥冬二錢　半夏二錢　吳萸三錢　生姜三錢　水煎服治婦人經帶一切疾病經水或多或少停經能通崩漏能止腰腹疼痛瘀血作痛惡露不止並治男女腸風便血

用量　一錢以上至七八錢極量一兩至三兩單服亦可

禁忌 肝旺血實 脾虛泄瀉者

地黃 一名地髓

釋義 生于地色黃故名

出產 懷慶產者稟北方純陰有疙瘩而力大（懷慶即今河南沁陽縣是）江浙兩省產者形小如箸而力微

形色鑒定 肥大而短生者色黃熟者皮肉皆黑愈久則愈黑廣潮製者外發糖霜服之無中滿之患爲上品

修治 不經蒸曬者名生地黃（但市上生地概經一度煎熬雖云生亦熟矣）置日中曝干者干地黃生地黃去皮蒸曝九次者名熟地黃

氣味 味甘氣寒無毒

主治 （一）瀉火清金 （二）平諸血逆消疔通經 （三）熱毒痢疾腸胃如焚 （四）諸火熱大渴引飲 （五）養陰退陽 （六）涼血生血 （七）血虛發熱常覺飢餒五心煩熱 （八）一切血虧虛損百病之主藥

功效 （一）瀉火平血熱 （二）養血涼血 （三）補肝腎而生精血

處方 （一）地黃煎 生地黃（不拘多少） 三搗三壓取汁令盡以磁器盛之蜜蓋勿洩氣湯上煑減

半絞去滓再煎如膏每空心服一匙補虛除熱治吐血唾血等症

(一)地髓煎　生地黃十斤　洗淨搗壓取汁　鹿角膠一斤　生姜半斤　絞取汁　白蜜二升酒四升文武火煮地黃汁數沸卽以酒研紫蘇子四兩取汁入煎二十沸下膠化下姜汁蜜再煎候稠磁器盛每空心酒化一匙服大補營血

(二)六味地黃丸　熟地黃八兩　山茱肉四兩酒潤　山藥四兩　茯苓乳拌　丹皮　澤瀉各三兩　右藥研末蜜丸空心鹽湯下冬酒下　治肝腎不足眞陰虧損精血枯竭憔悴羸弱腰痛足痿自汗盜汗水泛爲痰發熱欬嗽頭暈目眩耳鳴耳聾遺精便血等症　加附子肉桂各一兩　名附桂八味丸(卽金匱腎氣丸)　治相火不足虛羸少氣尺脉弱者宜之　加黃柏　知母各二兩　名知柏八味丸　治陰虛火動骨痿髓枯尺脈旺者宜之　加桂枝一兩　名七味地黃丸引無根之火降而歸元　加五味三兩　名都氣丸　治勞嗽　加五味二兩　麥冬三兩　名八仙長壽丸　再加紫河車一具　並治虛損勞熱症

引證　固本丸(生血)　瓊玉膏(瀉火　涼血)　炙甘艸湯(生血)　防已地黃湯(瀉火　涼血)薯蕷丸(養營)　大黃蟅虫丸(補血)　黃土湯(淸血熱　補營血)　膠艾湯(淸虛熱　生營血)

用量　二三錢至五六兩

相反　一切耗血助火諸品

禁忌 (一)非燥結有火者 (二)胃弱陽虛者 (三)脾虛泄瀉 (四)胃虛食少 (五)痰多氣鬱 (六)外邪未楚中滿氣脹

阿膠

釋義 因以阿井之水熬製驢皮之膠故名 (阿井之水清潔無雜質其質重性趨下能治瘀濁及上逆之痰)

出產 山東東阿縣

形色鑒定 透明而帶琥珀色年老無臭味者佳

修治 以黑驢生皮水浸四五日洗刮極淨熬煮時時攪之恆添水至爛濾汁再熬成膠傾磁盆內待凝即可用 凡用時或炒成珠或以麵炒或蛤粉炒或酒化成膏或水化成膏均可

氣味 甘平無毒

注治 (一)虛勞咳嗽肺痿 (二)吐血衄血血淋血痔腸風下血及一切血症 (三)崩漏勞極羸瘦陰氣不足 (四)女子下血血枯經水不調 (五)男女一切風病骨節疼痛 (六)上能潤肺下能降濁

功效 專能補血養心爲貧血病之要藥

處方 (一)膠艾湯 阿膠 川芎 甘艸各二兩 干地黃六兩 艾叶

通信

擬編中醫教科書籍與同志商榷書

包識生

敬啓者第一册識生啓事擬徵求海內外同志編輯中醫各種教科書以謀中醫之統一起見借本報爲機關從事編輯以科學爲前題以實驗爲取舍書成後呈請政府立案作中醫之課本使數千年國粹得以保存數百萬醫生免其淘汰將來學術日進乎完善卽天下蒼生亦獲福不淺矣然茲事體鉅大科目繁多以數千年歷代相傳之成法遽欲變更其體裁更非一二人之才力所能勝任且吾華醫術各有所長師弟相承祕不宣示而前輩方書所載大多陳腐相因抄集成册徒慕博學之虛名未經臨床之實驗故求其效果幾等於零今欲發揚吾醫學與世界醫林爭一席地則其醫理非有科學智識者不可言而其藥方非經實地試驗者不能說若仍蹈前人編書故技則有書等於無書也然而新舊兩派思想不同欲冶一爐甚難着筆若以片面之意而編輯之未免有固執己見之弊勢難推行國內以其貽日後爭論曷若先徵衆人之同情爲愈乎嗚呼勁敵在前醫潮澎湃同人尚在高枕酣夢而不猛醒耶抑有既醒而思奮鬬者乎則識生願作馬前之卒而爲之導爰將西醫病理學目錄錄後以便同人酌編體例之參考

緒論

第一篇　疾病論

第一章　疾病之類別　第二章　疾病之名稱　第三章　疾病之症候　第四章　疾病之診斷

第五章 疾病之豫後 第六章 疾病之經過 第七章 轉歸 第八章 病後之治則

第二篇 病原論

第一章 內因論 第一節 個人素因 第二節 一般素因 (第一項 體質 第二項 兩性 第三項 年齡 第四項 榮養) 第三節 臟器組織相互之關係 (第一項 化學之影響 第二項 系統之影響 第三項 器械之影響 第四項 化償性肥大 第五項 弱點)

第二章 外因論 第一節 生活要素變異之原因作用 (第一項 酸素輸入之停止及減退 第二項榮養供給之障礙 第三項 動作過度及缺乏 第四項 職業 第五項 風俗習慣 第六項 生活狀態 第七項 氣候附季節 第八項 土地 第九項 衣服 第十項 住居) 第二節 理學害物之原因作用 (第一項 器械之原因作用 第二項 異常寒熱之原因作用 第三項 輻射線之原因作用 第四項 電氣之原因作用 第五項 異常氣壓之原因作用) 第三節化學害物 (毒物)之原因作用 (第一類 發起局部組織變化之毒物 第二類 惹起血液變化之毒物 第三類 侵害神經系及心臟之毒物 第四類 動植物性食品中之毒物) 第四節 寄生性生物之原因作用 (第一類 原虫類｜根足虫類 有毛虫類 胞子虫類 有毳虫類｜第二類 內臟虫類｜扁虫類(絲虫類 吸虫類)圓虫類｜第三類 節足虫類｜蜘蛛類 昆虫類

第三篇　病變論

第一章　局部循環障礙　第一節　充血（第一　動脉性充血　第二　靜脉性充血又名鬱血）

第二節　貧血　第三節　出血　第四節　血栓　第五節　栓塞　第六節　血行靜止　第七節　水腫　第八節　淋巴流出

第二章　退行性病變　第一節　萎縮（附先天性發育不全）　第二節　壞死　第三節　變性及浸潤（第一項　溷濁腫脹　第二項　水腫樣變性　第三項　脂肪變性及脂肪浸潤　第四項　糖原變性　第五項　粘液樣變性　第六項　膠樣變性　第七項　硝子樣變性　第八項　澱粉樣變性　第九項角質變性（角化）　第十項　石灰沉着　第十一項　色素沉着及色素生成　第十二項　色染缺乏

第三章　進行性病變　第一節　肥大　第二節　再生　（第一項　纖維結締織之再生　第二項　骨組織之再生　第三項　軟骨組織之再生　第四項　脂肪組織及粘液組織再生　第五項　血管再生　第六項　淋巴管再生　第七項　血液再生　第八項　上皮及腺組織之再生　第九項　筋肉之再生　第十項　神經再生）　第三節　創傷治痊　第四節　病的化生　第五節　移植性能

第四章　炎症　第一節　炎症之定義　第二節　炎症之原因　第三節　炎症之病變　第四節　炎症之分類及名稱　第五節　炎症之經過　第六節　炎症之轉歸　第七節　炎症之

問答

疑問七則

朱保熙　慕丹

一　粹華藥水裝玻璃瓶出售獨當歸水無端瓶裂二次其故安在

二　少婦喜食酸梅老人喜食甘糖大致同嗜其故安在

三　產婦忌食白糖及茶犯之即死是否確實

四　孕婦患痧俗以青木香根爲穩治其他有何良法能使雙方無恙

五　肺閉喘塞每難救藥初起及垂危以何藥爲的治

六　鼓脹治法滲導攻下刺針以何爲當其他有何良法

七　咽喉腫脹吹藥不効除打血清針外可有相等之中藥急救之

答會友朱慕丹先生醫藥疑問七則

張紹曾

一　粹華藥水裝玻璃瓶出售獨當歸水無端瓶裂二次其故安在

答　此條疑問頗難了解似非精於物理者不能道及余曾以玻璃瓶裝粹華熟地汁汁滿者無端瓶裂汁淺者瓶塞飛騰究其原因良以氣味俱厚之藥有膨脹性質如橡皮輪打氣太過則胎破皮裂抱病家投補不當則脘悶腹脹當歸汁之碎瓶與熟地同一理也石藥中最猛烈者厥惟信石嘗亦藏入薄玻璃瓶隔宿即碎此物本有炸瓶裂腸之力並不爲怪第熟地當歸萬難與信石相較何碎瓶之事竟

同一轍尚希精於物理者明以教我

二少婦喜食酸梅老人喜食寸糖大致同嗜其故安在

答　少婦肝木常旺酸爲木味酸能瀉肝少婦喜食酸梅者爲此老人脾胃氣液就衰甘爲土味甘能補脾芝蔴養液潤腸老人喜食寸糖者爲此

三產婦忌食白糖及茶犯之卽死是否確實

答　白糖爲蔗汁所煉蔗汁雖寒煉糖則温有補脾潤肺和中化痰之用茶葉化痰消食清胸膈胃脘之熱與下焦血分無關嘗閱閻誠齋武叔卿張石頑諸書此二物並不在產後禁忌之列所云犯之卽死顯屬以訛傳訛無稽之談也吾鄉習慣產婦每以黑芝蔴炒熟研末和白糖拌食作消遣之品藉以養血潤腸見其益未見其損也

四妊婦患痧俗以青木香根爲穩治其他有何良法能使雙方無恙

答　妊婦患痧痧者脘悶腹痛或吐或瀉之證也青木香專通氣分有治腹痛吐瀉之功無破血礙胎之弊但痧有寒熱之分體有虛實之別似非一味青木香可以包括盡治欲使其雙方無恙須審孰爲寒濕孰爲暑熱何者爲虛何者爲實始可選藥定方如六和湯半夏厚朴湯霍香正氣散平胃散佐金丸燃照湯黃芩定亂湯俱非礙胎之劑倘值生死關頭或有顧此失彼之處亦不妨稍事變通黃帝謂婦人重身毒之何如岐伯曰有故無殞亦無殞也大積大聚其可犯也衰其大半而止過者死况治邪卽治病治病卽護胎故審病定方爲切要因治病無呆法處方貴靈變也

五肺閉喘塞每難救藥初起時以何法爲的治

答　肺閉喘塞危急殊甚三物白散堪爲的治之方如小青龍湯射干麻黃湯葶藶瀉肺湯皂莢丸蘇葶丸華蓋散五虎散三拗湯當恐緩不濟急獨白散之巴豆可以斬關奪門通徹上下佐以桔梗開提貝母散結使膈上之痰可吐膈下之痰可利誠肺閉喘塞之妙品余以爲藥中之有巴豆猶軍中之有猛將用之得當確有奪帥搴旗之功惜醫家不用病家不服亦吾醫林中一大憾事也

六鼓脹治法滲導攻下針刺以何爲當其他有何良法

答　腫有五水之腫脹有五臟六腑之脹脹本乎氣腫由於水脹不必兼腫腫則必兼脹其病變態不一其機錯綜參伍考治腫不出乎治權衡去菀陳莝微動四極溫衣繆刺及開鬼門潔淨腑室布五陽等法治脹則工在疾瀉瀉者何針足三里穴也輕者一下重者三下然須明知順逆針數不失補虛瀉實之旨若論相當治法惟有減藥調其內針刺治其外兼用按摩運其膚中水氣以助藥力不逮此即內經微動四極之法與朱丹溪之用大劑參朮扶助正氣使之運旋同一理也

七咽喉腫脹吹藥不效除打血清針外可有相等之中藥急救之乎

答　內經生氣通天論曰膏粱之變足生大疔營氣不從逆於內裏乃生癰腫大凡有諸內始形諸外即膚表之病當藉內因而生咽喉腫脹是內外相兼之證也吹藥但能治外部之爛不能愈內蘊之邪如徒恃吹藥以治療無異舍本而求末血清針能涼血清熱偏於治內內火清外腫自平西醫之有血清針猶中醫之有清血藥如犀角地黃湯涼膈散鮮地鮮斛紫草茜草銀花連翹射干元參貫衆金汁用

之適宜如響斯應也夫喉病名稱甚夥治法綦繁辨症用藥尤宜周詳內經憂恚無音論云咽喉者水穀之道也喉嚨者氣之上下者也考咽爲食管通於胃居於後喉爲氣管通於肺居於前故咽喉之病不離肺胃二經惟心脉膽脉衝脉俱挾咽肝脉腎脉任脉皆循喉故證有虛實寒熱之不同治有補瀉溫涼之各異如虛火上炎者從治以附桂實火薰蒸者反治以犀羚補肺則用參麥滋腎當用萸地瀉火宜大黃芒硝滌痰須雄黃巴豆若少陰咽痛又宜仿豬膚苦酒桔梗甘艸等湯及半夏散立法也大抵發於肺胃者淺（肺熱則針少商胃熱則針人迎）起於肝腎者深熱痰膠粘者重氣喘鼻搧者危面靑目無神者不治總之咽喉爲內外相兼之病如喉病夾痧者當投解肌兼泄熱等治喉痧結毒者尤宜敷貼施手術等法至於審其虛實寒熱藥定補瀉溫涼更欲具有內外兩科之學識始克獲完美之效若血淸針者祇能療肺胃實火之喉不能愈肝腎虛熱之病也管見如此不識當否

遠志

代投稿者答朱慕丹君疑問

日昨檢閱來稿有朱君疑問七則答者十餘人閱其文妙語橫生始則絕倒繼則喟然不禁嘆醫界人才之如斯而已也在朱君設問徵答本屬研究物理之常情而答者不從致知格物而推求徒以五行爲萬能其答當歸瓶裂一條有云此誠駭人聽聞者有云當歸屬木玻璃瓶屬土木尅土其瓶自裂者異哉木尅土如此靈驗則藥房木架上之玻瓶當盡裂矣木質之藥材不下千百種以土質之瓶盛之又當盡裂矣天下焉有是理者也按植物味帶甘者含糖質甚多霉天極易變壞因糖質與空氣化合必然發酵發酵則發生氣體膨脹力甚大故瓶自裂也當歸之瓶裂亦此理也不但當歸如是卽黃芪潞黨等何莫不

其少婦喜酸老人喜甜亦不盡然大概人類第一喜甜第二喜酸第一惡苦第二惡辣爲人人心理之所同者也其產婦忌食白糖及茶犯之卽死是否確實一條問者亦昧於情理何出言之不愼若是夫研究學理亦當以有科學價值者否則個人之名譽不足惜其於中醫之名譽何深望同志此後出言切宜謹愼免貽笑於世人可也

疑問八則

袁綠野

嗚呼今日何日學術競爭之日也吾人天職所在詎容退後而却步乎竊謂業苟勤則必精理不明則愈晦自媿學術經驗一無所長徒以目之所見耳之所聞心之所惑事之所憾冀欲聞道於　時賢一啓胸中茅塞嘗思本會人材薈萃豈少通才碩學爰舉疑問八端苟不以鄙人爲不可教而辱教之則幸甚矣

(一)觀滬地之患外感者其六氣無論何氣所傷醫家皆以傷寒告病家亦惟以傷寒信是否有無利弊

(二)患瘧者俗稱爲寒熱病病者因其有寒熱輒疑之而爲瘧醫者亦依樣畫葫蘆答之曰瘧否則病家非惟不信且不喜也於是乎常山草果之混用烏梅甜茶之亂施厥爲藥就病歟抑病就藥歟或者風氣使然不然何其瘧之多也

(三)不觀夫患目疾者乎俗稱爲紅眼睛皆以黃連呑之或龍胆草泡茶飲二者果爲治目疾之良方乎

(四)敝地用薤白頭四時皆鮮有者採藥者於春初採之以鬆土封藏雖歷久不壞今觀滬地所售皆乾枯不堪且有小蒜頭雜之其本來之氣質性味全失試問同志之用此種乾薤白者亦能收其效力否

（五）嘗讀方書觀其用量每不註明或曰一字或曰方寸七或曰一刀圭其用量究爲多少

（六）女貞子冬青子今人每認爲一類詳攷諸家本草實二物焉蓋女貞子乃本經上品凌冬不凋雖似冬青但葉長而子黑非若冬青之葉微團而子紅爲異耳查冬青子之一物由唐陳藏器著本艸拾遺發明冬青之功用後人始知用此然二者往往混而爲一究屬有無損益

（七）本草有丹參紫參之兩種今人祇知用丹參而不知用紫參矣問諸藥業中人亦云無此物或曰卽丹參也查紫參爲本經中品氣味苦寒主治心腹積聚寒熱邪氣通九竅利二便此本經之原文也別錄謂能療腸胃大熱唾血衂血腸中聚血癰腫諸瘡止渴益精甄權藥性謂能治心腹堅脹散瘀血治婦人血閉不通綜上以觀誠良藥也惜乎不見用於世方今提倡醫藥時代吾同志有以研究而提倡之乎

（八）黃芩李東垣曰中枯而飄者瀉肺火利氣消痰除風熱清肌表之熱細實而堅者瀉大腸火養除退陽補膀胱寒水滋其化源高下之分與枳實枳殼同例蓋內虛而空者名枯芩內實而細者名子芩又名條芩本草既有此種分別醫家當然遵此其爲藥店混而爲一何惟問我同志果否能使醫界革除此弊

紀事

神州醫藥總會紀事

（景德鎮分會成立）景德醫藥兩界對於振興醫藥夙抱熱心著手組織分會經時已久於今歲夏間幸告成立會員達數百人開成立會時政紳商學各界均到並攝影以留紀念頗極一時之盛王嘉德君當選爲正會長余益吾葉仲霖兩君當選爲副會長並公推吳筒廷君爲名譽會長此外各職員亦均量材推選久孚人望會務之發達詢堪預卜也

（陝西分會開第二屆大會）陝西分會自前年成立以來由正會長王君智輝曁副會長及各職員奮力進行是以會務頗形發達且派陳季濤先生爲常川駐滬代表與總會聲氣無隔閡之虞而彼此得維繫之益本年夏開第二屆選舉大會王智輝君仍當選爲正會長劉次青蔣之翰兩君當選爲醫界副會長瓦筱樓別益軒兩君當選爲藥界副會長

（雲南分會選舉告竣）雲南分會成立已多年成績斐然照章每年開大會一次更選會長及各職員本年於八月六號開選舉大會李勉齋君仍繼續當選爲正會長黃象坤李杏堂兩君當選爲副會長

（總會開大會期已定）本會成立忽忽歲星一週矣照章每年於十月間開大會一次會合各省分支會代表曁各會員一堂齊集藉策會務之進行以及職員之更替誠盛舉也惟籌備一切手續頗繁是以不得不預爲之計九月十五日開常會時已提議及此日期已決定夏歷十月十五日會場仍假甯波同鄉會並定於十月朔日開籌備會推舉臨時職員尚擬屆時發行臨時特刊一種致各分支會及外埠各會

員通告錄後

敬啓者本會成立歲星一週查照會章規定每年十月間開大會一次藉策會務之進行並及職員之更替本屆定於夏歷十月十五日舉行伏冀貴分會選派代表蒞場發抒高見共襄盛典曷勝企盼之至

（會期）夏歷十月十五日

（時間）下午二時至六時

（地點）英租界（大馬路西）勞合路甯波同鄉會

（一）各分支會代表蒞場請隨帶正式公函

（一）各代表住處由本會指定旅館請先期到（事務所招待處）接洽

（一）各會員選舉權收繳過常年費列入選舉名單者爲限

（一）入場證屆期送奉

敬再啓者頻年以來吾醫藥界憂患飽經外勢浸淩之不已益以政府之壓迫去夏有管理醫士之條文今歲有取諦藥業之苛例本會責職所在不憚呼號奔走始獲實施從緩然國人通病大抵事過境遷又淡焉若忘根本之圖既少計及團結之力恆多渙散瞻念前途不寒而慄夫衆志始克成城合羣乃能禦侮本會嚶求志切徵同志於四方大會宏開聚賢才於一室平原之約期以十天進行之謀有待商榷伏希駕臨佇候

明教

開大會之盛況

本會成立以來已歲星一週照章每年於十月間開大會一次本屆於十月十五日假甯波同鄉會舉行十二週大會先期開籌備會數次並推舉臨時職員並通告各省分支會及本外埠同志是日午後一時許職會員已陸續到場嗣各分支會及各團體代表亦紛紛蒞止計陝西爲陳君季濤福建爲王君菊初卓君德銘江西爲羅君仲農浙江縣孫何君玉如江蘇吳孫朱君蘭蓀祝君曜卿崐山鄭君紹南呂君汝勛呂巷顧君葆青海門張君始生本埠藥業和義堂徐君潤祥信義堂顏君芹香藥業公會史君如鈞董君伯偉董君奇甫反對註册委員會沈君葆聯張君梅庵此外醫藥界得悉到者甚衆人數共達三百餘人座位不能容多佇立者實爲數年來未有之盛三時振鈴開會主席本推朱君少坡因淸恙甫愈請劉君山農爲代表蔡君濟手司儀首由劉君山農代表朱少坡主席並致開會詞謂本會成立已十二週其間經過如何困難情形幸衆會員具有堅忍毅力得有今日復將本會經過情形及呈請省長護軍使取消藥業註册文朗誦一過謂今日政府非曰管理醫士卽曰取締藥業是等政令欲圖反抗必須醫藥一致進行次由于右任先生演說茲據主席報告神州醫藥會已爲十二週紀念敝人對於醫藥上毫無智識不能有所貢獻僅對於醫藥上之希望略爲伸述余幼時家嚴囑覽醫藉勗爲良醫謂卽不能爲良相不能爲良醫然行社會上一切事亦但願爾以良醫之道出之雖未克十分有功於社會要亦不無小補故余今不能爲良醫實有背於家訓世人每謂巫醫小道不知孔聖有言人而無恒不可作巫醫此言並非藐視醫道此二語之着力點全在於恒字實所以勉勵吾人求學術之進化不可以無恒心今日世界

醫學有中西之分謂中醫爲自然的西醫爲科學的余以無醫學智識不能判爲孰優孰劣但對於醫學之希望終不能不改良使之日漸進化以福人羣科學的西方醫學姑不具論即自然的中國醫學亦不能盡據本草要知草木之新發現者日多一日各具功能斯亦不能不改良之一端云次信義堂代表顧芹香君演說謂目今政府搜刮手段甚高眞無孔不入上海毒藥管理局强令吾中藥業領照納費按該局乃依據海牙會議專爲限制毒藥如嗎啡高根海洛英等西藥而設吾中藥業素不銷售此項藥品自無令吾儕納費領照之理由吾等當然反對且領照後許以銷售亦自相矛盾此豈非搜刮之術無孔不入乎次吳縣分會代表祝君曜卿演說上年部令管理醫士引起醫界之反對今歲復有毒藥管理局註册之令引起藥商反對如此政令在外表觀之醫藥會一波未平一波繼起亟亟乎若有不可終日之勢而代表視之則不然且具有無窮希望何則設非上年風潮敝分會同人局處一隅決不致與總會相聯絡是今日之聯絡實上年之部令使之也由此以觀今日吾人所受之激刺即令吾人發生堅固之團結力也風波雖巨維願諸同志同心協力積極進行前途發達有厚望也次反對註册委員會代表張梅庵君演說伸述反對理由並謂吾等實具有不納費不怕死至終不營業之決心故今日之會謂總會紀念會也可醫藥聯合會也可中醫復活會也可謂爲中藥追悼會也亦可次崐山分會代表鄭紹南君演說略謂先是吾醫界同志意謂醫藥會無足重輕均觀望不前不料去年政府頒布取締中醫及藥業註册事發生遂紛紛加入詎若輩領到證書之後故態復萌淡焉若忘曷勝浩歎云云次張振遠先生演說余爲新聞界中人知海牙會議係取締嗎啡等項並未及於中藥店中之國產而政府竟頒布此項命令者

實欲施行於全國將西藥暢銷於國中以奪吾天然之利權也今諸位概係醫藥界中人自宜擁護總會以謀總會建立之基爲中醫者宜積極進行統一中西醫學發明一新醫學爲藥界者宜改良出品如粹華藥廠之不惜工本聘請專家悉心研究製造國產出品則庶乎有豸嗣投票選舉當日因時間已晚不及開票決議封存至次日舉行計評議之當選者共三十五人（姓氏詳後）是晚宴各代表於都益處川菜館觥籌交錯頗極歡暢十八日下午在事務所遵章由評議選舉正副會長（姓氏另列）廿五日由正副會長暨評議開推舉職員會當由正副會長提議本會進行之事日多一日正副會長既未克常到處理常務不能無一負責之人宜增總務一員當經評議一致通過並當場公推蕭君退庵爲總務員蕭君乃將評議一職辭去由次多數遞補免致權限不清並定於十一月初一日開新職員聯歡會茲將第十二屆本埠職員列表於左

名譽會長

余伯陶君

正會長

朱少坡君

醫界副會長

徐小圃君　顧渭川君

藥界副會長

葛吉卿君 王祁德君

評議員

余伯陶 包識生 黃少歧 朱堯臣 沈智民 蔡濟平 王梅生 王嵩堂 杜靜仙 王壽康

薛文元 洪巨卿 陳旡咎 林渭川 張禹門 任農軒 桑楚臣 黃鴻舫 徐潤祥 朱果人

朱孟裁 張鳴遠 蔡振芳 郭仲良 沈葆聯 董伯偉 樓亞伯 王益之 孫劍庵 朱彬如

總務員

蕭退庵

文牘員

徐相宸 馬鏡清 何鐵珊 袁錄野

經濟員

徐起之 張三省 顏玉書

幹事員

張錦文 沈緯良 侯也春 畢霞軒 宋梧闡 李漢鳴 宋文照 徐孟君

交際員

葉指發 沈慕泉 張炳焜 招知生 趙鑑秋 沈心九 張紹曾 趙熊飛 仲晉濤 宋文連

沙少堂 陳玉銘 許壽彭 劉榮芳 邵亦羣 胡瘦梅

調查員

景威椿　盛渭洲　張申和　俞渭堂　沈葆如　馮似堂　徐伯寅　張用康　竇育麟　徐志高
顧召卿　陸汝霖　周子緒　賈宇亭　王亦樵

書記員

吳蓮洲　包天白　會計並庶務員　倪壽常　常駐

外埠職員表　評議員

(陝西)王智輝　陳季濤　(福建)林心齋　(雲南)李勉齋　黃象坤　(江西)劉文江　江鏡清
(四川)祝味菊　李義順　(廣東)陳主平　(河南)楊澤普　(巢縣)李竹溪　祖靜甫　(廈門)鄭意澄　王鼎卿　(澄縣)蕭河麟　(景德)王嘉德　吳簡庭　(廣德)錢存濟　(天長)崇肖葵
(溫州)池仲霖　白良玉　(嵊縣)李硯餘　張禹川　(吳縣)顧子選　程文卿　(溧陽)陳逸卿
(崐山)鄭紹南　李汝勛　(石莊)朱瑾良　徐庇泙　(呂巷)錢杏蓀

交際員

(福廷)卓德銘　王菊初　(廣東)李思柏　(南京)濮鳳笙　(湖南)楊覲光　(巢縣)湯雨霖　李杏林　(景德)劉定垣　(溫州)呂渭卿　方鼎如　(嵊縣)竹莊熙　河玉如　(餘姚)康惟恂　(台州)羅煒彤　(嘉興)沈萊臣　(吳縣)朱蘭蓀　祝曜卿　(崐山)閔釆臣　(石莊)葛子明
沙蔚然　(崇沙)茅墨卿　(新市)呂萊賢　(南翔)黃頌淵

醫案

壺叟方案

陳无咎

方案二(因類)

◎便濁

素問經脈別論食氣入胃濁氣歸心淫精於脈此本論濁氣而不言便濁然治濁必須清心又必須注奇經八脈之醫系乃爲探驪得珠古人治濁雖有白濁赤濁之分且謂白濁由於敗精腐瘀及濕熱下注或脾虛下陷赤濁由於思慮過度或心經有熱所致其論濁甚詳但濁有由傳染者其傳染之媒介多在不潔之地如公共廁所陰溝僻瀆等皆有患濁之可能民國元年余與友人旅杭同寓一人患濁展轉傳至五六人因遺溺所在共一器也去年有一沈姓少女年祇八齡亦患濁甚劇蓋就陰濕之地小溲而得某醫竟指爲帶眞大笑話但濁不愈易變爲淋故治濁之法宜清其源源不清而求其流不濁不可得也所謂源者水道也禹疏九河然後水無逆流西醫治濁祇知瀉清流而不清源或愈於一時而復發於日後中醫治濁知清矣但不尋其脈絡所經仍未知清水道之要也余嘗制清濁飲用治一切濁蓋尋源竟委之義不問其濁所發何經何由而得皆應手奏効且無消瀉過度有妨健康之慮迺因勢利導之法也

清濁飲(主)茯苓皮 白茯神 石蓮肉 炒芡實(從)生淮藥 金石斛 天花粉(導)煅牡蠣甘露

篠(引)黑芥穗　甘艸梢　白菓肉五枚

是方效用在於用茯神以淸其心蓋心與小腸相表裏也更在於用石斛以重其大腸蓋大腸與小腸猶天平大腸厚重則小腸自通而無交錯之虞且用茨蠣淸腎苓蓮淸脾花粉淸胃與焦淮藥淸氣甘露淸衝芥穗淸帶白菓淸任而以甘梢淸流窮源溯流無一不淸譬諸導河始於星海折於龍門底於碣石得一淸字訣自然透邐可觀他如木通靑黛忍冬之屬譬諸椒鹽醋姜小品聊備大官之饌點綴加餐而已

◎腎濕

孫伯蘭總長(洪伊)患腹脹背脹腰沉重肢酸輭心煩胃呆久醫不愈自謂成痺招余診視余切其脈肺腎洪實心肝紘虛脾胃沉弱余曰此腎濕也腎濕之症病狀不一其可徵者以腰沉腹脹爲明顯心煩背重次之腰沉腎重也腹脹帶粗也心煩血枯也背重骨樅也均宜治腎腎主骨背脹者腎之濕上行也帶之根在腎腹脹者腎之濕輸進於帶也腎與心通心煩者濕溢於心臟致心血外浮其證爲失眠爲飢飽無時爲手足痲震而胃乃呆極似痺而非痺有成痺之可能而不得以痺論蓋痺必風寒濕三者相合而成今濕重無寒內風煽而外風微非眞痺也法宜分別診治首摩腎以息風次去濕以健胃再注血以甯心開方三次逐行痊可余製此方名曰導腎歸入因類蓋因勢利導自無形格勢禁之虞醫也而通乎治矣玆將三方並列以明用藥之次第亦破西方累進之律也

第一方　導腎湯(主)炒芡實　炒米仁　炒山藥　當歸頭(從)白茯神　煅龍齒(導)炒陳皮

姜半夏　去心浙貝　制兎絲餅　明天麻　金狗脊　姜厚朴(引)姜獨活　黑芥穗　秦艽　加肉

桂二分　白菓肉五枚　切猪腰一個

第二方　導腎湯加減(主)帶皮苓　炒芡實　炒山藥　炒白芍(從)白茯神　當歸身(導)炒陳皮　姜南星　去心淅貝　炒枳實　炒杜仲　南木香(引)桑白皮　茜艸根　黑芥穗　姜黃連加肉桂乙分　白菓肉五枚　切猪腰一個

第三方　導腎化歸脾(主)當歸身　白茯神　生白芍　炒米仁(從)柏子仁　鹽陳皮　姜半夏澤蘭葉(導)熟棗仁　川續斷　焦山查(引)遠志肉　茜艸根　加姜一片　白菓肉五枚

服第一方一劑背重除腹脹腰沉肢輭少愈服第二方三劑腹脹腰沉除四肢活動失眠減少服第三方三四劑飲食腴美夜晦安善矣

上列方劑用芡米惟能以濾腎中之濕固也然若無肉桂以爲開則腎濕仍不能去蓋腎有上口而無下口濕注腎藏多能入而不能出西醫解剖證明腎口爲圓錐體其說良是次用陳夏貝朴以燥脾胃固也然若無茯神以去心臟之濕則餘濕易倒入心胃蓋腎與心通兼分泌脾胃之水氣所以先醫用陳夏朴桂等藥以摩腰方爲治腎藥皆磨胃次用歸頭羌獨以行血去風固也然若無麻芄狗脊以爲引則脊樑至尾骶之骨樅仍不能愈而前藥無功矣至於芥穗理帶白菓清任猪腰和絍(腎分水火)加此三味使腎中之濕不至橫溢奇經留戀衝會以免愈後復發尤爲要着讀余案者能明第一方之組合則第二第三方之錯縱自能迎刃而解所謂病象雖萬綱領則同舉一反三左提右挈今爲闡發學理起見并引證數人以明之(未完)

隱軒醫案

楊藎誠錄

余自行道以還倏已七載經治之症雖屬無多而每臨危疑必沉思渺慮徹夜不眠以求其效今所記者雖寥寥數則皆當時治驗之作也藏之篋笥已有年矣今包識生先生重行發刊醫報願將此案刊登以博方家一笑惟不分門類拉雜成編尚祈　同道諸君匡余不逮是幸　著者附誌

曹　貴體豐腴淖澤陽氣素虛復加煩勞經營陰液亦虧惟陽虛故脾失健運而痰生惟陰虧致肝少藏聚而風動風痰交阻襲走脉絡陰陽隨之失和氣血因而不行是以右偏肢體痲木不舉口目喎斜頭眩心悸舌本絡强語言謇澁大便艱祕膳納呆鈍按脉右關軟滑左位細數視舌中根白膩邊尖乾絳諦斯脉舌已足徵驗况病起倉卒乃風痰確證法當熄風化痰爲主宣絡和養佐之未識然否方請　有道指正　柏子仁三錢　羚羊角五分　製遠志錢半　生白芍二錢　仙半夏二錢　嫩勾藤四錢　煨天痲一錢　礦石菖蒲一錢　全當歸二錢　鹽水炒桔紅二錢　絲瓜絡三錢　硃茯神四錢　陳胆星一錢　宣木瓜二錢　炒只實錢半　野桑枝一尺（覆診）前投熄風化痰宣絡和養之後頭眩肢痲雖減餘恙依然如故夫肝風之動由乎陰液之虚痰飲之生又係脾陽之弱今陰陽兩虧風痰交阻脉絡從此失養營衛循序不行欲滋陰以熄風恐膩中而多痰欲健脾而化濕防傷陰以滋燥病涉兩歧用藥殊多掣肘宜其緩緩圖治漸次奏功仍守原方出入耐心久服冀得脉絡流暢庶可杜患　仲筋草三錢大生地四錢杭菊花二錢製遠志錢半宣木爪二錢姜半夏二錢生白芍二錢煅石决明五錢石菖蒲一錢淮牛膝三錢炒廣皮二錢煨天痲錢半全當歸三錢柏子仁三錢嫩勾藤四錢酒炒桑枝四錢

經方醫案

包識生

附子湯治驗　真武湯○甘草附子湯○芍藥甘草附子湯包含在內

膝脛骨節疼痛　肺癆○濕溫病○骨癆○少陰傷寒等皆有膝脛骨節疼痛症西醫名關節炎東醫名關節僂麻質斯

肺癆病兩足脛骨疼痛　潮州陳悟初先生二公子拙庵世兄年十七讀書用功過度每至半夜亥子之交呻吟夢寐間而不知也業師以爲年輕夢語不足異也自後日益增劇至時必痛而醒醒時必在一句鐘數月後左足脛骨離足踝三寸許腫起堅硬皮色不紅按之不痛是骨質變大非皮肉發腫也若修養則輕而用心則劇習以爲常時經一載小便混濁矣舌胎絳剝矣肢冷咳嗽無痰矣目瞪神露面色蒼白虛勞之態畢現中西名醫診治殆遍竟無效驗陰藥不能近陽藥不能受後召余診之知爲先天不足病在骨髓虛寒卽今之所謂骨癆也初與芍藥甘草附子湯服一二劑溺濁少清舌絳少退五劑後更投眞武不能受再服原方增重附子十餘劑後復用眞武卽能受矣痛亦大瘥眞武服十餘劑再加溫藥不受又服原方十餘劑諸症漸減精神漸復自後以附子爲君每劑六錢一日連服二劑生附片之麻醉性發昏厥片時其痛亦因之大減骨腫更消時經二載服附子二十餘斤諸症悉愈

淞滬警察廳巡士某患膝骨腫大疼痛非常皮色不變近之則痛劇經諸醫內外診治毫無見效余忝醫務主任之職不能辭其責診得舌白脉弦餘無他症爲陰盛格陽寒凝骨髓治以甘草附子湯生附六錢官桂四錢白朮二錢甘草二錢二服痛減六服痛平腫消而愈

粹華公司南市分店孫君之外甥某先天不足面白無華體質甚弱背脊右腎外部肋骨腫大三根並皮肉亦腫大如包大長五寸寬三寸高三寸按之不痛皮色不變以空針抽之得清液一小杯症似痰塊漏疽因其骨腫大斷爲骨癆初投眞武原方三十劑不動後以甘草附子湯用生附六錢參以保元陽和二方十劑已減去其半服百劑腫平骨亦復原精神培增氣色如常矣

本埠洋行街源大行高君年三十未滿去歲曾患梅毒因服攻藥過多身軀弱甚一日中膳忽患中風半身不遂時哭時笑有類癡癲脈乳舌白膩先以鎭納清上諸症漸平惟左手足痿痺不遂疾屬骨痿投以甘草附子湯全劑數劑即見效服月餘行步握物如常惟力稍遜耳後服養陰則手足益無力服扶陽則日勝一日也

本會副會長葛吉卿先生數年前患濕温症前醫過服山梔連翹眞陽日浮勢有陰盛格陽之兆日夜不寐肌熱肢清唇焦煩燥舌厚膩痰多氣急骨節疼痛脈大而濡余斷爲少陰症投以眞武湯一劑熱退神清三劑起六劑平也

廣潮庵埠地廣人多疫癘時發霍亂鼠疫外更有一種頭暈骨節疼痛至一候即虛脫而亡按其病源在少陰脈多沉細雖有寒熱而頭暈骨痛爲其特徵余斷爲少陰傷寒病在腦與骨也累投眞武附子兩湯日服雙劑二日微鬆三四日即愈也

識生按附子爲少陰水臟骨髓病之特效藥若審證的確百發百中用法以生明附塊一錢爲有效六錢爲極量若熟附製附功力大遜人且畏之如虎宛乎

雜組

陝西神州醫藥分會正會長王智輝鞠躬敬祝

祝詞一

恭祝 神州醫藥總會十二週紀念暨學報復活紀念

神乎其神 州偏歐風
醫稱妙手 藥湊神功
總涵萬象 會際無窮
學識博雅 報章流通
無任祝頌 疆海攸同

祝詞二

僑居景德鎮胡劍華敬祝

貴報復出 國粹重光 恭讀廻環 喜躍無量 風行海內 紙貴洛陽
吾國醫藥 原自農黃 難經發現 尤覺汪洋 仲景繼起 聖道益彰
代產賢哲 醫史流芳 歐風東漸 瀰蔓大荒 喧賓奪主 國學不揚
若非奮鬥 斯道淪亡 包君志願 一片熱腸 闡明聖訓 深達階堂

包君之文　音發宮商　包君腕下　繽紛琳琅　中西溶洽　棄短取長
國醫復振　引領企望　掬誠遙祝　萬歲無疆

祝詞三

任農軒

攷我神州　肇於遼東　醫藥始祖　本稱黃農　四千年來　代有鉅公
拯救蒼生　厥功甚隆　設會編報　世界推崇　民五停刊　實力不充
此次賡續　包君熱勇　學識新穎　醫林之嵩　發聾振聵　暮鼓晨鐘
風行四海　求不應供　願祈同志　與西爭雄　虔心祝頌　萬世無終

名言

退庵輯

爲醫之法不得多語調笑談謔諠譁道說是非議論人物炫耀聲名訾毀諸醫自矜己德偶然治瘥一病則昂頭戴面而有自許之貌謂天下無雙此醫人之膏肓也（張湛）

大醫治病必當安神定志無欲無求先發大慈惻隱之心誓願普救含靈之苦（仝上）

通天地人曰儒醫家者流豈止治疾而已當思其不明天地之理不足以爲醫工之語（朱震亨）

醫之爲道非精不能明其理非博不能至其約（醫學集成）

用藥如用刑誤即便隔死生（本草類方）

醫學貴精不精則害人匪細（古今醫流）

醫司人命非質實而無僞性靜而有恆眞知陰功之趣者未可輕易以習醫（醫學入門）

醫生優劣的鑑別法

錢存濟

邇來患病者日多習醫者日衆此種現象若就表面觀之既能濟世又能活人似爲可喜然就實際觀之今日之醫大半不肯用功無非濫竽充數其能具有眞正醫生之資格者實如鳳毛麟角夫病之求醫原欲求其有眞實學識醫生既無眞實學識又焉能有良好方法既無良好方法又焉能愈人疾病乎此我國醫學不能振興之一大原因也今日醫生無論行醫若何須具有眞實之學識始可問世今日病夫無論患病若何須鑑別醫生之良否倘一區之中確無良醫則以不服藥爲妙不可漫無考查徒耗金錢致誤性命也鑑別之方法如何可依下列各項觀察之

(一)醫生平素舉止是否端莊言語是否誠實如舉止端莊言語誠實是爲良醫生如舉止輕浮言語狂妄便爲劣醫生

(二)醫生診脈是否三部九候如滿指按之不分秩序則爲劣醫生如先以中指按其關位定浮中沉三候次以食指按其寸位定浮中沉三候再以無名指按其尺位定浮中沉三候有條不紊能令表裏虛實確無遁情者則爲良醫生

(三)醫生臨證是否有變化處方是否有規則如變化靈敏處方簡要則爲良醫生如拘泥不化雜亂不清則爲劣醫生

(四)病者有問時醫生能否解釋清楚如能解釋清楚對答如流使病人了然心胸者則爲良醫生否則爲劣醫生

(五)醫生診病時能否將病之原委指出詳告病者如其能之則爲良醫生否則爲劣醫生

(六)醫生除診病之外尙能手不釋卷博覽羣書以增知識而求經驗者則爲良醫生否則爲劣醫生

(七)醫生除診病之外尙能幫助衛生家謀公共衛生之發展使社會得受其益者則爲良醫生否則爲劣醫生

(八)醫生有道德否有嫖賭烟酒等嗜好否如有道德而無嗜好者則爲良醫生否則爲劣醫生

以上八條皆爲病者鑑別醫生之法爲醫生者須擇其優良勉而行之以備病家之信仰焉可耳

醫話两則

濟平氏述

業師呂仲彬先生武漢國手淸代之徵君也余親炙時嘗聞有治驗一則思想甚細見理甚明而功效甚著特記錄之以供世君子賞鑒某富商年五十餘體弱兼有芙蓉癖常患大便難一日如廁忽脫肛墜痛莫能起坐醫者咸以補中益氣立方治無效困經三日轉延吾師診其脉大而洪弦詢知當日努力甚猛况提補藥品服已數劑何致毫不生效始悟此脫肛非關氣虛責在腸結因努力過猛直腸裏燥屎以出肛門感覺痛苦收而縮小病在有形非去病不能升提也改用承氣湯下濟燥屎轉投補中益氣而愈

吾師本業儒以明經進士改官江右醫學文章稱一時之彦其未達時家綦貧丁母喪無以爲殮適有同道某孝廉爲母預製一棺備而未用因借以成殮焉不逾年孝廉母死棺尙未還吾師歉疚萬狀輓以聯就事直書語極沉痛記錄於后 上聯 半生來早失所天教令子成名芝草一囊能壽世 下聯 九泉下若逢阿母道孤兒不孝桐棺三尺未酬恩

小說

社會長篇 **醫林外史**

程門雪 包曼郎 合作

第二回　樂全安投親黃歇浦　王撫心宴客福興園

却說志剛有一個同鄉姓李名叫耀華乃是蘇州人氏祖上世代業商家產也有數萬光景開了二爿洋貨店耀華每日在家閑散極爲安逸就有時到店中走走幾個人湊起來打一場麻雀消遣消遣總算寫意的了有一個姨表親戚叫樂全安的世代行醫手術極精頗有聲名求診者每日也有一二十號所入非薄只因歐風東漸競尚西法大家貪西醫種種之便利一齊厭故喜新不惜嘗試故在此一層不免稍受影響而復遭家變劇招回祿正所謂福無雙至禍不單行不久全安的父親又死了生意也清淡了那一般勢利的親戚都謠說全安的本領倒底不甚高明的了因此全安不願再駐紮在閭里之中想起了耀華在上海很有些場面不如且到那裏謀一個機會再託他吹噓吹噓掛一塊牌子未始不可重振旗鼓再展所懷因此寫了一封信給耀華先探探他的意見據眞實說起來呢全安的學問的確不差無論什麼疑難雜症一到他手裏看得切切透透一帖藥吃下去不偏不倚必中在病根上馬上見功雖未見得有菩薩的本領仙丹般靈驗總是十有九應而且認症極明不待病人說出病情他已對病人說了一點不錯這也好算是難能的了耀華和他至戚而且來往親密所以全安什麼事他都曉得平素已佩服

全安的學問今見他要來上海那有不贊成之理便回信一口氣答應全安接了信立郎束裝就道來到上海耀華立刻備宴爲他接風平時常和志剛說起志剛也極企慕很想結識方才和撫心說起的便是此人現在全安來到自然大家歡迎耀華就打一個電話給志剛約他做一個陪客志剛得着這個消息那有不歡喜的呢便在電話中又和耀華說起撫心的事耀華道那末最好的了就請王君一同來罷因此志剛從電話機邊跑進來就對着撫心作揖哈哈大笑連聲說道可賀可賀眞所謂天從人願正中了無緣不會巧一句話了我剛才不是和你說起有一個好學問的人嗎現知此人恰到上海來了而且不多時正有人在那裏備宴接風請我們做陪客呢我想你已有心要拜識一個名師不妨一同前去况且就在李耀華家裏你也相熟的呀撫心道好極一同去罷難得湊巧去結識結識也是好的說罷兩人收拾停當各坐上自已的包車直向新閘李耀華家裏來兩人方上前一按鈴耀華已親自出來開門了笑着和兩人握手道好極好極快請裏面坐撫心踏進客堂已見坐着一人約近五十光景唇上留鬚左右分得十分清秀中等身裁穿一件脫攏綢紗夾衫看見撫心等進內微微點頭立了起來耀華便給介紹這就是樂全安君這位便是王撫心先生和吳志剛先生阿呀志剛兄你也還是初會面的呢志剛道不錯我早久企慕樂君的呀今日得來拜識也算是三生有幸還有這位撫心先生更是心向如渴傾佩非凡倘得樂翁不恥下誨實爲萬幸全安道吳君言重了做人一無所長粗知脈理方聽耀華君之言云兩位虛懷若谷愛才倍至倘得從兩君請益於願已足何敢復承謬賞更使我汗顏自愧耀華道諸位均過謙了彼此雖屬初交算也攀談得來倒不如免除俗套大家適意些呢志剛和全安都說贊成耀華立時

吩咐廚房擺席請全安坐了上位其次撫心其次便是志剛自己坐在主位一杯一杯大家痛飲起來全安的酒量很好一連盡了十餘志剛和撫心同聲道我們已小酌過的了特來陪陪全安先生故也坐攏來了請樂先生不必客氣隨意用些罷耀華道不要緊不妨再陪全翁各盡三爵用飯罷大衆都贊成席間撫心又把要研究醫學要覓良師的話說了一遍並道聽耀華君道及全安先生手術高明學問淵博願投門下但未識全安先生肯收我這個朽木愚才否全安笑道吳王兩君只管如此客氣教我置身何地說起醫學確也是一項精深學術要沒有靈思妙悟和專家的指點自然不得其門而入就是自命已足貿然行道以人命爲兒戲也不過給別人罵一聲江湖之流或者還要說是人屠呢王君好學志專倘得歲月研究他山切磋未始不可成爲醫國手呢像老拙五十年來讀書學藝日夕尚以爲不足雖自信尚不至誤人性命然所長僅足藉以糊口恨尚未能濟活衆庶起死回生登同胞於壽域自慚已甚又蒙諸位如此謬贊更加教我要羞愧死了倘王君和我一同研究那是再好沒有的了志剛拍手道全安先生高論極是撫心君眞得了良師了可賀可賀撫心接着道已承全安先生收列門下明日我作一個東道請幾位上海的名家大家敍敍也曉得我已決心向道已得明師二來也好和全安先生介紹介紹但是也要屈求兩位做個陪賓呢志剛耀華都一口應承全安也曉得辭不了便也不多開口了看看夜已向闌志剛告辭要去撫心也告辭道我也好去籌備斟酌明日請幾什麼人了明日再來到此地奉邀全安先生罷全安點頭笑諾送出門口就此大家分手歸家去了晚間撫心開了一張名單一共請了九位都是上海時下鼎鼎大名的紅醫生和撫心日常稍爲來往的翌日上午撫心就打發人把請帖分送另

外還抄了一份知單看看到底有幾個人到席並吩咐那送帖子的人說江公館黎公館蔣先生彭老爺那裏你須在一點鐘左右去早去恐怕他們還未起身呢下人答應一聲去了撫心又坐了包車到耀華處去先知照一聲再轉到志剛處正巧在吃午飯志剛詢知撫心尚未午餐便拉他坐下一同來吃隨喚傭人出去買添二色小菜撫心擱住道不必不必將就用了一點我還有事去呢酒席已定了福興園的我還須親自到各方去邀請一下停會請老兄直到那面罷恕我不來再請了志剛道幾號房間呢撫心道十一號說罷撫心隨意吃了一點坐過一刻起身告遲順路一家一家復去邀請有的正在起身有的正在用飯有的已在看門診了撫心說出原委幷求賞光算答應的多撫心回到家裏已是四點鐘了養了一回神只因昨日晚間遲眠今天又是一早起身所以不覺呼呼睡着了忽然給他母親喚醒撫心一着時表已是五點半連忙換了一件衣服直到耀華家中全安正和耀華在房裏閑話撫心道我們略坐一回可以先到那面去等或者先生不願久待不妨我先去招待雖有幾個曉得沒有這們早恐怕因爲我請客或有兩位先到的也好陪他們多談兩句先生就和耀華君同來也好橫豎路途很便只消出門坐三路電車可直到那邊先生以爲如何全安道但不知那酒館離這裏有多少路程耀華道不過二三里模樣全安道那末不妨請王君先去那邊我便和耀華緩緩地一路踱來順便好看看馬路上風景我昨天來此還未有出去過呢撫心道也好我便先告辭了耀華君如此就拜託你陪着先生來罷耀華答應着撫心出門在路上買備了雪茄香烟等項到了約有一刻鐘模樣已有兩位客人來了頭一位穿一件雪青袍子鉄機小花緞馬褂年紀約有四十五六左右欲知此人何人請看下文

會員錄

前期漏列以及新加入者彙登於後

施康年 江蘇吳縣 上海城內西唐家弄南陽里

蔡振芳 江蘇無錫 上海新閘路七十八號

謝京伯 浙江紹興 上海新閘路仁濟里一家

謝松洲 浙江上虞 上海寶山路存仁里三六號

季百良 江蘇南滙 上海法大馬路東新橋口

高緝臣 江蘇南滙 上海南市三角街西益本醫局

候也春 江蘇寶山 上海香粉弄六十八號

沈心九 江蘇寶山 上海新閘永祥里一弄八家

方筱蘭 浙江吳興 上海閘北新疆路華振坊廿號

柳省之 江蘇崑山 崐山巴城鎮

陸汝霖 江蘇江都 上海邢家木橋煤屑路四十號

吳榮森 江蘇武進 江蘇宜興長橋堍中和堂藥號

瞿德彝 江蘇南滙 上海大南門四八號胡瘦梅轉

刁鎮坪 江蘇寶應 上海海甯路德興里一一〇號

曹廕遠 江蘇高郵 上海煤屑路大興里十四號

孫潤生 江蘇吳縣 上海抛球場敦裕洋貨號

蔣鴻聲 江蘇南滙 上海十六浦協興里三五號

阮炎坤 浙江慈溪 上海大東門曲尺灣養和堂

陳啓成 浙江鄞縣 上海三洋涇橋公和來顏料號

陳墨林 江蘇崑山 崐山南街四十八號

雷引之 江蘇松江 金山縣錢家圩鎮

黃琢堂 江蘇寶山 上海小南門內大街六八號

曾頌周 江蘇崇明 崇明城內醬園街八號

王凰峙 江蘇南滙

莊欽表 浙江鎮海 上海西華德路同春康藥號

樂儒峯 仝上 上海鄭家木橋南布莊街吉安里懷善堂醫局

顧玉麟 江蘇南滙 上海寶山路存仁堂三二號

許壽彭 江蘇無錫 上海牯嶺路三二六號

陳禹昌 浙江鄞縣 上海北站王家宅聯義善會內

徐重九 仝上 上海小東門甯紹旅館內

神州醫藥總會 會員錄

姓名	籍貫	住址
王蔚伯	江蘇崑山	江蘇崐山南星瀆鎮問青醫室
王 歛	江蘇宿遷	宿遷城內
湯直夫	江蘇南通	南通城內十字街回春堂藥號
李金聲	江蘇高郵	上海裏虹口邢家木橋同慶堂
李繼聲	仝 上	仝上
樓品方	浙江東陽	上海老台路長吉里回春藥局
朱 松	廣東朝陽	上海開封路松松科學社
楊振海	江蘇南滙	上海新閘路孝昌當內
姚益元堂		上海麥根路車袋閘中市
張大昕	湖北黃岡	上海靜安寺路新康里
宋梓卿	浙江甯波	上海小東門甯紹旅館內
唐言成	江蘇松江	松江浦南亭林鎮正昌烟紙號
孫道濟	直隸灤山	上海宜昌路慶福里一〇〇五
董伯偉		上海鹹瓜街中和裕藥行
沈葆聯	浙 江	上海河南路橋北廣慧中藥號
包天白	福建上杭	上海十浦路新署斜對面
沈琢如	江蘇吳縣	上海牯嶺路延豐里
沈蘅甫	江蘇吳縣	上海牯嶺路延豐里

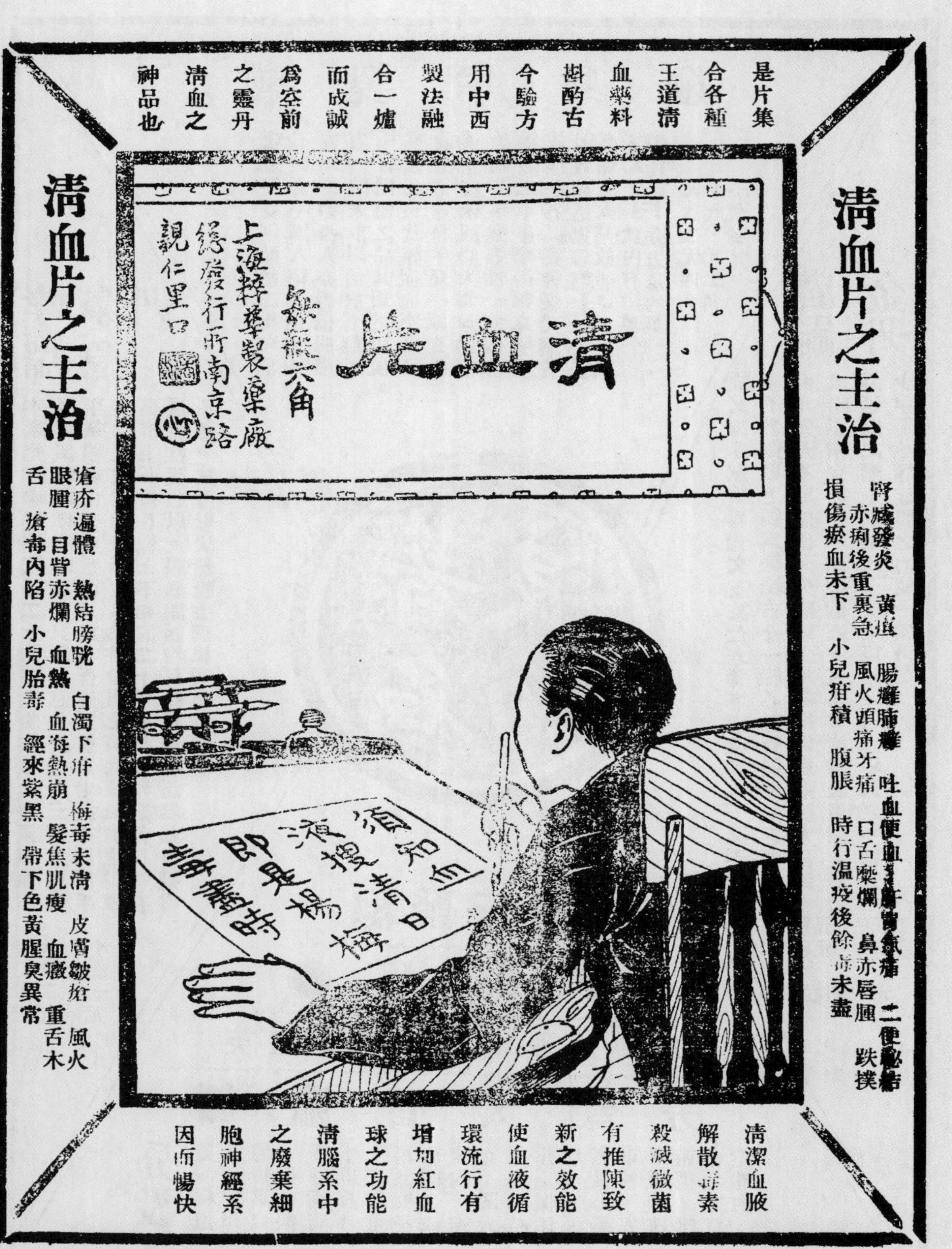
是片集合各種王道清血藥料斟酌古今驗方用中西製法融合一爐而成誠爲空前之靈丹清血之神品也
清血片之主治
腎臟發炎 黃疸 腸癰肺癰 吐血便血 二便秘結
赤痢後重裏急 風火頭痛牙痛 口舌糜爛 鼻赤唇腫 跌撲
損傷瘀血未下 小兒疳積 腹脹 時行溫疫後餘毒未盡
清血片
上海粹華製藥廠
總發行所南京路
親仁里口
清血片之主治
瘡疥遍體 熱結膀胱 白濁下疳 梅毒未清 皮膚皺裂 風火
眼腫 目背赤爛 血熱 血海熱崩 髮焦肌瘦 血癥 重舌木
舌 瘡毒內陷 小兒胎毒 經來紫黑 帶下色黃腥臭異常
清潔血液解散毒素殺滅微菌有推陳致新之效能使血液循環流行有增加紅血球之功能清腦系中之廢棄細胞神經系因而暢快
請聲明由神州醫藥學報介紹

▲本報徵文取材如左

（一）論說欄

（二）學說欄　分醫學科藥學科二綱

醫科分（解剖）（生理）（衛生）（病理）（診斷）（細菌）（內科）（外科）（婦科）（兒科）（針灸科）（皮膚花柳科）（耳鼻咽喉科）（眼科）（傷科）

藥學科分（藥物）（新本草）（藥劑）（中醫藥局方）（藥品鑑定）

（三）醫案欄二種　（甲）（新名醫類案）　（乙）（經方醫案）

（四）醫書欄　（新內經）（新難經）（新傷寒論）（新雜病論）（新脈經）（新驗方）等書

（五）醫話　（六）通信

（七）問答　（八）紀事

（九）新聞　（十）短評

（十一）文苑　（十二）小說

（十三）雜俎　（十四）圖畫

如蒙海內同志惠賜珠玉請寄本報社交編輯部收可也一經選刊即以本報為酬唯字跡務求清晰不登原稿恕不發還

版權所有

中華民國十二年十一月發行（第二卷第二期）

編輯者　閩杭包識生

發行者　神州醫藥書報社

印刷者　神州醫藥書報社印刷所　上海北浙江路七浦路口

總發行所　神州醫藥書報社

分售處　各省大書房

定價

項目	現款及匯兌
一月一冊	三角
半年六冊	一元五角
全年十二冊	三元

郵票以三分之內者五份以上不收郵票郵費在內

聲明

費須先惠　空函恕寄　概收大洋　銀毫加水

廣告

等第	特別		普通	
地位	一面	半面	一面	半面
一月一期	二十元	十二元	十二元	七元
半年六期	一百元	六十元	六十元	三十六元
全年十二期	一百六十元	一百元	一百元	六十元

聲明

特別	普通
告	白
論後正面概作特別	後頁夾張俱是普通　封面內外照特加半
木版銅版	皆須外加

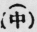

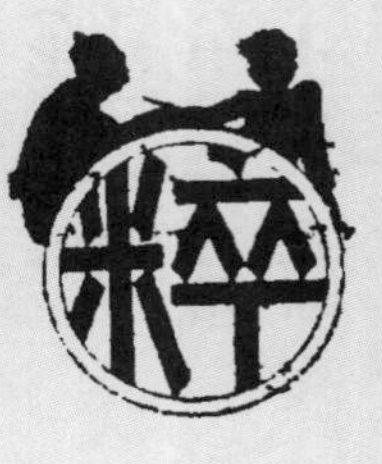

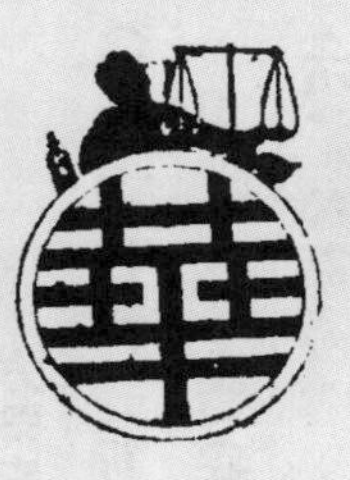

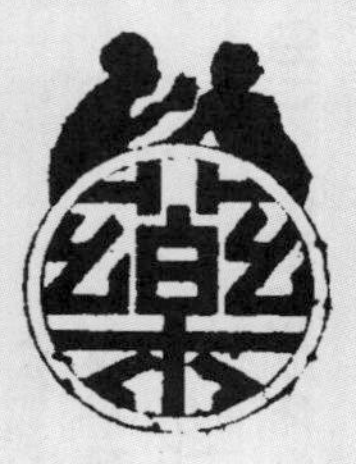

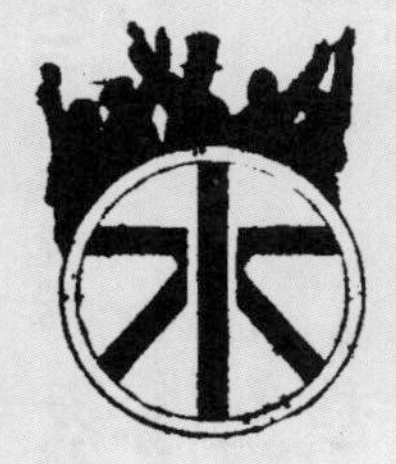

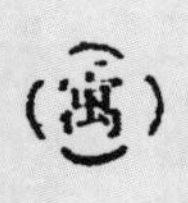

（意）

粹華藥水發明之原因

粹華所出配方藥水完全係中國道地藥材製成乃集合化學家藥劑師中醫界經數年之研究竭數十人之心力始克告成並經醫院及治疫所之試用數有宏速之效果方敢出而問世發明之原因蓋深有鑒於西藥之充斥中藥煎煮不便唯一之志願在改良中藥以挽外溢之利源便利病家藉免煎煮之煩瑣故自粹華藥水出凡以前種種撥爐分炭裹絹去毛先煎後入煎劑困難諸苦皆可革除質言之本廠已不啻代病家任煎煮之勞也

粹華藥水製造之概況

購服粹華藥水者不可不明藥水之製法製造之法先將各種藥材原料製成飲片或炮或炒或蜜製或鹽水炒或飯蒸凡醫方所需要者一一俱備而以各種飲片經過乾燥碎粉濾滲溶煉之手續由攝精處以化學方法用各種機器提攝爲精華更將提煉所得之成分以合方劑之重量藥性氣味均與煎劑無二與各西藥房之藥水同其用法惟本廠之藥水完全係中藥製成是愛國者不可不加以注意

粹華藥水配方之精細

藥物關繫至爲重要凡持方到發行所配藥部對於病家負有莫大之責任是以格外精細故須經過編號登錄計重核對以及監察者數人之手續然後對於購者期無錯誤而時間更力求迅速以免病人久待

粹華藥水服法之簡便

迨藥水配成後貯於瓶內上黏有次數及格子如應服兩次卽照格子及次數不須再事煎煮用開水衝熱隨時隨地卽可飲服舟車攜帶尤爲便利且容量少而無渣滓病人易服婦女小孩所歡迎也

粹華藥水效力之宏速

向來煎劑漫無標準且各藥之成分不同或多煎而過性或少煎而不及是以往往失却效能且費時既多設遇危急之症恆有藥不及病之憾今改服粹華藥水時間既省奏效倍速也

▶總發行所上海英大馬路望平街對面翔仁里口◀
▶分發行所上海南市小東門南中華路五十七號◀

中華郵政特准掛號認為新聞紙類

神州醫藥學報

第二卷　第三册

少坡朱豪

驥製半夏麯

驥製半夏創始於二十年前不但全中國人稱為消痰止咳神藥即西人亦皆信服各省醫院采取以治病者認為極有價值之品其對于傷風咳嗽及痰飲等症他藥所不能治者速服半夏一錢立見咳止較未服時大為鬆動無論新久咳嗽藥性一到病即霍然二十年來得獨享盛名並獲各省品評會褒獎證書因效驗迅速贗鼎有案章八擎故凡盒內有辨僞券方是真

注意假冒

大盒二元四角
中盒一元二角
小盒半元

哮喘氣急丹

本廬發行哮喘丹已歷二十餘年無論陰虛陽虛氣虛血虛痰哮風哮鹹哮冷哮等症只須一息尚存送服三錢立刻喘平氣順痰化咳止雖名醫束手百藥無靈之老症亦可應手奏功且扶元補氣降火滋陰益命門之真火療氣血之虛寒與市上所售各種大不相同二十年來所得勸業會及各省展覽會獎憑以及服愈謝函均可保證患者諸君如有疑惑不妨一試可以決然脫去病根回復健康也

大盒二元
小盒一元

廣嗣金丹

尼父論孝嗣續為先文王施仁老獨堪憫世界人士莫不以多子為樂觀乏嗣為缺憾古今一轍人理皆同原夫乏嗣之由非先天不足即後天失調或少年縱欲過度戕賊太甚致成陽萎精虧等症不但艱治猶增憾事本廬驥製廣嗣金丹為延嗣之無上妙藥凡五勞七傷諸虛百損以及老年精衰少年陽萎等症服之必能一索得男

雙料五元
單料二元

試服一元

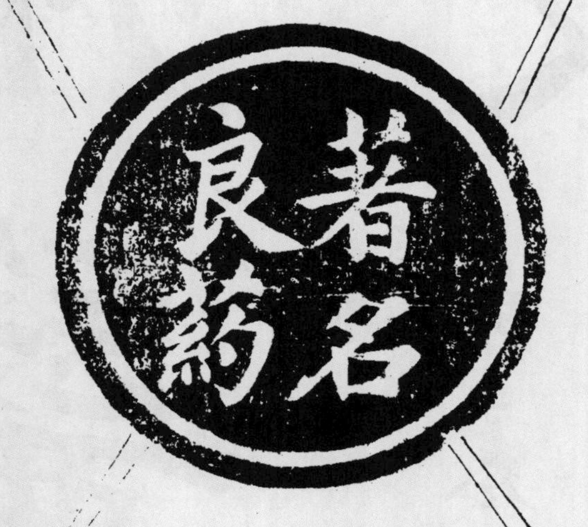

總發行所

上海

英租界盆湯弄甯波路轉角

瓣香廬大藥房

分設
長沙糧道街
福州總督署口
北京觀音寺街青雲閣樓下
天津北馬路獅子胡同忠成棧內
南京下關大馬路
杭州上保佑坊
奉天省長公署
安東首
西四牌樓
無錫北門
江陰巷內

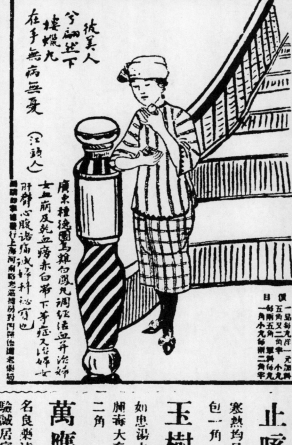

▲本期目錄

神州醫藥學報 第二卷第三期 目錄

論　說

論醫者病者近今之弊

李振唐

芸芸萬衆僕緣大地不勝其生齒之繁也山川蒸鬱寒燠不時不勝其疾疫之憂也是以肇古之初有聖人起嘗百草以瘳民疾別爽塏以定民居所以致民老壽之域誠恐民之罹於夭扎之凶已無微不至矣於是聖聖相承繼軌作述列聖之心傳素靈之要義闡微抉蘊醫道大明又得歷代諸賢立法垂世後世之人咸受育烋咸處太和翔洽之宇不知帝力不其厚幸歟乃時至晚近竟有大謬不然者其故何歟宗其弊厥有二端一則醫者造詣不精至行道則過於隨俗也一則延醫者信任不篤至服藥每多遲疑也有此二端致生百弊使醫者不能盡其術受醫者不能獲其益靜言思之流弊以至於斯是誰之過歟何以言醫者造詣之不精也吾不敢謂吾同道中人絕無不學無術者流濫入醫界文學粗疏性情浮燥書中要旨不能貫通或泥傳授之偏方或輕草管於人命目未窺靈樞素問之書心不明六經六氣之蘊懸壺問世按症處方其不致差之毫釐謬以千里者幾希矣或有治醫稍精臨症過愼門庭如市名望日隆竊爲顧惜一己之名譽計明知宜投薑附輙以平淡之劑與之宜投犀黃者亦如之甚至無論病症若何而輕描淡寫之品搖筆卽來視之固無所益然亦不至有損倘病有轉機則自詡爲功病不可爲藉以卸責首鼠兩端置人民性命於不問而儼然高車駟馬人望之以爲救世之良醫不亦傎乎此醫者之弊也

何以言延醫信任之不專也古語云疑人勿用用人勿疑今者富貴之家偶患疾病輙延醫士其病稍有纏綿始則羣醫迭進繼則湯藥亂投是以病者爲鵠而羣爭以矢集之也往往輕病轉爲重病重病鄰于死亡不其恫歟乂其甚者病家親屬或有偶讀方書略諳藥性者醫士所處之方每每與之齮齕爭論或以隱僻醫書字句吏相詰難或以立方加減故爲重輕欲求醫士能盡所長起沈疴於旦暮不綦難哉此延醫者之弊也審若是則行醫與延醫者交失之矣欲救斯弊行醫者宜勿瞻徇勿孟浪盡其在我聽之於大治人之病如治己之眷屬之病斯得矣延醫者必先審擇後信任優之以禮貌待之以誠心宜盡其學識處決方劑勿阻撓於悠謬之言斯得矣誠能若是醫者不負所學可以救世活人而病者得享高年可以不逢不若矣豈不懿歟

論中醫藥業宜亟謀團體之自治

蔡濟平

民國原則主體在民合多數之主體以組織政府委託執事運用職權而統治之大之曰政府小之曰個人猶唇齒之相依實休戚之與共凡此人羣之中又必有各種職業各成一社會社會聯合之機關團體是也試舉其例如農學工商久已各本其類創設總分各會爲聯合之機關策一社會之進化況以我醫藥事業繫種族之存亡爲人類之救主關係尤切重要何以發明獨早進化獨遲良由家自爲敎人自爲謀無合羣的思想無實際的研求半解一知盜名欺世甚且僞藥充斥見利忘義坐使黃農絕學富饒天產信用喪失寖衰寖微不絕如縷痛孰甚焉夫物必自腐而後虫生人必自侮而後人侮我同志先覺懼

國粹之淪胥奔走呼號遂有神州醫藥總會發起於海上迨後同等機關接踵興起氣求聲應聯合大羣不可謂非空前之團結爲醫藥社會放一綫之曙光也然團體之結非具形式要重精神尤必有自治之宏願一方面對於業務研精發揚謀前途之開展一方面對於政府監察援助守主體之責權庶政利者則促成之害者則反對之執社會輿論之中心導國民政治之知識卽如前次內務部頒布取締醫生中藥註册等條令聚歛繁苛摧殘吾業同人振臂一呼卽獲緩行之結果苟非團體運動安能挽此狂瀾惟第知反對外侮不思振作自强究非積極的計劃泰西醫藥轉治華人以體魄飲食之爲殊氣候山川之互異是否適宜姑不具論就表面觀之彼醫士藥師畢業有憑藥水藥片取用便捷方諸我之高視濶步泡製煎熬之醫藥或繁或簡不待智者而已知雖各具專長有非淺識所能窺測而診察病情斷定症象辨虛實寒熱於微芒奏起死回生之奇績决非半解一知盜名欺世之輩所能勝任益以劣藥更何以堪庸工濫竽醫林毒質侈言芝草生人適以殺人治病轉以致病取締取締由來漸矣處二十世紀學術競爭之時代正吾醫藥存亡繼續之秋欲求自存亟謀自治竊願明哲先生急起直追當仁不讓彙集數千年活人典籍救濟靈丹摘要鈎元參以經驗編爲成法俾作規模果有統一學術之精華自有顚僕不破之價值送部審定頒行全國使已經應世之醫士藥商得資借鏡免涉紛歧卽後起學者亦有遵循之課本善乎先哲有言曰大道無私方不宜祕舉今日所謂世代家傳名師祕授虔製膠丹道地飲片等悉由會中公選審查人員切實調查認眞鑒定確有良知良能呈請政府核發營業憑照無憑照者禁止其營業務以公道爲從違勿以好惡爲去取是非判別必猶南山之不可移導業務於改良免他人之宰割使

我醫藥社會發輝光大獨樹一幟即遇國家大事如條約法律之修改議員總統諸選舉及凡政治之關於國際者則組織臨時委員會聯合各社會代表同意表決簽定議案爲政府之後盾振民治之精神退則醫人進則醫國濟乎不敏企予望之

論中醫爲國粹學

吳錫璜

中華以四千餘年古國醫籍未經秦火兼之歷代名賢根據闡發人數衆多病情亦奇變藥品出產取多用宏直駕五洲而上蓋極完全之國粹學也內經傷寒多以六氣傳變立論說似籠統而辨症用藥界限謹嚴經方效如桴鼓久於其道者靡不交口讚稱此乃世界公論非一人之私言也淺識者流動輒謂中國醫學無定論其實乃市上搖鈴輩胸無墨瀋故人自爲說著述家又各分別門户炫異務奇故議論常有不同之點倘知窮源竟委之學則一病有一病之主名一病有一病之主方安在其無定論耶鄙人生長海濱家藏中國醫書千餘卷東西洋醫書數十種勤求古訓梳櫛今書已三十年於茲乃悟中國醫學大略分爲三派王肅外台金壇六科李時珍之綱目沈再平之尊生博而寡要俾可作醫門之類書可無論已若程雲來魏荔彤張令韶張隱菴柯韻伯徐靈胎陳修園成無已黄坤載俞嘉言輩皆從傷寒金匱研究而出爲醫門之正法眼藏後之人稱之爲傷寒派諒哉其爲國粹學也外此又有温病派則葉氏倡之於先章虛谷王孟英吳鞠通吳坤安邵步青雷少逸輩相繼闡發於後此一派南方多用之蓋時病均要之書也疫病則劉鳳達之暑疫全書載麋郊之廣瘟疫論吳又可之瘟疫類編劉松峯之說疫孔以立之醫門普度雖略有混温於瘟之弊而獨得處正復不少統謂之温熱派可也金元四家各自爲說而非

鞭辟入裏之書至薛立齋趙養葵張景岳馮兆張與夫傅青主之男科倡爲補陰補陽之說陳修園黃坤載頗惡之此一派雖採擇繁富僅可節取其長若以之治外感病未有不殺人於俄頃者此蓋源流不清聰明誤用名山著述轉爲禍世之階未可以是爲中國之醫學病也夫中國之醫通天地而參氣化故精於此道者大率能辨生死於指端起沈疴於俄頃自漢迄今名醫輩出其治病也藥到病瘳歷歷可數蓋國粹之學如日月經天江河行地一入精微之奧便可操之縱之惟所欲爲而又界限分明辨症處方備極精細且有時以和平輕淡之品愈人奇疾超妙入神不可思議此無他我國醫學最古人民最衆試驗最多成效最著故能見信於社會如此之深且切也世人不察動謂東西醫學近十年來之進步一日千里遂据天演優勝劣敗之例謂中醫必日就式微不思西學卽甚東漸而中醫之國粹學必依然存在蓋中醫之衰乃國家不提倡其事故雖毫無學問者仍得懸壺市鎮無怪其爲人所輕視至若學習既久體認獨眞以愈疾病若操左券故醫學未振興不足惜而徒知長他人之志氣則可惜藥物未精良不足惜而使外洋藥物學輸入以益中國之漏卮則可惜參用東西醫不足惜而不急早合全力以整理反使中國人民生命盡操縱於外人之手則更可惜古語云衆擎易舉獨力難支凡我同志須抱保存國粹之心急起直追虛懷採納博古通今講求祕法删古籍之繁蕪吸中東西各學說之精華共相釐訂書成請政府頒行以貢於我國醫界此則僕所有志而願與深於醫道者共勉之

在上海不幸而病麻黃證難免束手受敗說

招知生

麻黃能力偉大發表去邪祛寒退熱誠藥中之猛將也如漢光武中興戡平禍亂須任岑彭馬武耿弇等

陳兵發騎掃除羣凶中原乃可救不用麻黃治病亦猶是也而上海習俗一見麻黃衆口交謫倘若的是麻黃證反信用搔不着癢之清淡品似屬穩貼令人誤信其實養癰貽患此僞君子爲禍烈於眞小人假有不治之症曾服麻黃雖久後亦歸罪麻黃因此麻黃在上海變爲不良大毒品醫生尙屬如此何況俗人吾惜大藥之厄於遇故爲麻黃鳴其不平

神州醫藥學報復活頌詞并引

康維恂

神州醫藥學報停刊久矣今會內同志力圖恢復已出三期僘人承該會評議部謬愛推爲交際員爰撰俚語以祝神州醫藥學報復活之前途無量至詞之工不工所不計也

巍巍神州　聲震寰球　古時醫學　湮沒千秋　師古太泥　通今爲優　對症服藥

乃克建猷　惟茲學報　繼志前修　各杼己見　揮選其尤　會看今後　藥到病瘳

學說

九針論

祝敬銘

我國醫學技術最重要的就是九針故一部內經爲針法言者十之七爲方藥言者十之三靈樞開首的一段就足以證明九針的地位及價值我且把他寫在下面

黃帝問於岐伯曰余子萬民養百性而收其租稅余欲勿使被毒藥無用砭石欲以微針通其經脉調其血氣營其順逆出入之會令可傳於後世必明爲之法令終而不滅久而不絕易用難忘爲之經紀異其章別其表裏爲之終始令各有形先立針經願聞其詳

將這段文字拿來分解可見針法是中國最精最高的醫學技術是先已有用藥治病的法子黃帝因爲不願用有毒的藥及笨拙的砭石要岐伯把針法公諸後世使他易用難忘永久不滅黃帝既是如此重針又如此愛民何以近代都說針法失傳呢這內中有極大一個原故因爲九針的創造不知經歷了多少時間亦不知犧牲了多少哲人的心血然後才得着了良果黃帝因他易用難忘恐怕被人輕視便立了個嚴格

靈樞官能篇黃帝向歧伯說的話有幾句是「請正其道令可久傳後世無患得其人乃傳非其人勿

言「禁服篇黃帝向雷公說的話是「善乎哉問也此先師之所禁坐私傳之也割臂歃血之盟也子欲得之何不齋乎」」

黃帝既立了這擇人而教師弟相傳的規則不像方藥各科毫無限制是人都可以拿來混飯喫所以就少人知道了

我前數年就景仰我國能針的先哲狠願研究此道但是雖有內難等書可讀而對於經穴的部位行針的法則無從考其是否洽當始終不敢下手後來得了師傳才明白這種種道理據我個人眼光覺得現在的針法是受師傳守秘的影響已漸漸退化了因爲歷代傳受針法的人他們與後學圖方便把針法病症編成歌訣易於誦念初意未嘗不美不過後來的學者樂於淺易不去研究古奧的內經并且養成通病祇照歌訣指定的幾穴治病若是到了各穴針完病尚不愈的時候便就束手無策了這豈不是可悲可嘆的事嗎

我國古代的針法範圍極大凡瘧疾傷寒寒熱咳嗽一切藏府筋肉七竅等病無所不治所以針有九種形式如今尙爲醫界通用的祇鋍針大針了鋍針俗名劍頭針外科用他的甚多大針其形如梃現在的套管針就是他的變像以外七種那就要能針的人才用了由這樣看來可見針法的能力狠大埋沒了眞是可惜所以我深望能得多數同志𤏳除守祕的舊習求進一步的眞理將針法闡揚一番呀

但是針法的範圍雖能包括各科虧損及傳染這兩宗病卻不能治這并非古聖立法不周因爲古代人的慾念簡單都是狠强的身狠長皆壽有了這樣的康健就不會得這種病的用不着治療方法所以沒

有研究現在的西醫他們對於這種病最新式的治療不外乎衛生及注射二法衛生因起居習慣不同故內經與西學大異惟有針法與注射二者相去不遠不過針法用精神注射用藥力耳而注射的地位部及方法簡便易學祇要懂得針法就可以注射的故我們用注射來補助九針那針法就可稱完善了

論張鎔經君手術治驗喉中梅核症書後

濮鳳笙

本報第三年第一期有張熔經君喉中梅核症手術治驗二則並有按語原文照錄

江陰王仁山君患喉中阻塞食物維艱凡遇勞煩其苦尤甚檢視其喉形如梅核先以鈎鈎患處隨以刀割去復以冷茶嗽其血又以小烙煆紅（外用銅管套烙柄僅露烙頭防傷他處）烙患處吹以末藥並用藥物調養而痊

海岸韓姓婦因喪子抑鬱胸膈不舒喉中阻塞痰涎壅甚湯水難下即以鈎割烙法治之調治月餘而全愈

按此症已根深蒂固外割不除故割有特效但不敢自私略舉數條公諸同人然割症以心細手敏爲第一要素若稍有疎忽即爲危症可不愼哉

僕不諳西醫治法謹按中醫前賢所論諸書而詳言之夫梅核者有實中虛虛中實之別有象而無質後人以象而喻其名以其喉中杆格如有梅核梗塞之狀故以梅核定其名金匱云婦人咽中如有炙臠厚朴半夏湯主之註曰寒傷經絡凝堅在上炙臠譬如乾肉也千金曰咽中帖帖如有炙臠吐之不去呑之不下狀如有炙臠此二書非吾華醫之聖籍乎細參書中所論梅核症皆有狀如二字非眞有梅核梗格

在喉也明矣後之學者從狀如有炙臠五字中悟出是有氣無質之症故於梅核二字之下增一氣字所謂氣以成形豈眞有實質可以割烙耶今之患是症者婦人居多無寒熱表症眠食如常二便如常或有脊背脇肋脹痛噯氣矢氣等候總不外乎肝肺二經治斯症者須宗諸氣膹鬱四字上揣摩庶易奏效據張君所術非割不能除根殆喉瘤症耳卻非梅核症可比蓋喉瘤形如龍眼核與梅核同一圓形大小不一有形有質可以目睹所生之部位左右不定嬰兒自數月後至十餘歲生此症者甚多其病因無非六淫爲患醫者隨其所因而治之當可消弭若成丁後所生之瘤則不然既有七情之擾又有嗜食之害縱使治愈亦必復發雖無性命之憂卻有纏繞之患倘能愼起居節飲食講求衛生絕無侵犯之處亦有終身不發者僕治斯症實驗已多其治療之方不外虛者補之實者泄之幼稚者未有不應手而愈若根深蒂固之瘤經割烙可以永無後患僕不禁有所感矣昔年親見一劉姓婦患喉瘤數載因醫治不能除根求某西醫刀割血溢之多固不待言割後將養月餘如常人八九月後復發較之未割之瘤愈大再求某西醫診治醫囑住院中每日用烙法治之十餘日後亦能不復如初一年後又發較二次漲大尤甚撐過帝丁吸呼不利飲食妨礙於是復求之於某西醫醫以刀割之瘤內盡如棉絮浸浸流水醫曰此元氣大衰待充足後再用他種手術詎料劉婦不數日而死噫人之生死自有定分劉姓婦割瘤而死不割瘤亦必患他病而死與其命斷於倉促間何如以藥餌消息之猶可苟延歲月也張君之手術治驗會亦顧慮其後患乎

交腸

祝味菊

交腸二字不成病名大便見溺小便見糞祇能說是二便易道因爲前陰非腸溺亦非腸內物也本報第二卷一期周喬生君曾論此病其所解釋未免錯訛余恐遺西醫之非笑故敢代爲更正之

一關於生理之錯訛　中醫之生理學完全根據內經內經文字極其簡奧不善讀者惑於膀胱爲州都之官津液藏焉氣化則能出矣三句含糊話誤認膀胱爲有下口而無上口並誤小腸爲小便之道路遂產出交腸這個病名殊不知溺之由來乃係血液由腎所分出二腎各有一輸溺管通膀胱故溺之排泄與腸無關

一關於病情之錯訛　此病世所罕見然以病理推之必不能發見於男子女人亦必在產後因其臨產用力壓迫太過將直腸與前陰之間裂開一口故大便見溺而小便見糞也

至於按語謂小兒多有此病此必無之事也必係小兒溺內含有別種雜質不可誤認

診治產後當分五級時期說

黃眉孫

所謂產後當以百日爲期百日以後若非老弱痼疾宜以常法治之若漫無限制不知新舊之時期治病轉無把握且產婦之氣血由漸而復需之時日乃能復原昔余先祖眉谷公敎余診治產婦分五級時期以新產七日內爲第一級十五日內爲第二級一月內爲第三級五十日內爲第四級一百日內爲第五級所用諸藥變通盡善故能手到回春確有見地若籠統以產後名之籠統以產後治法治之則時日之久暫已有不同氣血之還原不無差別此中之軒輊辨之祇在幾微耳前人所論產後之症大都蒙混立言毫無鑒別試問產後七日內與產後百日內同等視之一則爲去血太多元氣大弱一則爲瘀去新生

榮衛將復體質已有不同診治豈無歧異此我同道諸君所極當研究者也至若單純產後之症因產而得者如胎衣不下也子宮不收也產門不閉也血暈腹痛也惡露不盡也乳汁不通也子腸脫出也自無久暫之不同隨症治之自無不可余所以劃分五級者或由於內傷或由於外感不關於生產受病診治之法必當損益咸宜斟酌盡善方無遺憾耳昔朱丹溪謂產後以大補氣血爲主雖有他病以末治之誠哉是言可爲產後良法然亦當以意爲鑒別在第一級時期中所謂大補氣血者占十之九在第二級時期中則占十之八在第三級時期中則占十之七在第四級時期中則占十之六在第五級時期中則占十之五以次增減分時之久暫爲治病之準繩尤當分輕重治法爲產後之規則故其中有二種之關緊焉其一種爲氣血兩虛病乘而入由產後牽連而爲受病原因也故虛弱之人喜怒哀樂愛惡欲七情感其中風寒暑濕燥火六氣侵其外自易受病者何也蓋由內而言則五臟衰弱六腑空虛七情易感而成病由外而言則皮膚薄劣筋脉弛縱六氣易染而爲灾其在平時榮衛二氣充足壯實可以抵制病魔者當此時期自無能爲力所以百病之侵皆由於氣血之弱其在第一級時期至爲危急二級三級次之四級五級又次之此等受病緣由較之平人有天淵之隔執治平人之成法治之自有大謬不然者唯以養補元氣爲主治病爲輔權其輕重分其緩急審症用藥斟酌時宜乃無顧此失彼之患而致差之毫厘失之千里耳此所謂以元氣爲重以病症爲輕者此一種也其一種爲年少氣盛生產後素無疾病彌月以後經水卽來體質未虧氣血未憊猝然得病若在第一級第二級時期尙無妨攻補並用倘在第三級時期以後苟泥守成規大補氣血轉致補住邪氣發生危險故補正袪邪之說施於壯盛之人誠恐南轅北

轍禍患有不可勝言者能弗愼哉夫好補而惡攻者人之常情也謂產後必當調補者世俗之慣例也不知宜補者雖十居八九不宜補者亦居十之二三未必絕無而僅有也予診病多年遇不宜峻補者投以高麗及四君四物一劑重而二劑危者比比矣奈何今世醫生多執成見以補爲能謂幸而濟彼之福也吾任受德不幸而不濟則爲普通治法彼此皆然吾不任受怨嗟乎自爲計則得矣其如生命何哉此以病症爲重元氣爲輕者又一種也憶前二十年讀書多而臨症少每謂產後不過大補氣血即有他病亦止於補劑中用一二味對症之藥便可痊愈及臨症日久方知產後之病變幻多端殊有非口舌所能盡筆墨所能罄者唯分出五級時期此中之加減乘除在臨症時神而明之變而通之何者爲虛何者爲實何者宜補何者宜攻審其病候察其病情見不囿於一隅於望聞問切四診中求其確鑿證據以爲用藥之南針或者可告無罪於自己之良心也矣

寒溫疾之類點與辨別

寒病始於足太陽而終於厥陰由外而內也溫病始於手太陽而終於少陰自上而下也傷寒患在傷人之陽其陰精有餘陽氣不足爲寒邪肅殺之氣所搏故用辛散甘溫之藥以運用其陽氣治法在發汗利水爲主而溫補佐之溫病患在傷人之陰其陽氣有餘陰精不足爲風熱升發之氣所鑠故必用辛涼甘寒之藥以滋培其陰精治法以救液存津爲主而忌用發汗利水此其寒溫之所由分也太陽之頭痛風寒之邪循太陽經上至頭項故項强頭痛太陰之頭痛肺主天氣天氣鬱則頭亦痛傷寒之惡寒太陽屬水而主表故惡寒溫病之惡寒肺合皮毛而亦主表故亦惡寒太陽病則周身之陽氣鬱而身熱肺主氣

鬱則身亦熱太陽自汗風疏衛也太陰自汗皮毛開肺亦主衛傷寒口渴下利咳嗽而温病亦口渴下利咳嗽是知傷寒症狀似與温病無異也然則治傷寒温病者將何以别之曰必於脈與舌辨之仍於熱渴利嗽辨之太陽中風脈必緩而太陰之脈則不緩太陽傷寒脈必緊而太陰之脈則不緊其脈動數者風火相煽之象即謂之燥脈兩寸獨大火克金也尺部熱肌膚熱甚火反克木也寒症之舌雖黄必柔滑而不燥温症之舌或黄或黑或青必乾澁而不滑寒症之熱多屬陽虛發熱當養氣助陽温症之熱多屬陰虛發熱當養血滋陰且午後甚熱濁邪歸下陰受火克之象也寒症之渴雖欲飲水而不多及水到心胃反不安非眞渴也温症之渴索飲勢急一飲水而不渴者津液內消也寒症下利清穀當温之温症下利清水其有結燥不便當下之潤之傷寒之咳嗽必兼水飲而吐清水温症之咳嗽必無痰而有聲即有痰而現黄濁者火克金也此寒温之所以同而不同也然則仲景治傷寒而有用寒涼者如熱在胃口渴則有柴虎湯熱在腸燥結則有大小承氣湯熱在胸前則有大小陷胸湯熱在少陽則有柴胡湯熱在少陰則有黄連阿膠湯熱在厥陰則有烏梅丸白頭翁湯更有炙甘草湯是知傷寒除發汗利水温補外又不可無清火法也又觀吳氏治温病而有用温補藥者如温自內發風寒自外至搏成內熱外寒之症開手亦有用桂枝湯解肌到中下二焦有五苓散附子理中湯椒梅湯鹿附湯參茸湯等是知温病除辛涼甘寒苦寒外又不可無温補劑也此其寒温之治法所由合也綜而論之治傷寒雖以扶陽爲主而汗吐下後仍須救陰治陽病雖以救陰爲主而病後氣衰仍須扶陽世有但治傷寒恣行温補而不知治温病但治温病任意清涼而不知治傷寒皆足以殺人也可不愼哉

傷寒論註釋

此書正在編輯中尚未脫稿今應本報之徵不暇詳加校訂掛一漏萬在所不免明哲之士尚希教之

紹興祝味菊先生口述　胞弟敬銘編輯

辨太陽病脈證并治上篇

(一)太陽之爲病脈浮頭項強痛而惡寒

(註)太陽受病之現象其脈爲浮其證爲頭項強痛或惡寒或不惡寒以下稱太陽病者卽指此

(釋)『太陽病』皮膚受病爲太陽經證膀胱小腸受痛爲太陽府證此但就經證而言皮膚感冒所必具之特徵也

『脈浮』脈在肉上行輕按卽得也主病在表因皮膚感冒使脈管充實也充實之故有二

一皮膚細脈管膨脹蒸發機能增加血流充滿(見二條)

一皮膚細脈管收縮蒸發機能閉正血液充積(見三條)

『頭項強痛』頭項強直疼痛不能左右俯仰也因頭項爲神經中樞所在全身末稍細胞受刺激反射於中樞部而感強痛也前人謂頭項爲太陽經脈所之皮膚營衛一有感受經絡隨感而應故強痛也其理亦通

『惡寒』畏冷也病者雖值溫暖天氣亦畏寒而戰慄身雖大熱不欲去衣卽使向火覆被亦不能遏其寒是也與惡風不同惡風者見風始惡如居密室幃帳內則怛然自舒也惡寒之原因係傷寒使皮膚收縮毛孔閉塞表皮受空氣壓迫末稍神經細胞感受刺激呈一不快感

覺而皮膚畏空氣之接觸也空氣非衣被火力所能隔拒故惡寒無法可遏也

(按)凡屬太陽病傷寒者惡寒中風者惡風病温者初惡寒既而發熱則不惡寒

(二)太陽病發熱汗出惡風脈緩者名爲中風

(註)太陽病(見前)而又有發熱汗出惡風脈緩等脈證則爲中風今稱傷風以下凡稱中風者皆指此

(釋)「發熱」風性流動皮膚神經受刺激反射於脈管神經而擴張脈管皮膚脈管擴張則皮膚體温升騰而發熱也(與傷寒不同)

「汗出」「皮膚」一經發熱則蒸發機能增加汗腺分泌汗液以放散體温故汗出也

「惡風」畏風也皮膚因中風發熱擴張弛緩若復遇風則生反應而收縮毛囊筋一起收縮則毛髮直立使人呈一不快感覺也

「脈緩」大而軟重按有力也因血管擴張而爲柔弱之象也

(三)太陽病或已發熱或未發熱必惡寒體痛嘔逆脈陰陽俱緊者名曰傷寒

(註)太陽病無論已否發熱必須更有惡寒體痛嘔逆脈陰陽俱緊等象乃屬傷寒意卽與中風須當細辨非具此種不同特徵不得認爲傷寒也以下凡稱傷寒皆指此

(釋)「或已發熱或未發熱」寒性凝滯皮膚感受則收縮蒸發機能閉止皮膚體温因不能放散蓄積則發熱(與中風不同)已發未發者視蒸發機能受障隘之久漸皮膚體温已達升騰與否

而異也

「惡寒」見前

「體痛」周身痛也皮膚收縮蒸發機能閉止汗因不能排泄而瀦留末稍神經細胞感受刺激是一種特別感覺也

「嘔逆」非嘔吐之謂嘔吐者必有物此則但水氣上逆而嘔耳因皮膚收縮不能排泄胃中水氣因之無從散布故上逆而嘔也

「脈陰陽俱緊」陰陽人迎寸口也緊數而弦急來時勁按之長左右彈指舉之如轉索狀也經云「人迎候陽寸口候陰」又云「持其脈口人迎以知陰陽有餘不足平與不平」人迎在喉結兩旁應手之動脈上枝大動脈也脈口卽寸口居手太陰魚際卻行一寸三分中枝大動脈也因傷寒皮膚收縮神經細胞受刺激反射於脈管收縮神經則動脈管收縮皮膚蒸發機能又經閉止血液無從消耗則脈管充實脈管收縮之中加以血液充實故爲緊象因之人迎寸口兩部亦相同也至於以寸口分寸關尺三部以候五藏乃越人法非內經之診法也前人以此條陰陽爲關前關後或手之左右或脈之浮沈皆屬誤會

（按）中風傷寒之分重在有汗無汗惡寒惡風及脈之緊緩

（四）傷寒一日太陽受之脉若靜者爲不傳也頗欲吐欲燥煩脉數急者爲傳也

（註）病者傷寒之第一日係皮膚感冒故曰太陽受之如脈平靜不見他象則爲不傳經之證若

病人頗欲吐煩燥脈數急則熱勢已熾爲傳經之證也

(釋)『頗欲吐』嘔逆之劇者因水氣逆甚使嘔吐神經受刺激故欲吐也

『燥煩』心中不安甯也因發熱過甚腦部充血神經受擾故煩燥也

『脈數急』脈搏一息在六至以上其來數是也因動脈充血血液循環加急故脈數急也

(按)此三證皆份皮膚發熱過熾惹起筋肉發熱腦部充血等故傷寒必因初治不當變爲熱症而後傳經

(五)傷寒二三日陽明少陽證不見者亦不傳也

(註)傷寒傳經不傳陽明則傳少陽故病後二三日尚不見二經之證亦爲不傳也此承前條并補充而言因第一日雖脈靜不傳二三日後熱勢釀成亦有傳者惟不見陽明及少陽病之證則無論時之久漸俱不傳也

(釋)『陽明證』陽明病之現證也不惡寒反惡熱身熱汗出等是也(詳見陽明病篇)

『少陽證』少陽病之現證也寒熱往來胸滿喜嘔等是也(詳見少陽病篇)

(按)太陽病初傳陽明或少陽必係經證不宜作胃實讝語及目眩耳聾等府證看因病初起絕不至此也二日傳陽明三日傳少陽此說亦不確若固執之貽害無窮

(六)太陽病發熱而渴不惡寒者爲温病若發汗已身灼熱者名曰風温風温爲病脈陰陽俱浮自汗出身重多眠睡鼻息必鼾語言難出若被下者小便不利直視失溲若被火者微發黃色劇則爲

幼科大全　卷上

古歙許陳龍夢蘇編輯

指南賦

繄小兒爲啞科兮獨醫治之費力有口兮口不能言有脈兮脈不易識腸胃薄脆兮飲食易傷筋骨柔弱兮風寒易襲重棉厚襖反助陽而耗陰過食多餐徒損脾而無益聞異聲見異物既易失於提防簡其出深其居又嫌過於周密苟有疾之待醫惟察形而觀色氣色欲觀先分部位左頰兮青龍屬肝右頰兮白虎屬肺天庭爲離宮心火地角爲坎宮腎水鼻在面中脾爲通氣觀乎色之所現知乎病之所起脾應乎唇肺通乎鼻舌乃心苗目爲肝竅胃流注於雙頤腎開竅於兩耳爪則筋餘而脾爲之運髮則血餘而腎爲之主脾司手足腎連牙齒苟本臟之或衰卽所屬之先憊凡觀乎外可知其內紅色現而熱蒸青色露而驚悸如煤黑者中惡之因似橘黃者脾虛之謂白乃疳勞紫爲熱極青遮口角扁鵲難療黑掩太陽盧醫莫治年壽赤光兮多生膿血山根青色兮頻見災危朱雀貫于雙瞳兮火入水鄉青龍遶於四白兮肝乘脾位惟形色能得了然斯病症可以默會瀉痢而戴陽者須防咳嗽而拖藍者可畏方興疼痛常唇撮而面青欲發驚風先頰赤而目直火光焰焰外感風寒金氣浮浮中藏癖積乍黃乍白兮疳熱連綿又赤又青兮風邪緊急鴉聲魚口枉費神思肉削皮乾空勞氣力氣之兮顖門成坑血衰兮頭毛作穗肺火脹乎胸膈兮龜胸腎風入於骨髓兮龜背脾冷滯積兮口流沫涎肝風眯目兮眼生眵淚面目虛浮定腹脹而氣喘眉毛頻蹙則肚痛以多啼心火熾而面若塗硃肝風發而手如數物蚘出兮脾胃受傷醫瘡兮肛藏先憊坐臥愛冷兮煩熱之攻伸縮就暖兮風寒之畏肚大脚細脾將困而成疳眼直口張勢已危而待

鵞弄舌兮心熱解顱兮腎憊重舌木舌兮蓋熱積於心脾哽氣喘氣兮實火浮於肝肺齦宣齒露必是牙哺露丁奚（見後疳症）多因食積作渴兮唇乾腸鳴兮白痢夜啼存四症之分變蒸周一歲而外心熱言而不能脾虛無時而好睡病後失音者腎怯咳嗽失音者肺痿肚痛而清涎流出者是蟲腹痛而大疳酸臭乃積口頻撮而脾虛舌常伸而火熾鼻乾黑燥火盛金衰肚大青筋木強土潰丹瘤瘡疥兮皆胎欲之流連吐瀉瘧痢兮乃食積之沾滯不能吮乳者熱在心脾常欲俯臥者火蒸腸胃喜挑燈火煩熱在便於心經愛吃土泥疳熱在於脾胃腹痛兮寒侵口瘡兮熱積臍風忌於一臘火丹畏於周歲積久成疳毒瀉久變痢驚久成癇瘧久生痞驚自熱來癇因痰致吐瀉而精神好者無傷瘧痢而飲食少者可畏既識病源須知醫理救本為先中病即已藥餌用取其不補瀉無過其劑切忌巴牛勿多金石辛熱耗陰而須防苦寒傷胃而宜擇如逢食積攻之不可稍遲若遇虛羸補之尤為至急外毒急攻勿使入腹表邪急解勿使再傳惟小兒易實易虛變如反掌在醫士或補或瀉迅若轉丸故疾痛偶攖解之最宜速速倘沈痾已見治之又貴徐徐襁褓有未寧之患法以調母為宜匍匐有不快之處治以固元為上凡斯理之能明自用藥之得當或則熱以熱攻或則熱以寒攻熱在表兮紫葛解肌而可服熱在裏兮芩連消毒而有功積熱兮無如集聖虛熱兮妙用調元食積兮白朮枳實胎毒兮甘草黃連急驚見搐掣之形以導赤瀉青為貴慢驚多瘈瘲之症以補中益氣為先抱龍丸化痰鎮驚胃苓丸補脾開胃夜啼兮退熱清心晡熱兮養血調氣理中止瀉香連止痢集聖治疳月蟾消痞口瘡不愈兮洗心腹脹不食兮平胃治瘧兮柴苓去積兮備急痰熱相攻兮三黃水穀不分兮一粒潮熱金花咳嗽玉液斑疹兮消毒可投腹痛兮利用脾積

瘡疥胡麻丹癇涼膈積熱不除兮涼驚丸大有神功沈寒難治兮養脾丸最爲妥適吐瀉而渴兮白朮能療煩熱而渴兮益元爲急五淋兮噎可治四苓兮水能利衂血咳血兮茅花重舌木舌兮針刺退黃消腫胃苓加減以堪行破積安蟲集聖從容而可治果能三復乎斯篇定許專門以名世

總訣　二首

渾身壯熱是傷寒上熱下冷傷食病五指梢頭冷驚來不可當若還中指熱必定是傷寒中指獨自冷痲痘症相傳女右男分左分明仔細看

面赤爲風熱面青驚可詳面黃爲癖積虛寒晃白光倘然生黑氣腎敗命須亡

分類二十門歌訣

形色歌訣　七首

凡觀小兒形色青筋肝熱生風兩腮紅赤熱相攻黃色脾虛補用黑氣腹疼中惡白爲疳疾生蟲若還兩眼黑重重此是南柯一夢要識小兒症候但將外貌推求黃浮肌削痞瘕癇脣撮面青痛究吐舌脣焦內熱目昏好睡脾枯手撥足掣是驚由疳疾青筋大肚眼角眵生肝熱口中涎出脾寒頭毛稀豎血將乾胞腫脾家濕顯鼻孔黑焦肺熱胸膈氣促金炎耳輪枯燥腎虧傳熱德顖門腫陷小兒精神忽減面皮黃白無常必因乳食內多傷生冷油腥成恙或至腸鳴泄痢或爲癧疾郎當或成鼓脹漸羸尪痞積蟲疳四樣小兒面皮紅赤兩腮却似塗硃風寒外感事何如潮熱無時來去困睡昏昏不語口乾啼淚如珠或爲斑毒急須除或作驚風驅處小兒病形各樣惟憑眼力推詳懷中畏縮怕風涼合面睡時熱㷦夜啼煩熱腹

痛目直驚搐須防長吁哽氣熱中藏痰喘上攻火旺要辨小兒死症顖門下陷成坑喉中拽鋸氣粗痰目閉無神堪歎唇與牙齦粉白手足恰似冰寒鴉聲撮口眼常翻不乳遺尿悶壞

脈象歌訣　二首

小兒平常脈候一息六至平和微虛緊實莫差訛補瀉分明在我三四虛寒病作七至八至熱多三動一止歎沈痾九十連來不妥身熱脈浮可汗身寒脈細温通喘嗽緊數藥休攻腫脹細微堪痛泄痢沈兮易治痘疹洪數全功若還吐衄怕浮洪腹痛沈微寒重

服藥禁忌歌訣　二首

小兒不宜熱藥兩腮面帶桃紅手足壯熱火烘烘六脈浮洪亂動小便赤黃又澁大便祕結難通撳衣飲食喜當風煩渴鼻流鮮湧小兒不宜冷藥面容晃白無精四肢厥冷似寒冰六脈沈微隱隱吃乳不消嘔吐糞如鴨屎頻頻神虛腹脹眼珠青病久成疳諸症

胎毒歌訣　二十二首

小兒初生病症許多名狀難同胎驚撮口與臍風寒熱瘦肥黃腫嘔吐昏昏不乳臍間血水溶溶未曾滿月病多凶好似風中燭弄症是臍風可畏三朝六日爲殃起初噴嚏似風傷啼哭時時吵嚷急看口中上齶刮除白泡中央惡血搌淨始稱良莫咽些須爲上若是不知此法致令泡血兒吞忽然脹滿腹膨膨臍腫青筋雜症撮口昏昏不乳啼聲不出難看二目瞪又緊牙關勸取衣棺急辦胎黃狀如金色身熱大便難通小便黃赤色朦朧少乳時時舌弄此症傳來無毒脾胃濕熱相攻涼經涼血解重重保命調元兼用

之鳥伸頸學飛之狀也

講

問曰　項背强几几何因

答曰　因風邪入經經脈傷邪則强硬故項背强几几然

問曰　汗出何以曰反

答曰　項背强几几爲葛根湯之本症按葛根湯本無汗也今項背强几几而汗出故曰反汗出也

義

此言太陽病風邪中人經症之治法也夫太陽病邪已深入肌肉則必化燥然表虛者陽浮陰弱雖有發熱汗出與陽明潮熱漐漐汗出不同故不能化燥也卽與桂枝一味治表虛葛根一味淸肌表足矣

誤治未更治决第十五

太陽病下之後其氣上衝者可以桂枝湯方用前法若不上衝者不可與之

註

（衝）動也其氣上動者乃其氣上逆而動不往下降也

講

問曰　下之後其氣上衝者何謂也

答曰　下之後其氣本應下降表症當罷今下後其氣仍有上升而不下降也且推而廣之其表症未罷如頭仍痛熱仍發脈仍浮或有嘔逆上氣喘促之類皆得謂之爲上衝也

問曰　下之後其氣不上衝者何謂也

答曰　不上衝者表症已罷裏症已現之謂也

義

此言太陽病誤下之後其病氣仍有往外而出者猶可以桂枝湯也夫太陽病本當解表而反下之則表邪內陷而入裏或成結胸或成燥病但雖誤下若其表症未罷裏症未現病氣仍有向外出者仍可以桂枝湯治之其邪已入裏而表症已罷者則不可與桂枝湯矣

誤治已變治法第十六

太陽病三日已發汗若吐若下若溫針仍不解者此爲壞病桂枝不中與也觀其脈症知犯何逆隨症治之

註

（溫針）以鐵針燒熱向皮膚烙之曰溫針古人用之今已廢去不用矣（壞病）壞者不完全之謂也如太陽病誤治變生他病而太陽之症又不解者爲不完全之太陽病也故曰壞病

講

問曰　太陽病何以曰三日已發汗若吐若下若溫針

答曰　一日太陽二三日卽陽明少陽三日者猶言三陽主氣之日汗吐下溫針俱用過而病不愈則陽亡而傳入三陰矣

問曰　桂枝何以不中與也

答曰　桂枝表藥也病在三陰故不可用也

問曰　觀其脈症知犯何逆隨症治之何謂

答曰　觀其現在之脈症如何如見亡陽症則治以回陽之甘草乾薑湯亡陰症則救以益陰之芍藥甘草等是也又如見太陰症則以太陰方治之少陰厥陰則治以少陰厥陰之方是也

義 此言太陽病誤治已變之治法也按上節言誤治末變者仍可以桂枝原方此節言誤治已變者則桂枝原方不可用而當觀其脈症屬何經何症而治之矣

桂本扶虛諸實當禁法第十七

桂枝本爲解肌若其人脈浮緊發熱汗不出者不可與也當須識此勿令誤也

註 (解肌)肌肉也解肌和解肌肉之邪也

講 問曰　桂枝本爲解肌何爲也

答曰　肌與膚當先爲之分別而解肌之理自明矣按肌肌肉也膚皮膚也桂枝症汗出表虛腠理開邪在肌肉麻黃症無汗表實腠理閉邪在皮膚皮膚與肌肉一虛一實治法不同桂枝湯祇能解肌而不能發汗也

問曰　脈浮緊發熱汗不出者不可與桂枝湯何故

答曰　脈浮緊發熱汗不出爲表實傷寒症故不可與桂枝治表虛中風之方也

義 此言桂枝爲扶陽益陰之藥不可用之於營實衛强之病也夫凡病必有虛實虛實各有主方表虛中風以桂枝爲主方也脉浮緊發熱汗不出爲表實傷寒以麻黃爲主方也麻黃主方之症安可與桂枝治之故爲醫者當須識得此中道理切勿令人誤服而喪性命也

營實禁桂法第十八

若酒客病不可與桂枝湯得湯則嘔以酒客不喜甘故也

註講

（酒客）終日飲酒之人名爲酒客

問曰 酒客不可與桂枝何故

答曰 酒客者營血素盛之人也桂枝爲養營之品酒客服之益增其營血營血內擁必變生他病故不可與桂枝實其實也

問曰 得湯則嘔何故

答曰 營擁之人多惡甘服桂枝湯作嘔亦營實使之也

義

此言營實之人不可與桂枝實其實之法也按先師以酒客喻營實不可與桂枝湯並非酒客眞不可與桂枝湯也蓋桂枝湯扶衛益營之藥衛虛營實者雖必用桂枝之處亦當加攻營之藥而方不致僨事也當以下法參看

衛實禁桂法第十九

喘家作桂枝湯加厚樸杏子佳

註講

（喘）氣上逆而口張呼氣甚大也

問曰 喘家何以作桂枝湯須加樸杏

答曰 喘家素有喘症之人素有喘病者其氣必實氣實卽衛實衛實故用桂枝須加厚樸杏仁以通衛氣

義

此言衛實之人不可與桂枝湯實其實之法也按先師以喘家喻衛實之人不可與桂枝湯亦並非

喘家眞不可用也其意欲人明白衛實者雖當用桂枝湯必須加以破衛之樸杏方不致衛氣擁塞也

營衛俱實禁桂法第二十

凡服桂枝湯吐者其後必吐膿血

註（吐）胃中水穀從口上逆而出作土聲曰吐（膿）膿爲血液變壞之物其色黃白有臭氣而濃厚曰膿

講

問曰　服桂枝湯而吐膿血者何故

答曰　營衛俱實之人其氣血擁盛桂枝湯扶營益衛之品也實其實而虛其虛如抱薪之救火故營衛益盛而吐膿血也

義

此言營衛俱實之人不可與桂枝湯治之者也按營實之人加攻營之藥猶可以桂枝湯治之衛實之人加破衛之藥亦可以桂枝湯服之但營衛俱實之人則斷不可以桂枝湯矣

汗傷裏陰治法第二十一

太陽病發汗遂漏不止其人惡風小便難四肢微急難以屈伸者桂枝加附子湯主之

註（漏汗）漏滲也泄也穿也凡物破漏則所盛之物必外漏也漏汗汗如水漏滲泄不止也（小便難）撤尿不易出也須用氣力方能解出（四肢微急）手足各二爲四肢四肢之筋脈有些拘强難以屈伸者爲微急

講 問曰 發汗何以致遂漏不止

答曰 以大劑發汗大傷其少陰之氣其腠理盡開失其啓閉之本能故汗出不止而人不自知故曰漏汗

問曰 其人惡風何因

答曰 汗孔開張風入肌腠故見風則畏也

問曰 小便難何故

答曰 腎氣爲發汗所傷其氣上逆而爲漏汗按汗尿同原汗多則尿少故小便難也

問曰 四肢微急難以屈伸何故

答曰 太陽病誤發其汗傷其少陰之氣其邪亦因之乘虛而入是將由表而傳於裏故現少陰之四肢拘急症也

義 此言太陽誤汗而傷少陰之裏氣者也夫太陽病本當解表而解表之藥亦有虛實之分若虛病治以實方則其病愈盛而陽愈傷欲挽救殘陽仍非以桂枝方中加入附子不可也

下傷表陽治法第二十二

太陽病下之後脈促胸滿者桂枝去芍藥湯主之若微惡寒者桂枝去芍藥方中加附子湯主之

註 (脈促)數脉有時停止不應指曰促脈(胸滿)胸中氣塞不爽快曰胸滿

講 問曰 脈促何因

答曰　因太陽病誤下邪陷於裏而未盡入裏其氣欲出不能欲入不可停積於胸中營衛往來爲其所格故脈來時止也

問曰　胸滿者何氣使然

答曰　表邪下陷故也

問曰　若微惡寒何故

答曰　表陽被傷水府之氣亦爲所損也

義

此言誤下之後太陽之標陽爲其所傷也按上節言汗傷少陰之氣而現下焦之小便難此節言下傷太陽之氣而現上焦之胸中滿一則以桂枝加附下降以鎮其裏一則以桂枝去芍上升以達其表也於是陰液內降而小便勿難陽氣外升而胸中不滿矣若微惡寒者其水腑之氣亦被其所損則又前方中非加附子無以固其表也

表裏陰陽傷治法第二十三

太陽病得之八九日如瘧狀發熱惡寒熱多寒少其人不嘔圊便欲自可一日二三度發脈微緩者爲欲愈也脈微而惡寒者此陰陽俱虛不可更發汗更下更吐也面色反有熱色者未欲解也不能得小汗出身必癢宜桂枝麻黃各半湯

註

（瘧）寒而復熱熱而復寒也（圊便）圊說文廁清也卽廁所也圊便猶言大解也（癢）同痒皮膚欲搔也又揚也其氣在皮中欲得發揚使人搔發之而揚出也

講

傷寒論講義

問曰 太陽病得之八九日何謂也

答曰 八日爲陽明主氣之期九日爲少陽主氣之期也

問曰 如瘧狀發熱惡寒熱多寒少何謂也

答曰 邪正相爭陰陽之氣升降不定故其寒熱有如少陽之瘧狀熱多寒少又如陽明之潮熱狀也

問曰 其人不嘔圊便欲自可何謂也

答曰 不嘔表明無少陽症也圊便自可表明非陽症也

問曰 一日二三度發何故

答曰 邪正相攻故時止時發也

問曰 脈微緩者何以爲欲愈

答曰 脈微而緩正氣爭勝邪氣將負也

問曰 脈微而惡寒者何也

答曰 脈微營衞陰陽俱虛也惡寒邪氣猶盛也

問曰 面色反有熱色者何氣使之

答曰 邪氣怫鬱不得外越也

問曰 身必癢何故

傷寒八九日風濕相搏身體疼煩不能自轉側不嘔不渴脈浮虛而濇者桂枝附子湯主之若大便堅小便自利者去桂枝加白朮湯主之

此言寒濕之治法解見傷寒一百七十六法

風濕相搏骨節疼煩掣痛不得屈伸近之則痛劇汗出短氣小便不利惡風不欲去衣或身微腫者甘草附子湯主之

此言寒濕之治法也解見傷寒一百七十七法

按治濕之法當以傷寒合參觀之先師論治濕甚詳面面俱到在傷寒太陽濕病例已論寒濕風濕之治法在陽明有裏濕表濕表裏濕在本篇又有衛濕營濕裏虛濕表虛濕也寒濕之在皮膚手太陰者有桂枝附子湯以治其表也寒濕之在肌肉足太陰者有桂枝附子去桂加朮以治其裏也風濕之在筋骨皮膚者有甘草附子湯以治其表裏也濕熱之在裏者有茵陳蒿湯虛者有麻杏薏甘湯濕熱之在表實者有梔子蘗皮湯虛者有防已黃芪湯表裏俱有濕熱則有麻黃連召赤小豆湯更有濕在衛份納藥鼻中可代以麻黃加厚朴杏子濕在營份可施以麻黃加朮湯也

第三章　暍病

暍傷暑也一曰中熱也在六經曰暑雜病不以六經立論故曰暍其實一也

第一節　暍病爲病脈症及禁誤

太陽中暍發熱惡寒身重而疼痛其脈弦細芤遲小便已洒洒然毛聳手足逆冷小有勞身卽熱口開前

板齒燥若發其汗則惡寒甚加溫針則發熱甚數下之則淋甚

按暑病治法太陽篇已詳論之此章之暑病病之輕者也太陽暑病病在表故其脉洪大此章暑病病在裏故其脉弦細芤遲也夫太陽中暍亦必先假皮膚而入現發熱惡寒之症然其中暍後不從六經而傳化乃從形體而漸進次則身重而疼痛由皮毛而入肌肉矣再次脈弦細芤遲又由肌肉而入臟腑也亦即由皮毛而至骨髓也故小便已則洒洒然毛聳手足逆冷表裏連成一氣小有勞動身即發熱熱氣上衝口開前板之門牙乾燥無津也然此暑熱非寒燥火之法可施宜清熱爲主故一切汗下火俱不宜也若汗之則傷其表而惡寒更甚火之則助其熱而益熾下之則液愈涸而爲淋症也

第二節　燥暍

太陽中熱者暍是也汗出惡寒身熱而渴白虎加人參湯主之

實熱在表津液消耗若不與清熱生津之品恐熱盛而化燥也故非白虎加人參不可

第三節　濕暍

太陽中暍身熱疼重而脈微弱此以夏月傷冷水水行皮中所致也一物瓜蒂湯主之

夏月暑盛復傷冷水水熱在表暑中挾濕也故身熱疼重陽熱被水寒所制不能化燥故脈微弱也

百合狐惑陰陽毒病脉證第三

按上篇痙濕暍三症引太陽爲綱表明雜病乃由傷寒傳入者此篇百合狐惑陰陽毒以少陰爲綱表明雜病當以心腎爲主腦一表一裏二篇大有意義存然曰百合百合卽雜病之義也合百種於一篇非雜病而何故以百合病爲起下之首也

第一章　百合病

百合病卽今之所謂神經病也按神屬心臟經屬腎臟經卽腦經也是則神經二字已合心腎爲一故百合病亦病在心腎也

第一節　百合病總論

論曰百合病者百脈一宗悉致其病也意欲食復不能食常默然欲臥不能臥欲行不能行飲食或有美時或有不欲聞食臭時如寒無寒如熱無熱口苦小便赤諸藥不能治得藥則劇吐利如有神靈者身形如和其脈微數每溺時頭痛者六十日乃愈若溺時頭不痛淅淅然者四十日愈若溺快然但頭眩者二十日愈其症或未病而預見或病四五日而出或二十日或一月後見者各隨症治之

按心爲一身之主宰百脈滙於一宗諸脈有病悉致於心也然心藏神如病則多所不可象如神靈所作故有諸種之怪現象也但其病不在軀殼而在臟故其身形如和脈則微數也每溺時頭痛者其病深故六十日乃愈溺時頭不痛洒洒然其病稍淺故四十日可愈溺快然但頭眩則最淺故二十日卽愈然其所以溺時發生腦病者腦屬足少陰腎也心腎同爲少陰故爾也

第二節　百合病汗後治法

百合病發汗後者百合知母湯主之

先師以百合治心病之主藥其餘見症加減汗後其表液已傷故以知母生其液

第三節 百合病下後治法

百合病下之後者百合滑石代赭石湯主之

下後大小腸傷以滑石代赭直達下焦導之鎮之

第四節 百合病吐後治法

百合病吐之後者百合雞子黃湯主之

吐後胃氣傷以雞子湯潤之

第五節 百合病未經誤治治法

百合病不經吐下發汗病形如初者百合地黃湯主之

不經吐下發汗其病祗在少陰故以百合養心地黃滋腎

第六節 百合病見陰攻陽治法

百合病一月不解變成渴者百合洗方主之

一月不解變成渴者渴臟腑之陰病也見陰當攻其陽故以洗方治其軀殼之表

第七節 百合病見陰陽治中法

百合病渴不瘥者括蔞牡蠣散主之

渴不瘥病進也熱由裏漸達於半表裏故用括蔞牡蠣散以淸半表裏

第八節　百合病見陽攻陰治法

百合病變發熱者百合滑石散主之

變發熱病已由裏而傳表也卽所謂見陽攻陰表病反攻其裏是也

第九節　百合病總治法

百合病見於陰者以陽法救之見於陽者以陰法救之見陽攻陰復發其汗此爲逆見陰攻陽乃復下之此亦爲逆

夫病之在裏者下之在表者汗之常法也見陽攻陰見陰攻陽變法也先師治神經病用反常之法名雖反而實順也何則因其病症反常故其治法亦反常也按見症之在外者若再攻其外病之在裏者復攻其裏豈不是虛虛實實之義耶故病在外納之於裏外症自去也病在裏引之於外裏症自去也此章百合洗方百合滑石湯卽此義也讀者當變而通之法外有法矣

第二章　狐惑病

狐性狡能迷惑神智此病因氣血中含一種細菌作用侵蝕肌肉所致也病狀默默欲臥亦神經病之種類也

第一節　狐惑氣病實症治法

狐惑之爲病狀如傷寒默默欲眠目不得閉臥起不安蝕於喉爲惑蝕於陰爲狐不欲飲食惡聞食臭其

面目乍赤乍黑乍白蝕於上部則聲嗄甘草瀉心湯主蝕於下部則咽乾苦參湯洗之蝕於肛者雄黃薰之

狐惑狀如傷寒傷寒有惡寒發熱諸症也默默欲眠目不得閉似少陰病而非少陰病臥起不安似煩躁而實非煩躁也因心神被菌毒所困其菌布滿氣份善竄空竅或上蝕咽喉或下蝕陰肛其菌溯五臟而上蝕上部則氣道壞而聲嗄下隨六腑而下蝕下部則食道燥而咽乾按五臟以心爲君心主色故其面目乍赤乍黑乍白心神變象不定也六府以胃爲主胃主飲食故其不欲飲食惡聞食臭也內治則以甘草瀉心瀉其君火淸其本源外治則以苦參雄黃薰之洗之俱可二陰濁竅故能用毒藥也

第二節　狐惑病血病虛症治法

病者脈數無熱微煩默默但欲臥汗出初得之三四日目赤如鳩眼七八日目四眥黑若能食者膿已成也赤豆當歸散主之

上節菌在氣份氣由空竅而泄故蝕其上下部病在內皮也此節邪在血血流實竅血壞則腐故目眥黑而成膿然先師雖未言耳當知耳亦有是症也脈數無熱菌在血而不在氣可知默默但欲眠亦少陰症也汗出血弱也血弱不能抵抗外菌氤氳發炎血腐而成膿用赤豆當歸散補血消毒之品也

第三章　陰陽毒

按陰陽毒發於心腎侵於血氣之毒邪也其邪中人神怪莫測立可畢命亦類神經病

第一節　陽毒

陽毒之爲病面赤斑斑如錦紋咽喉痛吐膿血五日可治七日不可治升麻鼈甲湯主之

按陽毒邪中三陽經氣份發現之熱毒也故其面赤咽喉痛吐膿血狀如麻黃症之外象五日可治其邪未週經氣也七日不可治經氣已行一週六經皆傳遍故不可治也

第二節　陰毒

陰毒之爲病面目靑身痛如被杖咽喉痛五日可治七日不可治升麻鼈甲湯去雄黃蜀椒主之

陰毒邪中血份發現之寒毒也故其面靑身痛咽喉痛若傳遍六經亦不能治前方去雄椒恐傷陰也

瘧病脈證篇第四

瘧病爲寒熱往來卽陰陽不交之症也與少陽病稍有分別少陽之瘧在無形之六氣此瘧在有形之臟腑也先師於痓濕暍百合之後卽統以陰陽陰陽卽寒熱寒熱卽瘧病瘧病之後再論風傷衛變化而來之氣病之中風歷節及寒傷營變化而來之血病之血痺虛勞也

第一章 瘧病

第一節 新瘧總治法

師曰瘧脈自弦弦數者多熱弦遲者多寒弦小緊者下之瘥弦遲者可温之弦緊者可發汗針灸也浮大者可吐之弦數風發也以飲食消息止之

按瘧病治法不一因各經皆能成瘧也先師以一弦字爲瘧之主脉弦爲少陽脉也又爲厥陰脉也在四時屬春是半寒半熱之候在人體屬樞是半表半裏之間在臟府屬肝膽是半陰半陽之體也由是觀之弦脉已合寒熱表裏陰陽之氣在內故其症現往來寒熱也弦數者多風熱宜清熱弦遲多寒宜温散小緊病在裏實可下之弦緊者病在半表裏可發汗針灸也浮大者病在表在上在氣可吐之也然藥治之外仍有一飲食消息之治療或食大熱之品使身體汗而病卽愈或酸或辛俱能平其寒熱或瘧將作未作之前使病人速跑或怡情之事使其適意而瘧往往亦能不作也

第二節 久瘧治法

新本草

趙晉翰

通藥類

第一章　汗藥

釋義　因有麻性粉色又黃故名

出產　山西者佳

形色鑒定　皮青粉黃入口有麻性者佳

修治　洗淨剪去節

氣味　苦溫無毒

主治　(一)中風傷寒頭痛體痛惡寒發熱無汗　(二)止欬逆上氣　(三)水腫風腫　(四)小便不利

功效　爲風在表發汗之要藥兼利小便

處方

(一)麻黃湯　麻黃三錢　杏仁七十個去皮尖　桂枝三錢去皮　甘草一錢炙　治太陽病頭痛發熱身疼腰痛骨節疼痛惡風無汗而喘等症

(二)大青龍湯　麻黃六錢　杏仁五十個去皮尖　桂枝二錢去皮　炙草二錢　生姜三錢切　大棗十二枚劈　石膏如鷄子大研　治太陽中風脈浮緊發熱惡寒身疼痛不汗出而煩躁者

(三)小青龍湯　麻黃三錢去節　芍藥三錢　五味子一錢　干姜三錢　炙草三錢　細辛三錢　桂枝三錢　半夏三錢湯洗　治傷寒表不解心下有水氣乾嘔發熱而咳或渴或利或噎或小便不利少腹滿或喘者

引證　桂枝二麻黃一湯(發汗)　桂枝二越婢一湯(發汗)　葛根湯(發汗)　麻黃連召赤小豆湯(發散)　麻黃附于細辛湯(發汗)　麻黃升麻湯(發散)　麻黃杏仁薏仁甘艸湯(發汗)　射干麻湯(發汗止咳)　厚朴麻黃湯(發汗止咳)　越婢湯(發汗袪風)　麻黃附子甘艸湯(發汗)　文蛤湯(發汗袪風)　桂枝芍藥知母湯(利小便)

用量　五六分至四五錢

相反　收濇與大下劑

禁忌　表陽虛者不可服

▼桂枝

釋義　桂樹之枝故名

出產　四川廣西安南皆出

形色鑒定　氣香味甜者佳古用桂之大枝卽今桂通當去粗皮今用桂之小枝不去皮去皮則無效

修治　桂通括去外皮粗皮切片桂枝不可去皮

氣味　辛温無毒

主治　(一)中風傷寒頭痛及汗自出　(二)上氣咳逆　(三)結氣喉痺　(四)手足凊冷　(五)去冷風疼痛

功效　無汗能發有汗能止　調和營衛

處方

(一)桂枝湯　桂枝四錢去皮　芍藥三錢　炙艸二錢　生姜三錢切　大棗四枚擘　水煎服　治太陽中風陽浮而陰弱陽浮者熱自發陰弱者汗自出嗇嗇惡寒淅淅惡風翕翕發熱鼻鳴乾嘔等症

(二)苓桂朮艸湯　桂枝四錢去皮　茯苓八錢　炙草二錢　白朮二錢　水煎服　治傷風汗下后心下逆滿氣上冲胸起則頭眩脈沉緊並寒飲伏肺等症

(三)桂枝人參湯　桂枝(四錢)　炙草(四錢)　白朮(三錢)　人參(三錢)　乾姜(三錢)　水煎日再服夜一服　治太陽病外症未除而數下之逆協熱而利利下不止心下痞硬表裏不解等症

（四）桂枝附子湯 桂枝（四錢） 明附片（二錢） 生姜（三錢切） 炙草（二錢） 大棗（四枚擘） 水煎服 治傷寒八九日風濕相搏身體疼煩不能自轉側不嘔不渴脈浮而濇者

（五）蜘蛛散 蜘蛛（五枚熬煎） 桂枝（八錢） 爲散飲和服蜜丸亦可 治陰狐疝氣偏有大小時上時下等症

（六）桂枝茯苓丸 桂枝 茯苓 丹皮 桃仁（去皮光熬） 芍藥（各等分） 爲末蜜丸 治婦人宿有癥病經斷未及三月而得漏下不止胎動在臍上爲于癥痼者

引證 桂枝麻黃各半湯（發表） 桂枝二麻黃一湯（發表） 桂枝二越婢一湯方（發汗） 葛根湯（發汗） 麻黃湯（解肌） 大青龍湯（解肌） 小青龍湯（散寒） 新加湯（調營衛） 桂枝甘草湯（調營） 茯苓桂枝甘草大棗湯（散寒） 五苓散（助陽發汗） 茯苓甘草湯（調營衛） 小建中湯（調營） 柴胡加龍骨牡蠣湯（解肌） 桂枝加桂湯（助陽散寒） 黃連湯（解肌） 炙甘草湯（調營） 半夏散及湯方（解肌） 烏梅丸（散寒） 當歸四逆湯（調營） 麻黃升麻湯（解肌） 鱉甲煎丸（調營） 白虎加桂枝湯（解肌） 侯氏黑散（解肌） 風引湯（解肌） 防已地黃湯（解肌） 桂枝芍藥知母湯（調營） 桂枝龍骨牡蠣湯（調營） 天雄散（調營） 薯蕷丸（調營） 枳實薤白桂枝湯（散寒） 桂枝生姜枳實湯（通陽） 防已茯苓湯（解肌） 茯苓澤瀉湯（解肌） 竹葉湯（解肌） 竹皮大丸（調營） 土瓜根散（調營）

用量　一錢至七八錢

相反　一切寒涼固表藥

禁忌　(一)陰虛火旺吐血衂血　(二)表實無汗　(三)陽勝熱症

▼細辛

釋義　根細而味辛故名

出產　華陰(卽今陝西關中道)

形色鑒定　色青而香細如髮絲者佳

修治　洗淨切斷用

氣味　辛溫無毒

主治　(一)欬逆上氣　(二)諸風頭痛腦動腰脊俱强　(三)百節拘攣風濕痺痛死肌　(四)驚癇
耳聾鼻塞　(五)風眼淚下倒睫

功效　(一)散風寒　(二)通精氣利九竅　(三)行血下乳散結破痰

處方
(一)麻黃附子細辛湯　麻黃(二錢去節)　細辛(一錢)　明附片(三錢)　水煎服　治少
陰病始得之反發熱脈沉者

引證　小青龍湯(散風寒)　烏梅丸(散寒)　當歸四逆湯(行血散寒)　侯氏黑散(散風)　射干

麻黃湯(散結破痰) 厚朴麻黃湯(散風寒)

用量 四五分至二三錢

相反 與苦寒之品爲極端反對

禁忌 陰虛有火者不用

▼荆芥

釋義 因其形如荆棘味如芥菜故名

出產 江蘇蘇州太倉者佳

形色鑒定 梗細穗多色青矛香者佳

修治 採取曝干切碎用或炒用

氣味 辛溫無毒

主治 (一)傷寒中風身强項直寒熱頭痛 (二)鼠瘻瘰癧 (三)吐衂便血崩漏産后風血運((四)頭目昏眩 (五)咽喉不利

功效 (一)發汗散風 (二)利咽喉 (三)淸頭目 (四)破結聚氣下瘀血 (五)除濕痺

處方 (一)荆防敗毒散 荆芥 防風 羌獨活(各) 前胡 柴胡 桔梗 川芎 枳殼 人参 茯苓 甘草 生姜 葱白(三枝) 水煎服 治外瘍初起憎寒壯熱用此汗之則熱退腫

消

(二)荆防牛蒡湯　銀花　陳皮　甘草　柴胡　香附　花粉　黄芩　蒲公英　連召　皂角刺　水煎服　治婦人乳外吹寒熱疼痛腫脹已有三四日服之可以内消

引證　防風通聖散(發汗)　槐花散(理血疎風)　消風散(發散清頭目)　川芎茶調散　(清頭目)

用量　一錢至一兩

相反　仝蔴黄

禁忌　同蔴黄

▼防風

釋義　因其能防禦風邪入内故名

出產　青州者佳

形色鑒定　形似黨參而外皮有毛色微黄而質軟者佳

修治　洗淨切片用

氣味　甘温無毒

主治　(一)大風頭眩痛　(二)風邪客表惡風　(三)風行周身骨節疼痛　(四)金瘡内痙

功效　(一)發汗散風　(二)除濕掃瘡　(三)止迎風流淚

處方

(一)防風通聖散　防風　大黃　芒硝　荆芥　麻黃　山梔　白芍　連召　生草　桔梗　川芎　當歸　石膏　滑石　薄荷　黃芩　白朮　姜　葱　水煎服治表裏實熱及外科瘍毒等症

(二)防風秦艽湯　防風　秦艽　川芎　當歸　白芍　地黃　山梔　蒼朮　槐角白芷　地榆　枳殻　生草　連召　檳榔　茯苓　便祕加大黃水煎服治腸風下血肛隧腫疼等症

引證　辛夷散(散風清熱)　大秦艽湯(散風)　小續命湯(風散)　桂枝芍藥湯(散風止骨節痛)　再造散(發汗)　九味羌活湯(發汗)　侯氏黑散(散風)　防己地黃湯(散風)　薯蕷丸(去邪散熱)

用量　同荆芥

相反　同麻黃

禁忌　同麻黃

▼薄荷

釋義　菝蔄之變音(菝蔄無考)

出產　江蘇蘇州

形色鑒定　莖小色青氣芳者佳

朱少坡先生著

皭廬醫案

賀綠題

張世兄 [illegible]

風寒引動伏飲 表熱不揚 [illegible]

咽癢氣急 咳嗆口膩 脈沉

舌白苔垢膩 議以化飲為先務

炒荊芥 錢半　白蔻仁 後入 [illegible] [illegible] 三錢

[illegible]汁 沖入 錢半　炒薏米 五　[illegible]枇杷葉 錢半

川朴根 一錢　白杏仁 去皮尖 不研 三　橘紅 蜜炙 一錢

姜半夏 三　廣鬱金 錢半

沈太人　二月廿日

血楓發之　經水先期　先崩後

漏淋漓不已　經絡傷及衝脈

職時麻　脈細弦數　治以清營洩熱

紫丹參二錢　生白芍錢半

功勞葉二錢　歸身錢半

蒲黃炭七分　湘丹皮錢半

料豆衣錢半

川鬱金一錢

橘絡一錢

月季花一朵　藕根炭錢半

曹夫人　四月初吉

肝胃不調，調常發阻，脘脹悶痛，泛惡吐沫，經水愆期，脈弦細濇，治以平溫。

左金丸（包）二　綠萼梅 錢半　橘絡 二

法半夏 二　炒枳殼 三　姜竹茹 三

元胡索（炒）錢半　黃玉金 錢半　月季花 二

九香蟲（炙）二　八月札 八分

許夫人　九月十二日

癸水愆月一行色黯，腹痛脘痞，口膩，脈細濡，此屬木勢犯於土中，肝不條達，血虛而來也。

紫丹參　錢　炒梔子　三錢　黄鬱金　錢

雞血藤　錢　元胡索　錢　綠萼梅　錢

生白芍　錢　新絳　五分　川柴胡　分

[illegible][illegible]湖　三月　李[illegible][illegible][illegible]

嘯樣　九月十吉

頭重身倦溏爽要從審脈濟

左弦壽短因於陰虛而裹暉

因客所旺此生地之帶如將

方氣宣化傳

四排辰土培氣　坪生薑仁

扵窍牢宋棗夌三澤浮牢紛蘭牛

妙薈乳牛　石滹牝　卅梅牛

馮世兄 九月十六 加煨生薑 三片

金[illegible]暑濕 [illegible]遏 舌絳 舌苔水液上

泛肺部 鬱蒸 [illegible] 時日 [illegible] 舌絳

而誤投石膏 於氣 致汗如雨 [illegible]

以[illegible]頻矣 急宜溫開 以冀萬一

白附子 五[illegible] 北細辛 三分 遠志肉 八分 甘草 三分

草根 麻黃 四分 天精[illegible] 五分 白芥子 [illegible]

川桂枝 五分 紫菀 八分 [illegible] 八分

橘紅 五[illegible] 薑半夏 三[illegible] 黃玉金手

問答

逕啓者讀

貴會醫學報想見　博愛爲懷民胞物與逖聽　仁風曷勝欽仰兹特將賢患病始末詳列一案附呈

台鑒尙祈

貴會不棄葑菲　惠予研究宜何方藥　錫示南鍼俾經霜蒲柳得復崢嶸則感荷　春風永銘

大德專此佈懇敬頌

神州醫藥總會諸君道安

蔣仲賢頓首

（病案）仲賢氣体素强五十年來肥甘醇酒夙所任情已未春忽然跌仆昏不知人延醫救治數日方甦而左手足不遂頭面亦偏左不仁言語蹇澁偃臥僵木大便經月不解其時敝地醫士謝遂暢君病已一年臥不能興賢焦急無計因舁至謝君床前求診謝君謂此是元氣空虛內外風合幸大便不解元氣不至遽爾消亡尙可施治因用大補氣血之劑合大活絡丹並進十劑而氣旺便通半年而能步履今已六年矣（現脈左澁右緩）起居如常惟左手足終覺木强不便客冬有人贈虎骨酒服之反覺脚痛今春殊不如前謝君謂賢年近六十氣血已衰風症能愈至此已是大幸賢則自恨雖能步行數里而趦趄爽苛有良藥總可漸瘳望愈心殷不得不仰濆

貴會不情之處尚希

鑒原

讀醫藥學報二卷二册內載

朱保熙

張君紹曾 賜答七問及 遠志君之代答一節讀之莫名欽佩僕本菲才猥蒙 不棄暢賜金玉聞所未聞茅塞以開得此良教師生平之幸福何如又讀 袁君綠野疑問八則 不揣譾陋略陳管見是否有當還祈

諸君子 教正幸甚

(一)(二) 題答 醫雖小道功倂良相現行學制亦必受高等之學業得博士之名位然後可以行醫治病若是乎醫生之鄭重也今則一介書生學習二三年懸壺問世視爲利之數不聞六氣之何寄不察寒熱之何因動以傷寒瘧疾爲言推其故由於醫生少習學術不能下確切之證斷失之毫釐差以千里其弊有不堪勝言者而病家狃於習俗本無學之知識指鹿爲馬誠不足怪乃醫生亦委蛇從事以藥就病以病就藥莫明眞相此誠我醫界同人之恥也全仗有道之士出而糾正之或設立醫藥研究會或施行考驗取締法務使行醫者人人有確切之診斷治病得相當之效果則不憂病家不信而從之矣

(三) 題答 龍膽黃連氣味俱厚寒苦純陰瀉火之藥用治風火赤眼固爲簡易之方若虛火上炎及水虧血少之目疾必以滋腎養肝之品爲的治泛用苦寒大傷其元脾胃虛弱者更不宜用

(四) 題答 薤白溫中通陽功用頗多採藏得法氣質不變原爲醫師之良否則乾枯之物徒有虛名

而少効力若以小蒜雜入更非所宜

（五）題答　査古方中權名古以銅錢鈔藥末後世於沿稱一錢錢所鈔末藥之量曰一錢錢共四字故又稱一錢之四份之一曰一字　方寸七　作七之正方一寸也　一刀圭乃方寸七十份之一也

（六）題答　女貞子係灌木類滋陰益精黑髮明目用治肝腎不足之病冬青子喬木類形似而功不逮遠甚似未可混而為一

（七）題答　丹參紫參俱山草本經分列上中兩品確係兩物査紫參葉形大小不一有長柄暮春根間出花莖花六瓣粉紅成穗實大如豆其根有節皮紫黑肉紅白主治雖相同而丹參祇走心及包絡紫參能入肝胃膀胱去瘀生新功用甚大

（八）題答　黃芩一物兩用中虛者治上焦病內實者治下焦病誠宜分而用之所望　藥界同人發明新理推廣中藥僞者去之誤者正之有用者採取之舉一隅以三反之醫藥前途其庶幾乎謹答

答袁綠野君問題八則

招知生

一現滬地之患外感者其六氣無論何氣所傷醫家皆以傷寒告病家皆以傷寒信是否有無利弊

六氣傷人不一所貴醫者能見病知原認症處方矣醫生以傷寒論治當處以傷寒方劑如麻桂柴胡等方上海成爲禁劑鄙人所見不廣且異乎所見聞而常見者但有身熱惟以溫病論治處以清劑夏則言暑病春秋冬三時皆以溫病論治如太陽頭身痛發熱陽明蒸蒸發熱少陽寒熱往來少陰反發熱尙以溫病治誤也溫病內蘊積熱與陰虛內熱若以傷寒治亦誤也

二患瘧者俗稱爲寒熱病病因其有寒熱輒疑之而爲瘧醫者亦依樣葫蘆答之曰瘧否則病家非爲不信且不喜也於是乎常山草果之混用烏梅甜茶之亂施厥爲藥就病歟抑病就藥歟或者風氣使然不然何其瘧之多也

不佞只得以太陽病形如瘧日再發者汗出必解宜桂枝二麻黃一湯少陽病往來寒熱者小柴胡湯若有夾雜兼症則加減主之少陽與陽明合病則主以柴胡白虎湯敝見惟知以分經論治若各方士之習俗誠不可究揭也

按問題所謂淺學如某未能解疑辨惑竊以醫藥黑暗千餘歲晚近雜說紛歧係統久失羣言淆亂各是其是非釐定教科恢復係統重修本草軌道有可率循是非斯可表白愚者一得之見不知是否有當

三不觀夫患目疾者乎俗稱紅眼睛皆以黃連吞之龍胆草料泡茶飲之二者果爲治目之良方乎

眼睛紅腫病無寒證五官惟眼不畏寒只畏熱（黃連龍膽艸）二者皆治熱眼良品若單簡用一味未敢許爲盡善

四敝地用薤白頭四時皆鮮有者採藥者於春初採之以鬆土封藏歷久不壞今觀滬地所售皆乾枯不堪且有小蒜頭雜之其本來之氣質性味全失試問同志之用此種乾薤白者亦能收其功效否

薤白即薤子氣香味辛温功能温中散結利氣助陽小蒜味臭惡昏神有毒藥肆皆售此僞薤白爲誤非小藥行中沿訛踵謬不能縷指若認眞考據而糾正之非聯合生熟藥店醫界共同討論不可

五嘗讀方書觀其用量每不註明或曰一字或曰方寸七或曰一刀圭其用量究爲多少

古方書用量言一字者以意會解之卽少許也愚見諒無深義其典故出自何時不知稽考當讓高明

正之

圭是量名以六十四黍重量爲一圭或一刀圭者黃帝取首山之銅鑄爲刀當錢用故名錢刀以其利

用於民也以刀代圭抄散故名一刀圭（圭亦以銅片製能載六十四黍重量）

匕是用銅製丁方一寸之匕用匕抄藥散不落爲度故名方寸匕遞嬗至二十世紀度量衡屢經更革

今則因時所宜惟以法碼準之此遠古之名詞存而不論亦可

六女貞子冬青子今人每認爲一類詳考諸家本草實二物焉蓋女貞子本經列上品淩冬不凋雖似冬

青但葉長而子黑非若冬青子葉圓而子紅爲異耳查冬青子之一物由唐陳藏器著本草拾遺發明

冬青子之功用後人始知用此然二者往往混而爲一究屬有無損益

冬青子產川蜀山谷卽白蠟樹隆冬不凋青翠可愛又名冬青九月子熟色黑微有縐紋其木肌理幼

結如象齒與種植作藩籬之凍青亦名冬青子紅色爲異查藥號所售的是女貞子無訛無貨色紅之

冬青子二物亦未嘗混且近醫亦多未知用冬青子而女貞子乃屬賤物無充僞者川產白蠟爲大宗

可知女貞子之繁植矣

七本草有丹參紫參之兩種今人知用丹參而不知用紫參矣問諸藥業中人亦云無此物或曰卽丹參

也查紫參爲本經中品氣味苦寒主治心腹積聚寒熱邪氣通九竅利二便此本經之原文也別錄謂

能療大熱唾血衄血腸中聚血癰腫諸瘡止渴益精甄權藥對謂能治心腹脹散瘀血治婦人血閉不通綜上以觀誠良藥也惜乎不見用於世方今提倡醫藥時代吾同志有以研究而提倡之乎紫參根皮紫黑肉微紅白其形頗類白䒷而稍粗長與李杲說相近金匱紫參湯治下痢肺痛余在粵中亦曾經見此物近醫少用致藥號亦多未備此然欲提倡紫參使幽隱之善藥顯其功用于世可將紫參形色徵求山西河西帮客乃可得之

八黃芩李東垣曰中枯而飄者瀉肺火利氣消痰除風熱清肌表之熱細實而堅者瀉大腸火養陰退陽補膀胱寒水滋其化源高下之分與枳實枳殼同例蓄虛而枯者名枯芩內實而細者名子芩又名條芩本草既有此種分別醫家當然遵此其爲藥店混而爲一何爲問我同志果否能使醫界革除此弊黃芩大者其心必枯朽故別名妬婦千心妓女以其心黑而壞也其大與小價甚懸殊粵中刨片之大枯芩其大如掌清肌表之熱尤勝又有一種青綠色名膽芩清肝膽熱有殊功上海大名鼎鼎之藥店俱用橫蚿之小條芩即插尾芩最下者鼠尾芩然滬上所銷行藥品多是中下貨耳不止黃芩一物如欲革故從新改良盡善須聯合大羣乃可

紀事

呈護軍使文稿

呈爲中藥註册章程苛歛擾商不適於用請求咨部實行廢止以維醫藥而恤商艱事竊敝總會前據藥業會員陳逃以奉上海違禁藥品管理局會同縣公署警察廳佈告飭令中藥商店須赴局納費領照註册方准營業諸商惶惑莫識從違請予調查據理維護等語當經函致該局索取規章詳加討論其組織法係報據前總稅務司安格聯暨伍達德等條陳毒藥管理局成案而設與民四頒定藥商管理章程絕不相侔是管理局取締職權僅限於外洋輸入各種麻醉藥品爲範圍對於國家天產藥料配製售賣本無干涉之餘地條文具在斑斑可考隨經據情函達請爲取消中藥一部分註册事宜嗣接復函未承採納正擬請願

鈞座仰乞

維持旋據藥商代表毛經疇等以前情呈奉批示批示云云等因具見我

軍使關懷民隱之至意欽頌莫名方謂內務部定能體念商艱俯從民意不期一紙咨回仍復多方辯飾總商會見於後文未洽商情曾將矯枉牽强各端逐條列舉愷切陳詞重承鑒[illegible][illegible]令另圖[illegible][illegible]並[illegible][illegible]合咨

訓示以部令既牽强附會章程又不洽輿情自當緩辦業已再請內務部從緩實行另圖他法並飭令管理局仍照前議停辦等因迭荷

鴻施爲民請命羣情感激更有何求伏念海通以還歐風東漸中醫藥界受外來之打擊日下江河不絕如綫敝總會懼國粹之淪亡權利之喪失爰集同志組織斯會原以交換智識研究改良籌積極之抵制曾兩次赴都請願經

國務院暨

內務教育各部批准有案十載艱辛雛形粗具今

大府不予以培植反加之摧殘不徒條例繁苛納費鉅重斷非中藥業所能任受且因管理違禁藥品而令向不售賣違禁藥品之各中藥店不安於業民意法令勢相鑿柄是以對於中藥註册章程一部分若不根本廢除必致激起絕大之反動敝會責職所在難安緘默敢喑口嘶聲爲無厭之呼籲理合呈請

鈞署俯賜鑒核轉咨內務部迅將中藥註册章程立予廢止以維國產而恤商艱不勝感激待命之至謹

呈

福建省會警察廳布告

照得醫生爲人民生命所寄託關係綦重非學術素精濫行充數必至草菅人命貽害社會不知所止雖庸醫殺人載在刑律而醫藥之誤人難明眞相在受害者或不自知而告發者終屬無益法律具在等若弁髦於醫務一途終無補救之法本廳有保護人民生命之責不能不設法救濟窮源推本當以取締庸

醫爲前從茲經擬訂管理醫生暫行規則九條聘請省城有名望之中西醫或曾充各衙署醫官者計四十餘人聘爲本廳醫務顧問於本月二十八日邀集到廳商議當場通過全體表示贊同除呈報督理　幇辦　省長　察核備案外合行粘抄規則一份布告所屬中西各醫生一體知照務卽遵照該規則所定辦法限一個月內（卽陽歷一月以內）照章領照如逾期尚未遵辦應照該規則第三條辦理均毋違延切切特此布告

粘抄管理醫生暫行規則一件

十三年一月二日

管理醫生暫行規則

第一條　所有遵照中國古法處方及採用西法學術之醫生均應一律由廳給照註册方得開業

第二條　凡具領醫生執照應備具四寸半身相片幷執照費台伏叁元履歷書一紙由本廳顧問二人以上介紹謄具介紹書限一個月內呈廳核發

第三條　自經此次給照期滿之後嗣後如有續報開業之醫生應由廳組織委員會分別試驗及格者應繳執照費台伏壹拾元委員會章程另定

第四條　中西醫凡係外國或內國醫學校四年以上畢業得有文憑者應將文憑呈驗查明准予給照勿庸經第二條介紹第三條考試之手續唯照費仍照章繳納

第五條　年齡未滿二十五歲以上不得行使業務

第六條　在本規則頒布前業經領有他項執照者仍應繳費領照

第七條　在外省人在本地方開業者亦應照章呈請給照

第八條　本規則如有未盡完善之處得隨時修正之

第九條　本規則自公布日實行

廈門警察廳佈告

爲佈告事查東西各國對於藥品製造一項均特別注意取締極嚴誠以人生疾病專藉藥品爲轉移設若藥品不良或有毒質用以治療病者反致發生他種之危險於人民生命妨害實多故各該國對於藥品均設有試驗所實行檢驗以重衛生本廳此次創辦試驗所業經令委周玉雨爲試驗所長剋期成立切實進行直接保障人民之健康間接鞏固藥商之信用兩得猗歟休哉爰特製定規則附列於後爲此出示布告仰本埠各製藥商一體遵照切切此佈

中華民國十三年一月九日　廳長陳

藥品製造取締規則

凡製造販賣藥品藥酒及所有配製藥料物品者或開店或行商均謂藥業應遵守本規則之取締

第一條　凡藥品製造營業者須先呈請該管官廳註冊並將其製品名種類送本廳試驗合格給予執

照始准販賣營業第一項藥品各種須留存一件在所爲標本

第三條　凡藥品製造販賣者依第二條之規定同樣之性狀品質調製不得混合他物之

第四條　凡藥品製造販賣者其劇毒藥分量配合如有危害者不准出售

第五條　凡製造者製出各種藥品未經該管官廳試驗粘貼檢查證之封緘者不准販賣

第一項在本規則頒布以後曾經中外醫士試驗者酌予免驗但要加貼本所之封緘

第二項試驗封緘費價值一角以上至五角以下之物品者一分五角以上至一圓以下者五

分一圓以上至五圓者十分

第六條　凡檢查員巡視如發見藥品腐敗者並由本廳沒收之

第七條　本廳試驗所派員巡視檢查藥品時應遵守本所規則須逐一導覦不得籍故推諉或有意違

抗

第八條　凡藥品巡視人員檢查藥品認爲害生命或作假者得由該管官署禁止其製造販賣並將藥

品沒收之

第九條　凡藥品製造販賣人如違背本廳規定者依取締法處五圓以上三十圓以下之罰金或禁止

或停止其營業並將執照取消

第一項停止禁止營業中爲營業者處三十圓以下之罰金

第十條　凡本廳藥品試驗所巡視檢查人員檢查藥品如有舞弊及索賄情事經人告發查實應由該

管長官厳行懲辦

第拾一條　本規則如有未盡事宜得隨時增修之

第拾二條　本規則自本廳開辦公佈之日起施行

✽ ✽ ✽ ✽ ✽ ✽ ✽ ✽ ✽ ✽ ✽ ✽ ✽

發明醫治肺炎病之新藥

抱斯登電。哈佛大學費爾登博士發明醫治肺炎病之藥一種。據謂可減少肺炎病死率自百分之二十五至五十。

猩紅熱之新血清

美國紐海文電耶魯醫學校宣稱近今試驗消猩紅熱之新血清有患極重症者二十六人注射後愈者二十五在未用此血清前死者大約將有六人

小說

門雪
曇郎合作

社會長篇 醫林外史

第三回　樂全安投親黃歇浦　王撫心宴客福興園

却說那年紀約有四十五六歲左右着雪青袍子來的一位姓陳名祖耀乃是甯波人世傳婦科在本帮裏頗有聲譽與撫心算是老友第二位姓柏名松年也有五十朝外的歲數了此君乃是安徽人氏在上海駐紮多年和撫心也算要好其後陸續又到了三位乃是應春舫鄭田叔闞義生三人都是上海的名醫和撫心平日算有些交情的接後便是全安和耀華兩人隨着志剛也到了撫心給全安一一介紹各道了姓名幷說些無關係緊要的客套話志剛看多是相識也一一打了招呼耀華則有的認得有的不認得撫心也給介紹了此時堂倌已走來問撫心客人有否到齊撫心道還有三位且拿催客票來寫了一位是龍章文一位是童周父一位是陶雨盦卽交給酒館裏的人去催末後雨盦和周父也到了只有龍章文一人缺席撫心曉得章文脾氣古怪平素雖然來往却並不十分投機一個是有志青年一個是頑固舊物章文恃着年紀老些時常要和撫心搗蛋逢着撫心發起的事不關着他便罷倘成礙了他一些時一定反對但是對於撫心總還算是面子上過得去的呢否則他還要破口臭駡才現得他倚老買老一塊辣老薑呢而章文一生名譽確實也是在駡字上得來的然撫心今天的請客却並非是章文有

意不到原來有一個緣故在裏面這個讀者後來自會曉得恕作者不在此時預白了撫心在周圍一看請的人獨缺龍章文其餘各人都齊了便吩咐擺席上來上面排定了上下位第一座是余安第二就是闞義生其餘雨盦田叔閎父松年睿舫祖耀耀華志剛自己坐了下位大家痛飲起來余安收得了這一個門生心裏也非常快樂一時酒興勃發連打了兩個通關還强着雨盦志剛要換大盅共作長鯨之飲歡鬧了一會羲生問撫心道撫心今天請的就是席上這幾個人嗎撫心道是的只不過龍章文先生未到罷了陳祖耀一聽連慌停杯帶笑對着大衆道諸君可曉得章文今天爲什麼不到却有一個原因說起眞是又可驚又可笑呢諸君且盡一杯讓我報告這個緣由給諸位下酒罷大家都拍手道願聽請講罷祖耀便講出一番趣事來引得大衆都捧着肚子狂笑不止要知祖耀講的何事請看下文

第四回　先生遇盜醫窮病　小姐私情假發瘋

却說撫心在福興園宴客獨有龍章文缺席不至大家問起席間有陳祖耀獨知底蘊停杯對着大衆道章文今天不至却有個原因諒來列位還不會得知才不過是今天早上的事情說出來眞又好驚又好笑呢這也是他爲人古怪弄出來的聽說前幾天章文已接得了一封恐嚇信說要向他借叁千塊錢章文外面只裝沒事暗中也非常怕忌只是他看得錢比命還重也不去理采了家人勸他多少發付些就算了那曉都被章文重重的叱罵了一番說道你們把錢看太輕了要明白一個人沒法時就弄一個小錢一個銅板也非容易的呀你們難道不知少一個銅板買點心也吃不飽何况這雪白的叁千銀子就白送給人家麼我拚了年紀大了怕他要不得我的老命去你們婦孺之輩只管得家裏事好了(未完)

雜俎

方論集腋小引

謝清舫

方之有論始於成無已後世吳鶴皋喻嘉言李中梓柯韻伯汪訒菴輩類有發明其間闡發病情曉暢方意惟柯氏爲最金鑑名醫方論中多取之惟時名賢輩出又復綜其簡要刪繁補闕俾古方時方得所折衷匡翼後學厥功滋偉時丁晚近洞垣窺臟之技不多覯耳聞下士粗解方書輒思問世究之疏方莫窺竅要辨證終屬游移毫釐之差謬及千里以生人者殺人余竊憂之爰採錄傷寒論金匱千金外台及劉李朱張諸方之佳者分列上下二卷一明六經分治之根據一立雜病治法之準繩而以諸方論之精審者附麗於後錄爲副本藏之家塾既獲會通之益且免穿鑿之勞徐靈胎有言古今方劑幾千萬計安得有學之士擇而存之余不敏竊師其意從事於斯願以質諸世之精於岐黃者

方論集腋編輯例言

古今方劑盈千累萬茲編上卷採傷寒論方八十餘首以爲六經治法下卷採金匱千金外台及劉李朱張諸家之方一百四十餘首以爲雜病治法去其膚廓擇其深純所謂貴精不貴多也

一方後各論採自醫宗金鑑及柯氏韻伯者實居多數其他議論透闢足以互相發明者亦間採入

一傷寒方下摘錄原論其註釋悉宗金鑑條分縷晰俾讀者一目了然又採金鑑六經病脈證治諸篇冠於方首尤有提綱挈領之妙至六經主證更當一一熟記故備錄之附於上卷方末

一雜病諸方仿徐之才十劑陶宏景寒熱二劑分爲十二劑每劑將治療之法粗言大意學者苟引而伸之觸類而長之病無遁形矣

一方論中間有文詞漫衍稍加删節或採他論雜入其中或附鄙見僭易數語非敢私心自用但求義蘊畢宜

謝濟舫大令余姻婭也世習醫術此論爲其平日得心應手所輯久祕篋衍不輕視人其書大旨不復過爲高論而見垣一方已洞若觀火矣聊書數語以誌佩仰甲子仲春南城李振唐識

民國十二年中國醫藥之感言

袁綠野

人生天地之間如白駒之過隙溯自幼稚之時忽而青年忽而白髮不過一瞬之間耳然而數十年中吾人須要做出一番好事業俾後人可以遵循而借鑑不可將此光陰虛度過去以負天之所以生我者預知天之所以生我必有所用於我則我之責任豈不重且大耶奈之何吾人往往事到臨頭或畏縮而不前或見利而忘義甚且事垂成而破壞擅行其鬼蜮之伎倆事腐敗而謨視猶秦人視越人之肥瘠嗚呼民國所以不能富强政治所以不能統一者實是故也在醫言醫此姑弗論試就十一年中國醫藥以言之一則以懼一則以喜何懼乎爾始也政府有廿七條管理醫士規則之頒行繼也有違禁藥品管理局之專設推原其故苟吾國醫藥純瑜無瑕於社會上有特殊之價值當無管理之必要彼執政者雖猛之

如虎必無隙可乘今加管理二字於我醫藥兩界我國醫藥前途奚堪設想此余之所以懼焉者何喜乎爾我醫藥兩界之同志尙不甘爲胯下之辱羣起而反對之於是固結團體焉力謀請願焉保存國粹焉擴張勢力焉提倡醫藥焉討論進行焉幾幾乎無一不思之以改良無一不思之以整理也足徵吾醫藥兩界尙多血性男子果爾人人同具如是之熱忱雖千鈞一髮奚難挽回乎哉此余之所以喜焉者雖然丈夫貴立志君子貴有恒如能立志而兼有恆夫然後方可立非常之事業成不世之大功方今醫藥正在多事之秋乃吾人爲所欲爲之時也興言及此不禁有無限之感慨因之喟然歎曰日月逝矣歲不我與不覺臘盡春回十一年又告一結束此一年之中若何成績固人人得而知之毋事余之喋喋爲也然則十一年已過十二年又來試問吾人對於此十二年中宜若何自勵乎此余之所以卒不能已於言者故敢大聲急呼以告同志曰際茲中國醫藥力爭上游之時代吾人其尙株守乎往者不可諫來者猶可追田茲已往惟願吾人各盡一份子之責凡事積極進行務從實際研究勿徒談兵於紙上是乃唯一之希望嗚呼來日方長吾人其奮勉之乎

爲麻黃昭雪辨護

招知生諸著

麻姓黃名者世居北地族甚繁衍北派支分晉豫青州彭城中牟滎陽等處地近寒帶霜雪嚴冽吾族產其地霜雪不積其功能可知矣後支派分隸南疆閩中沙苑諸洲上其族衆稍恭弱然有五千餘年歷史可按在昔炎農氏首爲提拔俊等錄用歷有年所後岐伯擢爲帝師薦之黃帝帝嘉其功蒙帝重用世襲罔替不稍誅責歷唐虞三代至秦我族衆効力大法家所向有功曾無踰越軌範自取咎戾延祚至漢代

集大成之張師表與孫眞人尤蒙異數賞識爲我撰制譜帙傳之百代其世德清芬信可徵也宜公古今推重中外同欽不應無稽物議不期遞嬗至二十世紀在一隅之滬地橫加誣衊常遭白眼讒言鑠金衆口灼骨有經可據之法象普品無端加以虎狼之惡名每爲庸俗所擯棄竟蒙不白之寃抑不念我德比予如毒含寃滬上非自茲始誰生厲階至今爲梗竊思上海地屬中樞五方雜處不乏特達高明之彥只得懇請大律師訴之賢明當道究其毀壞名譽之罪承認賠償損失之責理由充足若不得直誓無肯休

冬傷於寒春必病溫

甚矣伏邪之爲患也深矣其受之也以漸其蘊之也必久其發之也亦使人猝不及防陰陽勝復變化無窮內經曰冬傷於寒春必病溫可申論焉夫六淫之中寒居其一天時以冬令主之人身惟膀胱應之膀胱者太陽之腑也內與腎爲表裏外與皮毛爲合爲寒水之腑爲陽盛之經若冬令不藏寒邪得以侵入由皮毛而匿於太陽罅隙之地蘊而不發鬱久化熱迨至春陽升洩之時所伏之邪亦隨陽氣而外泄乃伏氣之溫病也故仲景傷寒論有太陽病發熱而渴不惡寒者爲溫病一條蓋即發明冬傷於寒春必病溫之旨也然物必先腐而後蟲生之人必先有致疾之由也而後病入之冬令嚴寒陽氣潛藏於陰中若陽氣素衰之人加以嗜欲不節起居失宜或形勞而汗出或入房而使內陰精不能護內陽氣不能衛外於是寒邪得以直入伏匿而爲患也故內經又有冬不藏精春必病溫之訓試比類而觀之蓋謂冬不藏精之人易傷於寒傷於寒者至春變爲溫病理固然也若陽氣素盛陰精充旺雖傷於寒亦無大害豈祇遂致溫病者哉

▲本報徵文取材如左

（一）論說欄

（二）學說欄　分醫學科藥學科二綱

醫科分　（解剖）（生理）（衛生）（病理）（診斷）（細菌）（內科）（外科）（婦科）（兒科）（針灸科）（皮膚花柳科）（耳鼻咽喉科）（眼科中）（傷科）

藥學科分　（藥物）（新本草）（藥劑）（中醫藥局方）（藥品鑑定）

（三）醫案欄二種　（甲）（新名醫類案）　（乙）（經方醫案）

（四）醫書欄　（新內經）（新難經）（新傷寒論）（新雜病論）（新脈經）（新驗方）等書

（五）醫話　（六）通信

（七）問答　（八）紀事

（九）新聞　（十）短評

（十一）文苑　（十二）小說

（十三）雜俎　（十四）圖書

如蒙海內同志惠賜珠玉請寄本報社交編輯部收可也一經選刊卽以本報爲酬唯字跡務求清晰不登原稿恕不發還

版權所有

中華民國十二年十二月發行（第二卷第三期）

編輯者　閩杭包識生

發行者　神州醫藥書報社

印刷者　神州醫藥書報社印刷所（上海北浙江路七浦路口）

總發行所　神州醫藥書報社

分售處　各省大書局

定價

項目	現款及匯兌
一月一冊	三角
半年六冊	一元五角
全年十二冊	三元

郵票以三分之內者五分以上不收郵票郵費在內

聲明

費須先惠　空函恕寄　概收大洋　銀毫加水

廣告

等第／地位	特別一面	特別半面	普通一面	普通半面
一月一期	二十元	十二元	十二元	七元
半年六期	一百元	六十元	六十元	三十六元
全年十二期	一百六十元	一百元	一百元	六十元

聲明

特別	普通
告	白

論後正面　概作特別　後頁來照　俱是普通　封面內外　照特加半

木版　電版　裝須　外加

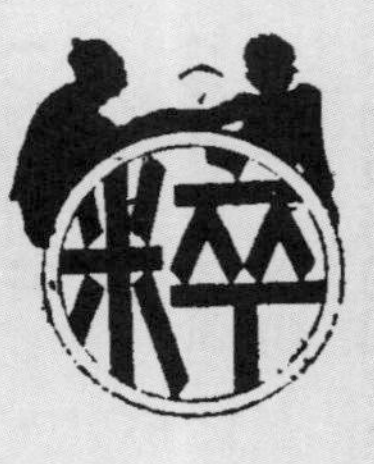

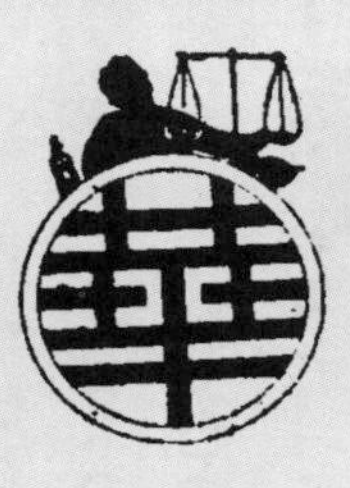

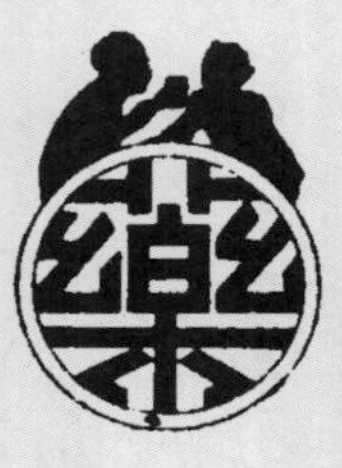

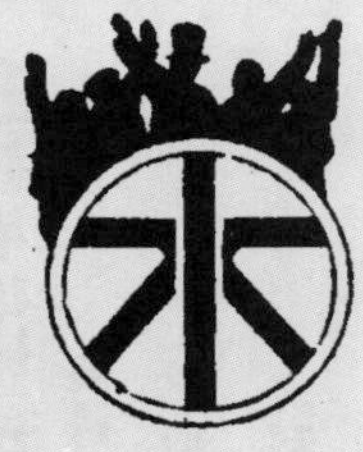

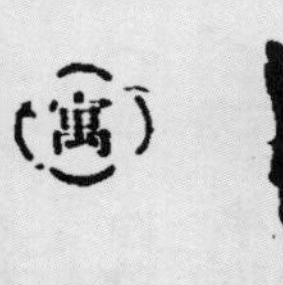

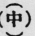

粹華藥水發明之原因

粹華所出配方藥水完全係中國道地藥材製成乃集合化學家藥劑師中醫藥界經數年之研究竭數十人之心力始克告成並經醫院及治疫所之試用收有宏速之效果乃敢出而問世發明之原因蓋深有鑒於西藥之充斥中藥煎煮不便唯一之志願在改良中藥以挽外溢之利源便利病家藉免煎煮之煩瑣故自粹華藥水出凡以前種種搧爐分炭裹絹去毛先煎後入煎劑困難諸苦皆可革除質言之本廠已不啻代病家任煎煮之勞也

粹華藥水製造之概況

購服粹華藥水者不可不明藥水之製法製造之法先將各種藥材原料製成飲片或炮或炒或蜜製或鹽水炒或飯蒸凡醫方所需要者一一俱備而以各種飲片經過乾燥碎或濾浸溶煉之手續山攝精華以化學方法用各種機器提攝為精華更將提煉所得之或分以合方劑之重量藥性氣味均與煎劑無二與各西藥房之藥水同其用法惟本廠之藥水完全係中藥製成是愛國者不可不加以注意

粹華藥水配方之精細

藥物關繫至為重要凡持方到發行所配藥配藥部對於病家負有莫大之責任是以格外精細故須經過編號錄簿計重核對以及監察者數人之手續然後對於購者期無錯誤而時間更力求迅速以免病人久待

粹華藥水服法之簡便

造藥水配成後貯於瓶內上黏有次數及格子如應服兩次知即照格子及次數不須再事煎煮用開水溫熱隨時隨地即可飲服舟車攜帶尤覺便利凡容量少而無渣滓病人易服婦女小孩所歡迎也

粹華藥水效力之宏速

向來煎劑漫無標準且各藥之成分不同或多煎而過性或少煎而不及是以往往失却效能且費時既多設遇危急之症恆有藥不及病之憾今改服粹華藥水時間既省奏效倍速也

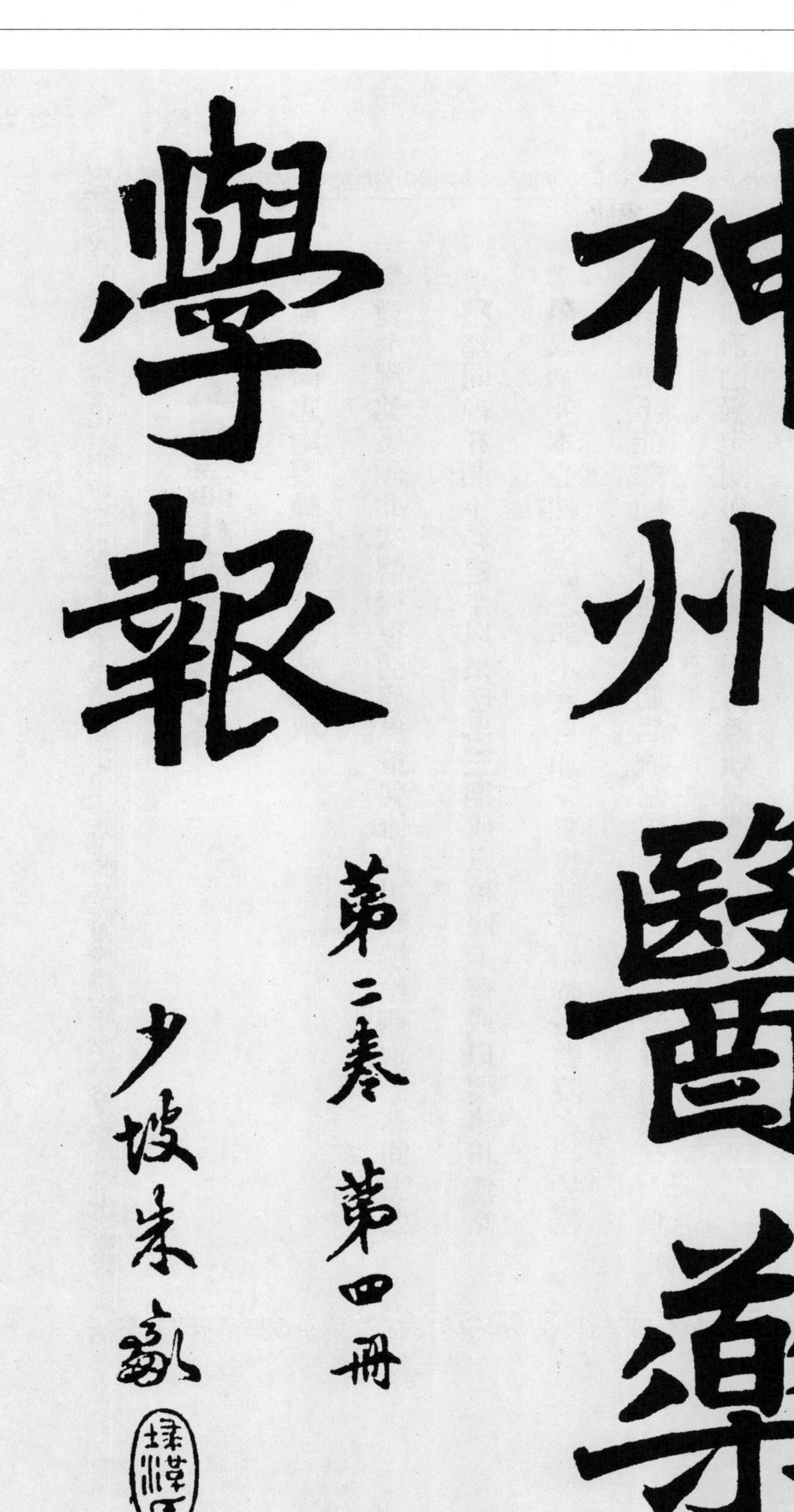
中華郵政特准掛號認為新聞紙類
神州醫藥學報
第二卷　第四冊

▲包識生緊要啓事

各地諸同志均鑒識生廁身醫林謬承

寵愛至深銘感溯此次醫報復活原思重興旗鼓再事振作藉與　諸同志共

求墮緒同挽狂瀾不料起手以來已出三期或以稿件不齊或以要事担擱諸

多阻礙初非本心然延誤之罪不敢自卸今夏復應蘇州時疫醫院之聘於醫

報一方更不能兼顧所以從第四期起統歸醫會主持編輯發行均另有人負

責如前已經定閱尚未滿期者報仍繼續照寄倘以後蒙

諸同志訂購或　惠賜大著則請逕寄醫會出版部收可也

▲本期目錄

評壇

論壇

僉載

雜俎

文苑

小說

神州醫藥總會對於庚賠用途宣言

列强退還之庚子賠款。應當用於需要教育及學術事業。已成全國輿論一致之主張。乃二三軍閥野心不戢。倡爲築路與導淮兩說。導淮之說。有呼無應。似已放棄。惟築路之議。則軍閥首領暨依附軍閥者。尚在計謀如何運動如何把持之中。本會爲研究中國醫學之學術團體。爲全國醫藥兩界之總樞。對於庚賠之用途。不能無明確之表示。特開職員聯席會議。議决理由如左。

(一)就原委上說。庚子賠款。係北洋義和團排外肇衅而起。義和團之排外。由於未受相當教育。故有此鹵莽滅裂舉動。卽當時左袒義和團之親貴。亦大都不學無術。偏信邪說。今將此款辦理需要教育。使一般國民洞明世界大勢。以保持國際間之睦誼。循原遡委。儔曰不宜。

(二)就性質上說。賠款之性質。係處罰之意義。以一小部分無知之暴動。致全體之善良國民。受友邦之責罰。已屬無底之吃虧。今承友邦於相當之時機中止取償。聲明退還。當然應擇一光明正之用途。用資處理。方保平衡。一方表謝友邦之好感。一方力求本國民於之進步。試問民族之進化。孰過於學術事業。故將此款用於學術事業。實爲非常正當。且表示茲款性質與其他借款協款。質不同。因款配用。斯爲經濟。

(三)就事實上說查賠款之退還動機於美國。從前退還一部分。辦清華學校。俄國繼之。宣言放棄。日本英國又繼之。現在中俄協定成立。用途已正式聲明。至美國其他大部分。亦由國會議決全數退還。柯立芝總統固聲稱用於文化及教育事業。英國態度似與美國一致。不會立異的。日本方面小部分津貼留學生。大部分擬於北京。創立科學圖書館。上海建設人文研究所。廣州或設立分館分所。幷聲言對於北方傷寒病。南方脚氣病。揚子江流域赤痢病。爲特殊之研究。是與本會極有關係的。徒以吾國教育界未明眞相。尙形相左。但此係另一問題。不可混爲一譚。綜以上之事實。是各國退還庚賠之原意。確係用於需要教育與學術事業爲目的。若無軍閥之攘奪。決不致變更。吾輩國民。宜先防止家蠹。再與友邦談判。用符初旨而成事實。

上列三說。實中外所見聞。非本會之臆造。俟庚賠用途。大體決定後。再由全國教育學術團體。公擧有名望。德業者數人。會同關係各國委員。共同管理。擇要需配將國民多年之負担。仍謀植國民前途無量之幸福。庶免軍閥及阿附軍閥者。借其他之名義。移爲招兵購械營私黷武之用。重踏京外教育費危險之覆轍。而與原委性質事實上大相背戾。博退還之虛名。違友邦之美意。尙希邦人君子聯同學術教育團體一致主張。無任翹企。謹此宣言。

上海神州醫藥總會(八月一日)

△△神州醫藥總會出版部三大徵求章程

(甲)徵求撰述員

第一條　凡海內外碩學通醫。無論會員非會員。願以最新之著作。郵餉月刊者。一經編輯部審定。即函聘爲撰述員。

二條　撰述員之權利義務

(甲)撰述員。有約他人撰述之義務。

(乙)撰述員。每期最少須撰長篇一篇。或短篇二篇以上之義務。

(丙)撰述員。對於本部出版物。有校勘糾正錯誤之義務。

(丁)撰述員。得因其撰述之成績。有享閱月刊及其他出版物之權利。

(戊)撰述員。得因其撰述之價值。由本部轉請學術評定委員會。或總會職員會。給與各種獎狀。各級紀念章之權利。

(乙)徵求維持員

第三條　凡以經濟補助本部。得臻發達者。皆爲維持員。

第四條　會員每月捐助一元。一年捐助十元以上。非會員一次捐助五元以上者。即取得維持員之資格。

第五條　維持員之權利義務

(甲)維持員。有約他人入維持部之義務。
(乙)維持員。有推銷本部出版物之義務。
(丙)維持員。得以其捐資之多寡。享閱月刊及其他出版物之權利。
(丁)維持員。得依其捐助及介紹之勞績。由本部轉請總會職員會。給予各種榮譽徽志。及舉爲名譽職員之權利。

端六條 維持員之種類及奬勸
(甲)一次五元者一年 十元者二年 十五元者三年 二十元者四年 五十元至百元者十年 百元至五百元者永久
(乙)五百元以上者。由本部轉請會長陳請政府奬勵。

(丙)徵求著作成書

第七條 凡海内外著作家。收藏家。願以自己創作。或先賢遺著醫事書藉·郵餉本部者。一經編輯部審定。卽依下列之辦法。
(甲)在月刊中次第登載。
(乙)刊行單行本。
(丙)登報褒揚。
(丁)其他。照撰述員(丁)(戊)兩項及維持員(乙)項但書辦理。

第八條 本章程有未盡事宜。得修正之。

評壇（第一）

社評 人及醫人

（陳无咎）

從前我們中國人。龐然自大。自稱爲天邦上國。而視他國。都爲環境四夷。

現前我們中國人。毖焉自小。壹視外國人爲万智万能。而自己本國人則一無所知。一無所能。

其他姑不論。試看一般達官貴人富商大賈平日。視金錢重於性命。然一遇疾病。亦視生命與金錢等。因寶貴其生命之故。故不惜一個皮球千百黃白。付諸圓枘方鑿之西醫之手。

其他復不論。試證西醫之治傷寒也。見熱度驟高。則用冰以降之。及用冰後。聽心搏脈遲也。則用樟腦油以激之。似此一降一進。而自詡合於學理也。得毋令人笑掉齒牙。

其他更不論。試證英國睡死病。美國傷寒病。彼二邦醫博。尚未明其病狀之所由。治夫睡死由於心血之遲慢。不能抵抗外侵之病毒。應引血歸心以起之。傷寒由於天氣之陰霾濕入脺肝兩藏。將明液膽汁冲出。失其消化作用。應通盲腸翕毛細管理脾溫膽以導引之。區區於此而不知。猶自稱爲科學萬能。得毋令人笑破腸肚。

余非謂西醫無一長一技之能也。奈西醫往往知證無藥。余非謂中醫個個都優秀也。然中國醫藥之完備。實非西方所企及。徒以社會上輕視中醫。而政府又不知提倡獎勵。遂令國中智勇辯力之士。諱言習醫。

據西方人口年齡之統計。以醫生最爲短促。彼不能自延其壽命。可知彼之學術。尙在企圖進化之中。安能及吾國日用尋常。莫不儲有醫學智識之趣味也。特醫人不能言。衆人終身由之而不知其道。爲可笑耳。

社評　興奮的靈素商兌　（陳无咎）

余雲岫氏作靈素商兌。一般中醫皆大相駭怪。不佞翻讀一過。不覺撚髭大笑曰。無傷也。

余氏西醫也。以西醫而能讀內經。且能讀諸名家著述。幷能辨丹溪花溪之學說。此在中醫中。尙不可多得。況西醫乎。

不佞嘗云。西醫能讀中醫之書。與中醫能采西醫之說。其人皆非自畫之徒。卒有無所得。是第二個問題。不當混爲一譚也。

施存統一初中學生耳。因作非孝論。其姓名震聾全國。然非齊耀珊做省長。夏敬觀做廳長。相驚伯有。烏能臻此。故善讀書者。雅不欲爲齊夏之頑鈍。

致激成（驅齊滅夏）之笑史。

不佞所著醫壘。於陰陽五行。藏府輸寫。切脈循經。諸有相當之發揮解釋。余氏自毀之。不佞自奉之。各行其是。各尊所聞。不佞之書。成於曩歲。尙未得見余氏之說也。今得誦余氏之說。始知西醫主張。索有途徑。而吾康莊之學說。益復坦蕩莫名。質言之。卽不佞醫學通論所云。西醫之學術。由合而之分。中醫之學術。由分而之合也。

且今日中醫頑鈍無恥甚矣。一條鹹菜辮。兩盞皮燈籠。乘綠呢大轎。在馬路上呼么者有之。自已一無所知。而高踞皋比者有之。批評古今學說。不知。僞以爲知。今得余氏此書。攻擊搗瑕。不可謂非一瓶興奮劑也。

至余氏之書。應否糾純。俟諸異日。

社評　兩個委員會　（張尊武）

◎評定和檢定

醫學會是什麼。醫學會是研究醫學團體。不是醫事行政機關。

神州醫藥總會底委員會曰評定學術。上海中醫學會底委員會曰檢定醫生。他的不同之點一

神州委員會的章程草案由辦事部方面提出。請求全體會員多數贊同再請職員會舉行。上海中醫委員會章程是由職員會制成。請求江蘇中醫聯合會認可。卽行舉辦。（其實聯會沒有開過聯席會議）他的不同之點二

神州委員會規定於分科委員助理委員外。還有名譽委員。尊稱總裁。不以會員爲限。換言之就是請國中通碩充任。上海中醫委員會沒有這回事。他的委員長雖由職員公舉。其餘的委員概由委員長委任。他們倆不同之點三

神州委員會規定對於學術湛深。經驗宏富。每醫士給與名譽獎狀。有通醫明醫知醫三種稱號。上海中醫委員會。呢直接與醫學士證書。他的不同之點四。

神州委員會底章程草案得多數會員贊成。歷記者願盡會員一分子責任。將來協助會長陳請內教二部立案。不曉得他中醫學會的委員長行使總長職權後。能否將醫學士學位向教部註册

這兩個委員會。比方兩部鼓吹。爲公麼爲私麼。請一般讀者評檢呀評檢

時評　畸形之檢定

（味辛投稿）

上海中醫學會舉行檢定委員會。以一個集合之團體。而負全國醫事行政之責任。所謂「先生之志則大矣。先生之號則不可」

況且委員長與委員。其地位相同。惟職權稍別。該會章程第十條委員長由於公舉。委員由委員長委任。譬如商會教育會農會律師公會各種團體。會長由於公舉。其他評議員會董。由會長委任。畸

形不畸形。且丁會長既爲委員長。而其哲嗣則爲委員。是中醫學術之集中。全國當首推丁氏。恐徵之輿論。未必謂然。除夏謝惲三先生外。其他羽毛未豐者。亦儼然爲委員。是欺中醫界無人才也。以毫無表見之庸衆。而當平衡之任。冀欲號召羣倫。牢籠萬彙。以爲私人標榜。固計之得矣。其如萬目睽睽。一手不能掩何。

按中醫檢定委員會內容如何。苦無所聞。尊式味辛二君短評。不無直諷。然良藥苦口利於病。忠言逆耳利於行。願檢定會諸君子視爲春秋責備賢者可乎。(記者識)

社評 萬能的百靈機

(淳齋)

現在藥房的廣告最出風頭者。總算九福公司底百齡機了。去年。他有個亮透顯微鏡告白。叫得什麼吃過百齡機以後。冰冷的精虫。變到活潑潑地。在中醫學說上。精虫是沒有研究的。在西醫學說上。非法出精的精虫。是否見到空氣。居然能活潑潑地。果。精虫。在顯微鏡上。能活潑潑地。那麼買過百齡機的人。還可轉登一個告白。出賣他的活動精虫。運往外國做一個標本。多麼有利益呢。我想百齡機有如此萬能。眞賽過前淸候補道。當然有許多大醫博士證明他的無量効力。

僞羚羊角戒

(鮑東藩)

羚羊角在三十年前。每支僅三百文。近年乃不啻二十倍。僞造因之而起。查某藥肆用白水牛角。祕密造成。其黑尖則用硝強水醮之而成。巧造大足亂眞。惟硝酸毒烈。人所盡知。與羚羊角之功用相反。不止天壤。一或誤用。必戕病人之命。敗明醫之名。貪利喪心。莫此爲甚。方今科學大明。如加以化學試驗。眞僞可以立判。惟望病家醫家及各藥肆咸注意焉。

(歡迎此類投稿)

論壇（第二）

通論

脚氣論

餘杭章太炎著　弟子張破浪錄

破浪曰近世脚氣病多而學校團體間爲尤甚東南多濕氣又因于飲食之傷早治而遷地者可差否則必不治吾師此論推究病源示以治法爲益于社會不淺余故錄以示人

脚氣舊名緩風其因難知驗之無菌也日本脚氣最多遇病卽戒稻食以麥麩爲饌且云常食連麩麥飯卽無脚氣麥本心穀此土小麥入藥不得取麩以是收歛心氣卽明脚氣之因在心日本人說此以爲心藏擴大緩弛不任彈血是以血痺以脚去心最遠故病自脚始仲景師要略中風引湯腎氣丸舊皆以治脚氣入腹風引湯者桂枝大黃以行血痺石英以保心也然今治脚氣者驗其血中多石灰質故用藥以石灰質爲禁而風引湯乃有石藥八味（牡蠣雖動物其殼亦石灰也）似適得其反矣（按風引湯蓋治熱病差後足脛痲痺之方誤取治脚氣耳）

腎氣丸之用附子以彈心藏桂枝地黃以開血痺牡丹皮以淸血垢心力選懦故取山茱萸之酸以鼓之血痺則血中濁穢不能泌別故取茯苓澤瀉以滲之且夫血中多石灰質者何自而致乎緩風骨痿自骨中溶釋而出也地黃質黏有續骨之功（見淮南子）茱萸味酸有養骨之效（見周官醫師）此乃一藥而兼數用矣其薯蕷一味開血痺特有神效血痺虛勞方中風氣諸不足用薯蕷丸今雲南人患脚氣者以生薯蕷切片散布脛上以布纏之約一時許脛上熱癢卽愈于是知腎氣丸之神也然喩諦氏曾謂脚氣

入腹而見上氣喘急嘔吐自汗地氣已加于天襲用腎氣丸必不應當取朱奉議八味湯

附子　乾薑　桂心　人參　白朮　芍藥　茯苓　甘草

余謂當改腎氣丸爲湯山茱萸功力薄弱重加木瓜以收之可也附子炮者力緩生用可也

陳无咎曰太炎先生湛深國學博通墳典故立論之精如此中國先民習性長於解剖自革衣石斧改爲銅鐵羽毛飲血進爲火化是由解剖而達理化矣及神農嘗百草何物可以養生何物宜爲毒藥由生理解剖理化而律博物矣故不但金石草木一部分堪爲治療之藥品卽吾人日用行常所謂五穀菜蔬無一非藥也中國醫學之發明本不始於神農不過從神農嘗百草以後而中國醫藥乃得分科耳先醫臨症切脈因病制方實含有無量科學之意味後醫淺陋以方爲市專記湯頭而中國醫學乃日見晦盲不知者僞以爲知知之者反毀爲不知卽如脚氣一證係心包絡蘊溼而起濕入心包則吾人之大氣乃不能舉因而心藏擴張古人稱『脚氣攻心者死』故治脚氣必先護心又稱脚氣爲輭脚病　卽先生所云『緩風』也脚氣驗之無菌而血中又多石灰質先生謂自骨中溶釋而出蓋心包繫背脊之第七椎實爲心腎相通之舟揖心包有濕必一部分溶入骨中以及於腎腎主骨總滙奇經又爲百脈之根兩脚爲筋脈骨骼之末端故脚氣之病狀由下而上而治脚氣之方法則由上而下也西醫視脚氣病爲極危險因西醫無控心包之藥也一般中醫療脚氣莫明證候因中醫多膚淺不解人身組織狀態也先生就古方而詮藥性不須創作而其功與創作等近時學者可咨醫藥之原先生一人而已（甲子六月十七記）

通論

傷寒論辨上

（馮應琭）

傷寒論非統論六氣外感之書也素問天元紀大論曰寒暑燥溼風火天之陰陽也三陰三陽上奉之又曰厥陰之上風氣主之少陰之上熱氣主之太陰之上溼氣主之少陽之上相火主之陽明之上燥氣主之太陽之上寒氣主之所謂本也是謂六元此卽申明上奉之義然則人身中既有三陰三陽之經其所以上奉者在無病時亦必具此風熱溼火燥寒之氣以爲六經之本氣矣傷寒論實本此義以三陰三陽分經受邪立說所受之邪專屬寒氣其發見爲風爲熱爲溼爲火爲燥之證者不過寒邪傳入各經卽從各經本氣之化不得以見各經本氣所化之證誤認爲外受此氣之邪而疑傷寒論爲統論六氣之外感也後賢不察以爲論之命名卽難經五十八難所謂傷寒有五之義於是舉中風溼温熱病温病一切外感之邪皆求全於傷寒論中附會論文而言證影響方法以言治始也既於傷寒之外混同五氣而五氣之病不可得治繼也必於傷寒之中淆亂六經而六經之病又不可得治遂有創爲古方不宜今病之說是更厚誣乎傷寒論矣求全於傷寒論既失傷寒論之眞厚誣乎傷寒論或且廢傷寒論之法是烏可以不辨王安道溯洄集傷寒立法考一篇有曰仲景爲卽病之傷寒設不兼爲不卽病之温暑設王氏之意雖對於傷寒伏氣之發爲温病暑病者言然因於傷寒而爲温病暑病者既非論內所詳則異於傷寒而爲五氣外感之病者亦非論內所有更屬可知故傷寒論中麻黃桂枝等方法只可爲傷於寒氣中於寒風之治然且有因地因時之當辨後賢製爲九味羌活人參敗毒柴葛解肌參蘇飲等方不問五方四時傷寒中風一例施之雖非仲景正軌然視輕用麻桂等方以概治傷寒外之五氣外感者相較則所失倘

少。蓋。所。謂。因。地。因。時。者。江淮以南自春分後至秋分前。可用麻黃湯之證。幾於絕。無。僅。有。即。有。亦。可以如上所云之九味羌活湯等方擇宜代之。致於桂枝湯證。活人百問又有加黃芩加知母石膏等法治傷寒且如此。然則麻黃桂枝等方其不可用以治六氣之外感。更不煩言而自明。故曰。傷寒論專論傷寒非統論六。氣。外。感。之書者此也。

讀傷寒論必須如此讀法。方可與言心得。正負所不。計。也。曹孟德曰。生子當如孫仲謀。若劉景升兒子犬豚爾。余今改其語曰。讀書必如馮育神。其。他。皆。買。櫝。而。還。珠。耳。馮君原題爲『傷寒論非統論六氣外感之書說』。分上下二篇。余改爲今題。仍將原文引作起冒。以醒眉目。（无咎）

通論 中風論

（佚　名）

夫病之猝暴而急投藥有不及之虞者。其惟中風乎。蓋風性輕而善走。無微不入。其中人也。易其發病也速。故經曰。風者百病之長也。而有中經中絡中血脉中腑中臟之分。症象既因之而異。輕重亦因之而殊也。中經者手足痿軟而作用不遂也。中絡者軀體重着而麻木不仁也。中血脉者半身偏枯而口眼喎斜也。中腑者昏不知人而四肢拘急也。中臟者舌僵難語而口角流涎也。名之曰中。明係風從外來如矢石之中人。奈何後賢聚訟紛紜。各是其說。如劉河間謂因煩勞則五志過極。動火而卒中。皆熱甚生火。火甚生風。是主乎火也。李東垣謂因元氣不足而邪凑之。令人殭卧卒倒如風狀。是主乎氣虛也。朱丹溪謂因脾胃不旺。積濕生痰。痰生熱。熱生風。是主乎痰濕也。後學讀之。將何適從。要知三家所論之風。非眞中。乃類中。謂其有類於中風也。然眞中亦每多兼三者而有之。蓋人之陽氣虛。則不能悍衛於外。邪害空竅。風從外入如空谷之響應。乃挾其身中素蓄之邪。或火。或氣。或痰。相兼而爲病。但有標本輕重之不同耳。有清葉氏發明內風。謂乃身中之陽氣變動。肝爲風臟。因精血虛衰。水不涵木。木少滋榮。故肝陽偏亢。內風焮起也。立論甚精。堪可取法。或謂眞中是實症。而亦有屬爲虛者。類中是虛症。而亦有屬於實者。未可拘也。治之之法。或驅風。或散風。或熄風。固屬誠然。第因於火而中者。尤不得不清火以佐之。因於氣虛而中者。尤不得不補氣以佐之。因於痰濕而中者。尤不得不爆濕滌痰以佐之。因於精血虛衰。水不涵木而中者。尤不得不補養精血。滋水涵木以佐之。又閉之與脫。治須分析。然閉者宜開。如續命湯以開其在表之邪。三化湯以開其在裏之邪。稀涎散滌痰湯以開其壅滯之痰。而脫者宜固。如參附湯以固其腎氣。朮附湯。以固其脾氣。芪附湯以固其衛氣。歸附湯以固其營氣。辨症既明。藥自應手。不然。鮮不取禍於旋踵也。最可笑者。今日時醫之治偏枯。見左半身不遂。則投大劑補氣藥以治之。右半身不遂。則大劑補血藥以治之。往往無功。斯殆惑於先醫在左血多。在右氣多之說。殊不知經云。左右者。陰陽之道路也。豈可以偏執哉。况左半雖以血爲主。而不可無氣以統之。右半雖以氣爲主。而不可無血以麗之。由是氣血往還。生生不息。治法則宜從陰引陽。從陽引陰。從左引右。從右引左。鮮有不愈者。又有似中風而實非中風者。如中暑。中寒。中濕。霍亂。暴厥等等。皆與是症相彷彿。最易眩惑。須詳辨之。要之西北風氣剛强。類中少而眞中多。東南風氣柔弱。類中多而眞中少。人年四十以外。斯症頗多。良由飢飽勞役。七情乖違。或厚味縱慾。竭精損神。使衛陽疎豁。營血空虛。邪得從隙而入之。苟於中年以後。善自葆養。淡泊滋味。積精全神。如是則腠理緻密。身中元氣。內外瀰淪。雖大風苛毒。莫之能害。又何患乎中風哉。考中風一症。內經金匱言之

最精惜語簡而括不易領略神而明之是在智者

按是篇爲常熟張菊影君郵稿想係清賢遺論惜佚其名其論中字頗覺透闢惟稱賞葉氏抑置三家膠固水木未免語病特中論中藏府中經絡中血脈與夫南北之眞中類中及治法方劑等確有見解不同臆造因采錄之删繁就簡歸精反約是在讀者（无咎）

社論

忠告醫藥兩界同人

（陳无咎）

兄弟自退休教授秘書以來即執行醫生業務從前兄弟原有許多閒話要向醫藥兩界同人說透因沒有機會只得罷了現在兄弟著書稍閑蒙神州總會職員會公舉兄弟主輯本刊所以兄弟第一次就職宣言將一番要緊說話拔去枝葉約略道來

▲第一醫藥兩界要團結一塊

重慶鄒趾痕先生說今日有中國無中醫兄弟改他一句今日中國無中醫卽無中藥我們充當中醫的同人清苦的多發財者少現在中醫學會都由醫界維持藥界不甚過問此是一大窟窿中醫學會是研究醫事機關中醫程度進步中藥營業亦必日臻發達中醫退化則中藥生意將爲西藥所奪所以藥界同人對於中醫學會中醫學校中醫醫院三個機關宜充分補助比方一百錢抽提一文一塊洋抽提一分積少成多每月結算一回或每季結算一回悉數撥入醫會醫校醫院經費如此則醫事團體有一筆固定經費可以謀充分之建設抵制外界之侵侮神州醫藥總會原爲全國醫藥兩界之總樞在本埠之店號應加入總會爲會員在各埠之店號應加入分會爲會員其未組織分會地方應醫藥兩界亟謀團

結。組。織。一。個。分。會。

▲第二醫藥兩界宜互相關照。

兄弟二十年前初讀醫書的時光。苦不得其門其入。乃向周香泉外翰龔春泉秀才徐班侯侍御諸前輩先生。問詢讀醫方法。復入丹溪學社。作一個學生。承周總教不棄菲才。傳我衣鉢。并禀准閩浙督撫瀏馮二公。給兄弟高材生文憑。民國四年兄弟就聘來滬。始入總會。嗣後往來南北。凡遇醫林前輩。必執經問難。而於西方學博更爲殷勤。今日兄弟頗有一層感觸。只見我向人問學。從未見有人向我問醫。總會中惟朱少坡會長周處白會友承虛心下問一二次。其他絕對沒有。至會外朋友。麗名丹溪學社的人。當然不在此數。此醫界同人之一。大毛病。應當改變。至於藥界。更爲奇怪。比方張龍朋夏應堂諸先生所處之方。每劑售一二三角錢。一到兄弟手上。便加二倍三倍四倍。不知是何原因。豈有名醫生可以便宜。無名醫。生。不妨貴賣嗎。本來我們做醫生的。只要病醫得好。總有幾家相信的。區區幾個藥資。斷不在此。不過遇。貧。病。的人。未免吃虧。兄弟手上了。我的意思各家店號。宜仿西藥辦法。畫一。價錢不要忽貴忽賤。最好將各種藥材價目。每月通知醫會一次。(各國多如此辦法)使醫生知藥價貴賤。遇到貧賤的人。可以設法避免。減輕。吃。藥。資。本。

▲第三醫藥兩界應屏除虛僞。

西醫沈振寰說。道士之畫符。和尚之誦經。剃頭司務之針刺。中醫之三個指頭。是一樣。(見新同德雜誌)你想他一個羽毛未僘的學生。輕視我們中醫到如此地步。誰謂爲之。孰令致之。我敢說一班舊醫自己。

實在有許多地方令他們侮辱而有餘我看見海上兩三個時醫坐綠轎子啦帖紅簽頭呀開方的時光。搖頭搖尾扯起正宮調喉嚨唱他的藥味他帶去的學生仰面執筆看老師唱一句寫一句唱一味寫一味他那種虛祕神氣實在難看得狠不要說學西醫的人看見欲嘔就是兄弟看兒亦講不出是酸是辣幸我們聰會會友沒有此種腐敗的東西否則我當場都要罵他呢至於藥界兄弟雖名爲醫生從未與他們接近但有數件事情令兄弟永久不忘民六兄弟爲臺州人王姓處一方內有淡從容一味法界某藥店竟用什麼物事替代病家不知爲旁人查得幾致決裂去秋兄弟爲孫姓處方有五倍子一味三馬路某大藥店竟謂本草中無此物他不說偶然缺少反背後倒兄弟的霉你想醫生豈能常侍病人病家幾個識藥此種虛僞行爲豈非貽害雙方又今日藥店往往進用劣貨冒充國貨那裏曉得藥名雖同姓質大異只圖貪利不管殺人尤爲天地之所不容所以兄弟不惜苦口相勸請藥界同人不要再踏上列覆轍兄弟向忠厚待人固不忍宣他的店號。

以上三層所說看去似繁難的要行極其容易看去極是平常實行大有功効這是兄弟與讀本刊同人。第一次握手誠摯的忠懇的一番說話

社論 改進中醫程序之商榷（祝味菊）

本報此次賡續出版就宣言之觀察能廢棄中西門戶之見足徵同志之醒悟將來不患學術之不昌國粹之不保矣惟凡事之進步必具一定之程序方克有成鄙以爲振興中醫之法須注意從短處下手若終日肆言已長實非中醫之幸現在最關重要首宜修改者莫過於生理解剖考中醫此學僅祇內經一

書其文字復簡與不詳非細加註釋不可若與西醫精確之學理相證則越人之難經尙多錯訛其餘更無論矣吾輩無容隱諱掩飾須取西醫之長以補中醫之短能確知藏府經絡原狀然後可以知病狀也故以此爲改進中醫之第一步中醫病理學的亦僅見於內經其羅殺宏富固有今人所不可思議者但亦與生理解剖同未得正當之註釋仲景之書乃應用內經者屬於治療學範圍不能作此學之解釋以下諸家所發明則瑕瑜互見當加選擇欲研究此學非先集精美之多書不可然亦須俟生理解剖學成功後方有根據故此屬於改進中醫之第二步至若中國藥物學根據神農本經確有特效後人發明關於生理病理有當有不當遂有效有不效此學必勤求古法廢去偏見參用西學加以精密考究而後可望成功然亦須俟中醫業已改進方能用之適當此屬改進中醫之第三步此三者能告全功然後搜集方書詳加考證分別去取成爲診斷及治療學此屬於改進中醫之第四步苟能照此程序逐一研究各立專書則中醫之價値不難駕於西醫之上今日西醫雖輸入他日中醫將輸出矣未識同志以爲何如

（胡潤墀）

社論

今醫之感喟

庸醫殺人諱言命短病家遇急求救於盲此普通求醫之習慣而現代醫學之趨勢也通都大邑不乏明達之士該地人民罹於夭札者尙少若僻地山陬一年中殤昏短折不計其數實地調査死於不衛生者半死於醫者亦半死於不醫者居少數死於醫者恒居多數言之不勝感喟上古時代有上工中工下工之別上工十醫九中工十醫六下工十醫二三現今之世祗有名醫時醫庸醫無所謂上工中工下工也名稱其實謂之名醫雖不能如古之上工能治未病亦當在中工下工之間然以價格之高價値之昂每

不爲俗人所信仰時醫者粗識皮毛生遇其時而能迎合病家心理是爲趨時之醫髦至庸醫者僅識之無不諳藥性開方幷湯頭而不知問症以傷寒爲敷衍至溫熱瘟疫病名不知陰陽傳變病形不知弦洪毛石季令不知針砭薰灸治法不知運動紳商招攬生意誘送扁額裝潢門面若問其治病輕者重重者不救即或有一二得生之證皆他人診於先而庸醫診於後也似此草菅人命較燒掠之盜匪爲尤甚現今醫學昌明江浙各省組織醫藥學會以企進化倘得會內諸公訂一特別方法取締各鄉鎮庸醫以救濟人民生命造福靡量僕不禁馨香祝之

陳无咎曰胡君謂今醫無上工不知今日科學發達才智奮迅醫之俊者超扁鵲而軼仲景若謂無上工未免少覩天下士矣至世俗之所謂名醫實時醫也果眞名醫必不計較價直若高昂價直雖有道不足觀矣惟其罵時醫庸醫之處則痛快逾恆使黃坤載見之當引爲同調也

選論

敬告各醫院

現上海各醫院主理者多著名醫生設備週到頗得社會信仰然有二事爲各醫院所忽而爲病家所苦者則飲食與看護是也茲分述如次幸各醫院注意及之

一飲食　醫院中各項病人飲食大抵包於廚司各廚司多缺乏常識對於病之飲食利害多未計及病人所用鷄汁往往用鷄頭鷄足等煎煑牛奶摻水或不新鮮以期省費須知病者醫藥固宜愼投而飲食亦不可忽否則功不補過也前歲四弟以割症入某大醫院故知之頗詳甚望各院監注意及此每日入廚檢查則病家之幸也

二看護　各院病人看護多屬年輕男子大抵好戲或好睡且不細心對於病人看護極欠週到甚且在遠處談笑病人有事呼之力竭聲嘶亦不見其來既來又不照病人所言去做須知患病輕者有事猶可自爲若屬外科割症不能動作又不能高呼其焦急爲何如某君之子現以腸病入某醫院嘗以此苦告余甚願辦理者注意及此對於看護常加告誡也（申報）

選論

殺人的女子體育

誰不曉得體育是增進人們健康的。然而中國近十年來的体育界現象很不好。不是拿來當他一種出風頭的興行品的看待。便是無目的無意味的將身体任意運動。

本來体育這件事無論一舉一動都須根據着穩妥的理論設立着適當的目表纔可以見得到效力。否則任意胡鬧非但沒有功效而且害是極大的。

男子因這無理取鬧體育受到極可怕的害也決不是三言兩語說得完的。不過不在今天討論的範圍之內。且來談女子體育上所受之害罷。

中國一般的女校。還不能說有體育所以僅有消極之害沒有積極之害。但是有幾所體育專門的女校。倒也順應着那惡潮流都盲目的在那裏取教材。選擇教材時完全拿出風頭來做標準的。不管有益有害。只要好看就是賣拳頭走江湖的頑意兒也要來一下的所以這些專門的人物受書更甚於男子。

運動上女子比男子有大大不同之點。便是月經時絕對不能運動。否則這害是極大的。然而那些自命爲將來的女体育家的人們。竟在月經期內并不休止。亂七八糟的運動着。所以得到的影響。是極可怕的。據是近來調查其專修學校的學生往往每一個人一月中月經中有四五次之多。這不是很可怕的麼。著名的女體育家某君。其月經已成深黑色。且其量殊少。這決不是良好的現象啊。

友人某醫生告訴我說。有名的体育家某女士。得了貧血症。叫我醫治。我一看。伊的病症已非常厲害。然某女士年僅二十一二。尚未結婚。怎麼的得到這種病症呢。其實全是由那種不合理體育上來的啊。何况那些所謂女体育家。更以爲我們女子不弱於男子。男子做得到的我們也做得到。於是把女子不應該用的運動也一一採用了。鉄槓咧。踢球咧。鬧得不亦樂乎。這結果怎樣

友人王君的夫人。結婚後。七年不孕。後來請專門醫生一看。纔知伊的子宮歪向着右面。所以不能受胎。推其原因。也是在那種非體育的學校中。多踢球。把子宮牽向右面去了。到醫生割斷了牽過去的筋肉。纔復了原位。居然不久就有孕。生小兒。是否女子的幸福。這是另一問題。總之子宮一部份是極容易病的。而且。這病。會影響到。神經。所以無論如何。子宮一有病。決不是女子幸福。

不談女子體育則已。要談女子體育。如果一味妨害着子宮一部。那非但得不到健康的精神身體。而且這害決不止單單殺害本人一個人的。熱心女子體育的人們啊。女學校長們呵。你們如果不甘心做那不執刀的劊子手。那麼請你們調查現在新用的運動。是否合於女子。并且再實地研究研究學生的月經狀態如何。這不是穢褻的事。乃是關於多數人生命的呵。(晚報)

學說（第三）

剛底靈素（醫壘之九）

（義烏陳无咎撰述）

◎攝論第一

西醫余巖氏著靈素商兌。我讀一過。攜之首肯者再。我之首肯。非贊同其說之確也。乃贊同其對于靈素。加以很深的懷疑也。中國文字是剛性的而非柔性的。中國文學亦然。而靈素一書文義深奧。曼衍尤爲至。剛余氏以柔性方法研究靈素。是爲正治縱治。我以剛性方法發揮靈素。是爲正中悟負縱處復橫。此我與余氏不同之點。亦即爲共同之方。古來能治靈素者。莫如秦越人張仲景。然越人作難經。仲景著傷寒金匱。或伸論母子。或著眼剛柔。甚至因剛柔之點。强分剛痙柔痙。淫爲生剋。後醫泥其跡象。脫其精神。而靈素乃不可讀。但仲景之書。係晉王叔和所撰次。內經原注。又爲唐王冰所作。二王之學。雖不見什麼壞處。不過矯揉造作地方。指不勝屈。吾人讀靈素。須分別何者爲原文。何者爲周秦諸子所衍。何篇爲兩漢陰陽家所攙雜。何處脫節錯亂。何處重複移易。如此着手。方知端的。不慧讀靈素二十年。從前十年。誤於注疏。苦無所得。今十年。勒以科學。漸覺貫通。竊謂靈素一書。實爲中國各種科學之結晶。比方周易爲純粹哲學。墨子爲名學工程。老子爲自然哲學中商爲刑法。管子爲政治。其範圍在於一科二科。其學說都有定程。惟靈素一書。則包含生理解剖組織衛生病理心理天文地質論理聲光等種種差不多物質之科學。與精神之科學。皆有一部分統系在內。不佞本擬用具體方法。將科學之定律。注解靈素。但頭緒份繁。斷非淺薄時間所可幾。況科學之定義。常常變更。靈素之妙諦。在於以哲學之智力濟科學之窮。且中國文學。薄於剛性方面。一字有數義。一句有數解。苟不懂訓詁名理者。往往錯誤乖方。故不佞暫棄具體之主張。而爲抽象之陳述。旣不和惲鐵樵氏之可商。亦不駁余雲岫氏之商兌。各行其是。各尊其聞。質言之。卽不重主觀。而輕客觀。亦不泥客觀。而淆主觀。以免拘迂迹象。汨滅性靈。使靈素之學說。聿成統系。扶行軌道。無論何人。各有所得。且其所得。或較不佞爲獨多。直養無害。至大至剛。爰命本書曰剛底靈素。

說治霍亂大法

（謬效國）

霍亂之候。其來暴疾。腹中絞痛。擾亂不安。有吐瀉交作者。有吐而不瀉。瀉而不吐者。有不得吐。又不得瀉者。因邪有上下淺深之分也。然總以得吐爲愈。邪有入必有出。鹽湯探吐。無上法門。再調其胃氣。萬無一失。蓋霍亂每傷於胃。雖風寒暑濕四氣相乘。而中必先虛。故邪入焉。至飲食失和。穢氣觸感者。尤多胃氣一傷。清濁相干。邪不去則正不安。所以攻邪又要於扶正。如肢冷脉伏。轉筋聲啞。必先驅邪。至盡。蓋邪去則正安。非他證比。養正而邪自除也。所以當其發時。不可用米飲。先哲諄諄戒之。豈無謂哉。試觀乾霍亂。上不得吐。下不得瀉。邪不能出。所以爲劇。治者益可思其故矣。

（按）此說雖簡。實爲治霍亂之正軌。引而伸之。觸類而長之。治霍亂之能事畢矣。（无咎）

先夏至日者爲病溫後夏至日者爲病暑說

（袁綠野）

人居天地氣交之中。六淫所勝。胥可致病。然人體有強弱之殊。邪氣有勝伏之別。其感而卽發者爲勝氣。人體強。其病易已。其感而不發者爲伏氣。人體弱。其病難已。經不云。冬傷於寒。春必病溫乎。蓋謂冬傷寒邪。而不卽病。伏匿吾人身中。必待春木司升。一陽來復之時。其寒邪無地可容。因之隨春陽之氣化而爲溫病矣。更有冬傷寒。寒藏匿至深。雖春升之力。亦難觸之使發。必俟夏至後。暑熱鬱蒸之際。始可搖動。因之隨暑熱之氣化而爲暑病矣。故寒邪隨氣而化。病名亦因時而異。昔吳鞠通先生論伏暑一證。謂霜未降而發者少。輕霜既降而發者則重。冬月發者尤重。於此可知暑邪傷陰。至冬至後尚有伏暑之病。益信寒邪傷陰。至夏至後。難保其無。要之無論傷寒傷暑。伏之淺則發之速。伏之深則發之遲。是斷然者。試觀上文凡病傷寒而成溫者一句。則知寒邪潛匿人身。匪獨至春而爲溫病。亦有遲至夏至後而爲暑病者。其下文曰。暑當與汗皆出。勿止。言伏寒既遲至夏至後而發。當重發其汗。雖汗多亦不可止。勿者禁止之辭也。俾久伏之寒。隨汗盡出。不致再令羈留而至於秋也。若收經文表面觀之。則以夏至以前所病者爲溫病。夏至以後所病者爲暑病。四勝氣耳。是時令偏亢之氣。感而卽發者也。豈內經本旨哉。不觀夫熱病論乎。曰熱者皆傷寒類也。明謂伏氣所化。若以熱病皆爲傷寒。仍從傷寒法以治之。何啻負薪而救火乎。

（按）常人之病。俟有臨時而得者。有積漸而來者。故病象相似。而治法不同。袁君此說。原屬抽象觀念。不足盡內經含義。然其舉勝伏與發汗。則犄然可徵。惟鞠通之學。實背仲景與內經之旨。若不善棄取。易入岐途。願讀者分別觀之。勿以辭害意也。（无咎）

人之鬚髮眉毛皆從血氣化生說

（洪巨卿）

凡人身毛竅外肺氣主之毛竅內肝血主之毛竅內有孫絡孫絡內有橫絡橫絡內有經隨經與絡皆有血其血胥起於胞中之血海鬚髮眉毛皆名爲血餘是血從氣化所生毛生孔中屬肺肺氣淸肅多氣少血故毛細微鬚生於脉衝任脈之所主髭生人中督脉所主衝脉麗於陽明任脉絡於承漿督脉絡於人中任督之脉相交於前陽明行身之前凡面部至胸膈亦陽明經之所主故眉與髭鬚同主於胃胃經多血而亦多氣氣血冲和故鬚眉較毛爲榮髮生於頭督脉與太陽經所交太陽經從背上頭督脉經從脊貫頭膀胱爲腎之府督脉屬腎均交於頭頭爲諸陽之會氣化最盛故髮則更較鬚眉爲榮氣乃腎水之生陽血在血室之中皆得腎氣之化外達上行則爲鬚眉毛髮血室氣海是二是一鬚髮眉毛形分類同故精足者鬚髮榮老人腎竭者鬚鬚髮白凡烏髮鬚之藥不外補腎女子陰爲主氣從血化內行下達故無髭鬚鼻液諸毛而有月經男子陽爲主血從氣化上行外達故無月經而有髭鬚鼻腋等毛女子生腋毛者百中略有一二其實源同而流異耳按氣海是心包絡血室卽胞中不是一物(无咎)

(蔡濟平)

廣微生蟲說

讀本報第二册張三省君說微生虫一則謂西醫以細菌斷症言其果中醫以風寒濕熱辨病論其因斯語也深得化生之奧旨與余所學不謀而合溯自民國初元余在京師中西醫藥傳習所肄業時課程有「稚學」一科辨釋詳明足資印證因記載之按稚者乃微生物中之一類亦卽東瀛醫學士之所謂黴菌是也稚學始於西歷一千六百七十五年有嗬囒國醫士羅聞霍氏用映大鏡察看爛植物內有微生物卽今之所謂稚也此爲稚學之起點維時羅聞霍氏與後起之人均不甚明悉稚之作用亦未知稚屬何

類。皆以爲黴屬微虫類。迨至一千八百五十年。有德國醫士哥吶氏。以黴屬植物類。卽微菌類之第三班。亦稱爲裂開而分之菌。計有兩類。曰『酵類』。曰『霉類』。故後人均知黴亻屬微虫。乃屬微植物。至一千八百八十七年左右。法德哲士怕司徒氏。和德國醫士閣氏。詳細研究發明黴之理。欲使後人均知黴學爲醫學家之基礎。黴之所在。無論爛泥。塵土空氣中。或水或冰。或衣服食物。以及人獸之皮內嘴內。幾無處無之。故人若不刷齒。而牙腐堆積。則黴必愈多。至於胃腸內。與糞內。黴亦多不勝數。惟人無病時。則血內無之。形黴之式。大要分爲三類。有點黴。桿黴。螺黴之判別。其中又包括。有寄生黴。與食腐黴。兩稱孳生之法。卽如上所述。裂開而分是也。其生長所需者。計有四種。一爲熱。二爲濕。三爲能腐爛之動植物。四爲所需用之養質。今先言熱。黴之生長。大概山熱十度至四十度。黴惟生長至妙之熱度。於各類均有不同。寄生黴之生長也。卽於三十六至三十七度。食腐黴之生長也。卽於二十度至三十度。有等黴卒寒暑表之圈度能生長。又有等黴至七十度。亦能生長。此皆非常之黴也。據尋常而論。過圈度之冷。或六十度之熱。不生數黴。約三四分鐘時。卽能致斃。乃黴菽反能久遠禦大冷及大熱。有些黴菽。久浸後已成流質之空氣。卽負二百度。仍能生者。亦有黴菽遇乾熱一百五十度。至一點鐘時而不斃者。或遇濕熱至一百度。過四十分鐘時。亦不斃者。更言乎濕。濕爲黴所萬不能少者。大半黴乾燥不多時。卽欲致死。惟黴菽雖久於乾燥後。仍能生長。更言乎能腐爛之動植物。黴生長之時。需用能腐爛之動植物。腐爛之後。黴將氫與碳作食用品。黴所需用腥類之多寡。雖各不同。但諸育質所含之腥類。如易被黴消化而吸者。卽爲養黴之妙品。有種黴於洪鹽水內。或無氫之育質內。能生長。如此大約用空氣中之碳强養與錏沘。又有黴能化關聯化二而造成氰強鹽與氰弱鹽總。此雖曰化氰極，實為至要之類，與農學大有關係也。更言乎育質之性，有酸性，或中立性，或根性，與植之生長，有大關係。大半植需用之育質，即中立性或王淡之根性。用淡酸性質之植頗希，因用淡根性育質之植，大約所出之物，屬於酸類，所以育質漸漸變酸性，稚不合用，即致斃矣。綜觀以上解釋，微細菌質由淫氣醞釀而化生。雖但言濕熱，不及其他，以次類推，可以觸反。是風寒暑濕，何莫非微細菌之因耶。張君之論，先得我心。

（按）先醫謂濕熱能生虫。故西醫之所謂細菌學，即中醫之所謂六淫也。據西醫觀察，一部分之細菌，與吾人亦有益，即先醫風能勝濕，寒可去熱之理。蓋中醫之論病，言其本；西醫之論病，得其標。張君謂微生虫已知其朕，蔡君此篇廣其義而羅舉之，議論詳明，學理精確。不但足以息西醫之喙，且堪引起中醫研究科學之意味，誠會友之導師也。（无咎）

論膀胱之生理與功用

（許伯元）

經曰，膀胱者，州都之官，津液藏焉，氣化則能出矣。又云，膀胱當十九椎，居腎之下，大腸之前，有下口，無上口。當臍上一寸，水分穴處，為小腸下口，乃膀胱上際。水液由此別迴腸，隨氣泌滲而入，其出入皆由氣化。入氣不化，則水歸大腸而為泄瀉；出氣不化，則閉塞下竅而為癃腫。是藏少血多氣。又云，膀胱重九兩二銖，縱廣九寸，盛溺九升七合，口廣二寸半。醫林改錯云，水液入胃，過脾，脾中間有一管，名曰瓏管，水液由瓏管分流兩邊，入出水道，出水道形如魚網，俗名網油。水液由出水道滲出，泌入膀胱，化而為溺。西醫云，膀胱位居兩胯骨盤正中，即前陰交骨之裏。其肉三層，內層牙黃色，輭有縐紋，中層肉理交結，外層卽大小腸夾膜。体圓如盤。舒縮自如。無溺卽縮。溺至則舒。積溺太多則脹至臍上。內底有兩小空。斜接溺管。其口與前陰相連。溺水出焉。又云。膀胱之於內腎。猶膽之於肝也。腎質頗實。乃脈管溺管迴管及筋膜互相疊裏而成。以顯微鏡照驗之。了了可辨。所謂腎系。卽溺水血脈廻血三總管也。溺管直透腎內。成一溺囊。形如酒漏。囊邊有尖角十二。頗類奶頭。每角有小管數十。直展如摺扇之形。每一小管直長三分許。卽廻曲分行腎邊。其上有微絲血管駕之。其末略闊。與脈管啣接。凡茶水入血。運行遍体。乃由血管導屌液齊入內腎。運行腎裏。由管末滲漉以入。滲有未盡。復由微絲管攝入衆溺管。滙流而達溺囊。卽由溺水總管（長一尺許如鵝翎形）瀐滴而下。斜入膀胱。（溺斜入故可入而不可返。）

綜觀諸論。膀胱之有下口無上口。似也。顧何以吳醫彙講沈實夫云。第無上口。則交腸之易位而出者。（糞由小便出。溺由大便出者。名交腸病。）糞從何處入於膀胱乎。張三錫（著醫學六要）亦謂膀胱上下皆有口。二氏之論。膀胱亦豈無所見而云然乎。何則。如內經之言。水分穴小腸下口。爲膀胱上際。水液由此泌滲而入。如無口。何以能入。此其可驗者一。醫林改錯一節亦云。水液由出水道滲出。泌入膀胱。化而爲溺。無口何以能入。此其可驗者又一。西醫亦云。內底有兩小孔。斜接溺管。又云。出溺水總管。瀐滴而下。斜入膀胱。無口又何以能斜入。此可驗者又一。有此數據。膀胱之有上口。似無疑義。彼沈張二氏之論。不益昭然可著哉。又或者曰。膀胱旣有上口。當溺水漲滿之時。必漏於內部乎。曰非也。細研內經語氣。曰泌滲而入。其出入皆由氣化。可見膀胱上際之口。泌滲而入之後。內氣吸守。不能泌滲而出。夫何疑溺水之內渗哉。千古疑案。一駁便明。庶幾其得解乎。是用論之。

介紹部

○三三醫報

册數　全年三十三册每月三册

價值　每册一角全年叁元

郵費　一册半分邊省一分外國二分

格式　新聞紙四開四五號字排印加圈點

編撰　編輯主任裘吉生撰述多人

地址　杭州十五奎巷底四牌樓三三醫社

內容　分言論學說雜著通訊介紹等多門頗爲豐富

附告　該社尚有三三醫書創刊。行將次第出版。已出版者有醫事啓源醫階辨止時行伏陰芻言等十餘種。內多名貴之作。其辦法係第一期繳洋三元三角即將出版者奉寄再繳三元二角亦如之復繳三元三角可得全書一部。共計三十三種。但每次須加郵費一成以便由郵局掛號免致遺失

陳无咎鬻文賣字書

陳无咎醫博文章書法。海內所宗。因窮於著述。無暇爲此。然世界上人們對於文藝美術大都喜歡。先生因知音之難。不忍深閉固拒。茲爲節勞起見。代訂潤格如下。（關中于右任）

（楹聯）每付四五尺四元七八尺七元丈二尺十四元（堂幅）四五尺七元七八尺十元丈二尺二十元（榜書）尺內每字四元二尺每字十元三尺每字二十元（龍虎壽）三字草書飛白倒筆加半（簽題册頁）每件五元（碑砧題跋）每件十元（壽序）一元五字代作每篇五十元（碑文）一字一元代作每篇百元（畫幀）一尺半五元二尺八元渴筆隨意寫生不能點品（除榜書用刷黃外其他用灑金泥金珊瑚清鍾雙宣諸牋皆可）劣紙不寫十日取件外埠加一會友七折　收件處上海丹溪學社

專著 (第四)

傷寒論註釋 (續)

(祝味菊)

驚癇時瘈瘲若火熏之。一逆尙引日。再逆促命期。

(註)太陽病除中風傷寒外。尙有温病。其特徵爲發熱而渴不惡寒。若誤認而發其汗。身必灼熱而成風温。風温之爲病。脈陰陽俱浮。自汗身重多眠。鼻息鼾。語言難出是也。若誤認而下之。(指温病非指風温)則小便不利。直視失溲。若誤認而火之。(亦指温病)輕則身體發黃。重則如驚癇。四肢瘈瘲。周身如被火熏。此三者皆温病所忌。無論以何法誤治。一次尙可引日。救誤而再誤。則促其命矣。

(釋)「發熱」温病發熱。與中風傷寒。又各不同。因患温病者。其人必有鬱熱。(見温病釋)一經感冒。則皮膚筋肉同時發熱也。

「渴」皮膚筋肉同時發熱。津液受傷。胃中水分不足。故渴也。

「温病」感冒之一。經云「今夫熱病者。皆傷寒之類也」。又云「凡病傷寒而成温者。先夏至之日爲病温。後夏至之日爲病暑」。故温病爲傷寒之一也。經云「冬傷於寒。春必病温」。又云「冬不藏精。春必病温」。此温病之源。虛實之分也。如其人體温素高。而經感冒。或曾傷寒不病。

已有鬱熱。復經感冒致令皮膚筋肉同時發熱者。實也。若傷於煩勞。精隨不固。血液虧損。營養缺少。一經感冒皮膚筋肉內藏同時發熱者。虛也。實者易治。虛者難治。

『灼熱』發熱之烈者。(見風溫釋)

『風濕』溫病之誤汗者。溫病本係熱甚津液被爍之症。若復誤汗。則津液大傷。遂引起內藏發熱。熱勢加劇。等故身灼熱而成壞病。名風溫者以其皮膚弛緩而汗出也。

『脈陰陽俱浮』「人迎寸口俱浮。上中兩大動脈俱充血也。經云「人病其寸口之脈與人迎之脈大小等及其浮沈等者。病難已也。」以其陰陽俱病而失其常也。此種浮脈由於外部充血。內部已漸貧血。苟不善於挽救。則體溫放盡而死。故經云爲難已也。

『身重多眠睡』「皮膚筋肉內藏皆發熱隨意筋弛緩故身重。神經疲勞。故多眠睡也。

『鼻息必鼾語言難出』「熱勢過熾津液缺少。養氣不足。肺部須作多量之呼吸。故鼻息必鼾。少氣故語言難出也。因皮膚肺腎三機官分担呼吸排泄之任。有一機官受病。則其他二機官不得不担過重之任。遂亦因之受病。

『小便不利』非小便不通。乃不自由之意。(見失溲釋)

『直視』目不轉睛也。因視神經疲勞。睛之運動筋失其能力。

『失溲』形容小便不利之詞也。因誤下而使膀胱括約筋麻痺。尿道之知覺消失。故失溲不能禁。

『被火』「灸燒針。熱性藥劑。皆是也。

『發黃』被火者津液傷而皮膚乾燥故發黃色。

『如驚癇』腦部充血神志昏亂也。不過形似非眞驚癇也。

『瘈瘲』攣瘲之一。筋之收縮弛緩迅速交換也。

『若火熏』被火甚者則發黃黑色如火熏之狀。

(按)仲景作書之意不在溫病此條述明溫病與中風傷寒之辨別。及誤治後之現象使人胸有成行。不致臨病失措而已。故不詳其方治也。舉一反三則在學者自爲矣

(七)病有發熱惡寒者發於陽也。無熱惡寒者發於陰也。發於陽者七日愈。發於陰者六日愈。以陽數七。陰數六故也。

(註)發熱爲陽無熱爲陰。陽者七日愈。陰者六日愈此皆比譬擬議非眞確肯定之詞。未可確信其必如是也。

(八)太陽病頭痛至七日以上自愈者以行其經盡故也。若欲作再經者針足陽明。使經不傳則愈。

(註)此亦擬議之詞。古人謂陽氣循行經脈七日一周過經而自解理不甚確要不外乎血氣調而病漸愈也。至針足陽明則愈者係以針刺激神經。借精神之鼓盪以驅病也。

(釋)『針足陽明』以針刺足陽明胃經之穴也。其稱經而不指穴者。因井滎腧經合四時之刺法不同也。

(九)太陽病欲解時從巳至未上。

（註）此亦擬議之詞。言太陽病解之時也。

（十）風家表解而不了了者十二日愈。

（註）中風者表證已解。尚未完全清楚者。十二日愈。因病者病原雖去。而精神尚未復原。得十數日調養。故愈也。

（按）以上四條。所稱日數時刻。不過舊有此說。並無大驗。未可深信。

（十一）太陽中風。脈陽浮而陰弱。嗇嗇惡寒。淅淅惡風。鼻鳴乾嘔者。桂枝湯主之。（從千金方陽浮上加脈字從活人書刪陰弱以下十二字蓋註文也）

（註）太陽中風乃撥前所揭攢而名之也。凡具此脈證。則桂枝湯爲對證主方。

（釋）『脈陽浮而陰弱』。人迎浮而寸口弱也。弱猶緩也。陽氣上浮。上枝動脈弛緩。又經陽氣鼓盪。故人迎脈浮。中枝動脈未經陽氣鼓盪。但見弛緩。故寸口脈弱。（參見脈浮脈緩釋）。

『嗇嗇惡寒』。嗇嗇不舒暢也。形容惡寒景狀之詞。嗇嗇惡寒與惡寒有別。以其但覺不舒暢而惡寒。非如傷寒惡寒之無法可過也。

『淅淅惡風』。淅淅寒慄貌。形容惡風景況之詞。經云『毛髮立則淅然』。謂其遇風則毛骨悚然也。（參看惡風釋）。

『翕翕發熱』。翕翕猶蒸蒸也。形容發熱景況之詞。謂其水氣蒸蒸而熱。非如傷寒之乾熱也。

（未完）

義

答曰　亦邪氣怫鬱不得外越之故也

此言表裏陰陽俱傷之治法也按此法當分二段自太陽病至爲欲愈也爲一段自脈微而惡寒以下爲一段言其寒少熱多而往來不息太陽病似欲傳經而實未傳以其無嘔便不閉也邪與正爭正勝則脈緩而病自愈邪勝則惡寒而邪不去也然此陰陽俱虛之體而表症又未除發其汗恐傷其正不發汗無以退邪祇可以桂枝麻黃合方用極輕之劑略調其營衛微發其汗而已

表虛陰病表裏傳章第三

邪傷營治法第二十四

太陽病初服桂枝湯反煩不解者先制風池風府却與桂枝湯則愈

註

(風池)少陽經穴也在耳後顳顬後腦空下髮際陷中按之引於耳中手足少陽陽維之會也(風府)項後入髮際一寸大筋內宛宛中疾言其肉立起休言其肉立下足太陽督脉陽維之會也

講

問曰　太陽病初服桂枝湯反煩不解何故

答曰　桂枝治表虛陽邪之方也此爲表虛陰邪之病宜乎服桂枝湯反煩而不解也

問曰　先刺風池風府却與桂枝湯則愈何也

答曰　陰邪在營份先通其經脈以瀉營份之陰邪後以桂枝治表虛則愈矣

義

此言表虛傷寒邪在營份之治法也夫桂枝本調營和衛之藥也按表虛傷寒之症當以雙方並治之法但以桂枝治表虛正雖安而邪必不去也若以麻黃治陰邪邪縱去而正已傷矣故先師立桂

麻合劑之法以治之也刺風池風府乃瀉其營血之意卽桂枝湯營實加攻營之藥之理也

邪傷衛治法第二十五

服桂枝湯大汗出脈洪大者與桂枝湯如前法若形如瘧日再發者汗出必解宜桂枝二麻黃一湯

註 (大汗出)汗出非常之多曰大汗出(脈洪大)脈來有力蓬勃上升曰洪脉管漲大其形比平時增粗曰大

講 問曰 服桂枝湯大汗出脈洪大者何故

答曰 邪在衛衛氣强盛與桂枝湯服之則衛益强而熱愈盛熱盛則衛氣外溢故脈洪大汗出也

問曰 與桂枝湯如前法何謂也

答曰 卽先刺而後服桂枝湯之法也

問曰 若形如瘧日再發者何氣使然

答曰 衛氣强盛營氣不能以之抵抗故也

義 此言寒邪傷衛表虛之治法也孜表虛傷寒之治法上法已略言之上法爲寒傷營邪在血其症不過反煩而已故先刺而後桂邪卽可去此法爲寒傷衛邪在氣氣熱則汗大出氣盛則脈洪大若如前法先刺後桂而不愈病形如瘧日再發者必以桂枝二份麻黃一份破其衛而調其營則愈也

邪傷營法第二十六

服桂枝湯大汗出後大煩渴不解脈洪大者白虎加人參湯主之

講 問曰　服桂枝湯大汗出大煩渴不解何故

答曰　營衛俱傷於邪服桂枝湯大汗出則陰益弱而陽愈盛陽盛則從熱化而爲暑內熱盛故大煩渴不解外熱盛故大汗出脈洪大也

義 此言寒傷營衛化熱之治法也幷上共三法初論反煩不解爲邪化熱在將化未化之間故先刺後桂而可愈再論大汗出脈洪大爲邪初化熱而未實故仍可以用前法及桂麻三論大汗出後大煩渴不解爲邪已化暑而熱實則非白虎加參無以清陽而救陰也

表陽傷治法第二十七

太陽病發熱惡寒熱多寒少脈微弱者此無陽也宜桂枝二越婢一湯方

註 (微弱)微脈極細似有似無也弱脈軟弱無力也

講 問曰　太陽病發熱惡寒熱多寒少脈微弱者此無陽也此無陽二字作何解說

答曰　發熱惡寒熱多寒少爲寒邪傷表標陽甚盛然其脈微弱者此爲無陽之陰脈標熱雖熾而本寒甚盛也按無陽二字對脈微弱而言非指熱多而言也

問曰　已云不可發汗何以仍用桂枝二越婢一湯方

答曰　發汗對麻黃湯而言也桂枝二份以調營衛越婢一份以散標熱且分量極輕不能目爲發汗之藥

義 此言傷寒太陽標陽之治法也夫寒傷太陽經發熱惡寒之症本應以麻黃發其汗然脈現微弱者

此爲陽虛之脈也大凡太陽病無論傷寒中風其尺中脈微及尺中遲者皆爲裏虛不可發汗者也此法脈微弱無陽亦裏虛之脈也然此症發汗又恐傷其陽不發汗又無以退其熱故酌以桂枝二份扶其陽越婢一分退其邪而已

裏陰傷治法第二十八

服桂枝湯或下之仍頭項强痛翕翕發熱無汗心下滿微痛小便不利者桂枝去桂加茯苓白朮湯主之

註

(心下滿)心下在胸骨盡處心窩中

講

問曰 服桂枝湯或下之何謂

答曰 服桂枝湯猶言已解表也或下之猶言已淸裏也

問曰 仍頭項强痛翕翕發熱何謂

答曰 言汗下之後太陽表症仍未罷也

問曰 有汗之症汗下後何以變爲無汗

答曰 腎主液入心爲汗自入爲尿少陰之氣被傷故者汗

問曰 心下滿微痛何因

答曰 手少陰之氣被傷故也

問曰 小便不利何因

答曰 足少陰之氣被傷故也

病瘧以月一日發當十五日愈設不瘥當月盡解如其不瘥當云何師曰此結爲癥瘕名曰瘧母當急治之宜鼈甲煎丸

按瘧日發者最易治其病淺也間日瘧猶易施治三日則病深難治何況以月一日發者也瘧至氣血凝聚結爲癥瘕則非先除其瘕無以截瘧故宜鼈甲煎丸以碱質及破血之重方攻其癥瘕而病自愈也

第三節　温瘧　一名癉瘧

師曰陰氣孤絶陽氣獨發則熱而少氣煩寃手足熱而欲嘔名曰癉瘧若但熱不寒者邪氣內藏於心外舍分肉之間令人消爍肌肉

温瘧者其脈如平身無寒但熱骨節煩疼時嘔白虎加桂枝湯主之

温瘧俗名單燒症又名癉瘧癉者勞病也因勞而致陰氣孤絶陽氣獨發有陽無陰陽亢則熱盛熱盛則氣衰經云壯火食氣故少氣煩寃手足熱而欲嘔也煩寃卽邪氣內藏於心手足熱卽外舍分肉之間然久熱之後其肌肉無不日漸消爍形消骨立此温瘧之根源也又按温瘧之治法以清熱爲主先師治脈平但熱骨節疼之温瘧以白虎加桂枝以桂枝能引陽外出以白虎能清表熱陽外出則煩疼自除陽內降則表熱自除也

第四節　寒瘧治法

瘧多寒者名曰牡瘧蜀漆散主之

按瘧但寒不熱者曰牡瘧治以蜀漆散雲龍二味能鎭逆消伏痰蜀漆能截瘧也

附錄

按瘧先師分新瘧久瘧寒瘧温瘧四綱新瘧則傷寒之汗吐下温清諸法是也然統觀後賢治瘧多以柴胡爲碻矢表甚者加桂麻葛羌防等品以治之裏盛者加芩連黃枳朴硝等品以治之兼氣兼血則加氣血之藥虛則補之實則攻之當截則截之更有暑濕瘴瘧等之別也今錄各方如左

腎氣丸　治腎虛瘧　烏梅丸治肝虛瘧　柴芍六君治脾虛瘧　補中益氣湯治氣虛瘧　膠艾湯治血瘧

二朮柴葛湯　一名驅邪湯治諸瘧必用之劑

白朮　蒼朮　柴胡　葛根　陳皮各七分　甘草五分　若一日一發及午前發者邪在陽分加枯芩茯苓半夏各一錢熱甚頭痛加川芎軟石膏各一錢口渴加石膏知母麥門冬各一錢　若間日或三日發午後或夜發者邪在陰分加川芎當歸酒炒芍藥熟地黃酒炒知母各一錢酒黃芩酒紅花各四分提在陽分可截之　若間一日連發二日或日夜各發者氣血俱病加人參黃芪白茯苓各一錢以補氣川芎地黃歸芍以補血　若陽瘧多汗用黃芪人參白朮以斂之無汗用柴胡蒼朮白朮黃芩葛根以發之　若陰瘧多汗用當歸白芍熟地黃芪黃蘗以斂之無汗用柴胡蒼朮川芎紅花升麻以發之　胃氣弱飲食少或服截藥傷脾胃而食少者加人参酒芍藥大麥芽各一錢　傷食痞悶或有食積者加神麴麥芽枳實各一錢黃連五分　痰甚加生薑半

夏南星枳實炒各一錢黃連黃芩各六分　若欲截之加檳榔常山青皮黃芩各一錢烏梅肉三個　日久虛瘧寒熱不多或無寒但微熱者邪氣已無只八珍湯加柴胡黃芩黃芪陳皮以補氣血

香薷飲　治傷暑發瘧

香薷二錢　厚朴　扁豆炒各一錢　右㕮咀水盞半烏梅一個煎八分臨時入薑汁一匙溫服

沃雪湯　治山嵐瘴瘧

蒼朮炒　甘艸鹽浸炙各三兩　防風　白芍藥　厚朴　乾葛各四兩朴硝兩半研右㕮咀每服四錢水二盞煎一盞不拘時熱服服畢少時以薑葱作羹或作粥吃了避風坐臥身體潤即愈兩滓又合煎服

桂附二陳湯　治寒瘧但寒少熱多腰足冷

附子炮　半夏製　陳皮　白茯苓　肉桂　炙甘艸　右㕮咀每服四錢水一盞薑三片棗一枚煎服

斬鬼丹(發明)　截瘧

人信五錢用明礬五錢蓋罐內火煆微有黑烟出取起放土地上冷定入雄黃三錢明亮者　右共研勻極細五月五日五家粽角爲丸如小豆大未發前面東涼水下三丸嚼破呑之妙小兒一丸以吐爲度

祕方鬼哭丹 治諸瘧疾

菉豆一兩 信石明者三錢 右碾極細以蒸餅爲丸如菉豆大每服三丸發日早五更以新汲水

朝東呑下忌濕麵生冷葷腥

截新久瘧

金鷄納霜

又方

串砲火藥每服一錢小兒五分以冰糖調陰陽湯送下隔三四時雷鳴下利卽愈

中風歷節病脈證篇第五

寒熱病之後繼以衛病營病二篇風傷衛衛氣病故曰中風歷節寒傷營營血病故曰血痺虛勞夫中風氣病之太過者也歷節氣病之不及者也

第一章 中風

中風古名也在天曰風在人曰氣風氣一也天風入內人氣上衝於頭以致腦府血管破裂故西名腦血管破裂症然人氣之所以上衝者多因安富尊榮酒色傷其先後天軀體肥胖精神虧耗卒然中風深入臟腑臟腑空虛邪氣隨之由督脈上衝於腦故病在腦也腦病則腦經失其知覺故內而神智不清外而軀體不遂也按病因雖屬虛損而氣浮血出不能不先治其標故治以平氣止血清

人体解剖生理學初步

（朱松）演繹

一　是書以科學理論。編述人體解剖及生理各現象。吾國舊有易理醫學。暫不例入。

一　科學書推究眞理。非文學書之雕琢鋪張。極文章之能事。故本書祇求說理之明白。文之工拙。非所計也。

一　是書編制由淺入深。從簡而繁。讀者潛心討究。自能得解剖生理之途。卽爲醫學入門之徑。亦無不可。

一　是書所用專門名詞。或本吾國舊有之名稱。或爲教育部已經審定之名詞。或本社撰。惟皆注有法國學會原文。待全稿完畢。當以中英法三國文字對照。便讀者得參考其所習外國文之解剖生理等書。

一　凡在括弧中之文字。或用以注解。或補原文之不足。

第一編　總論

第一章　動物細胞

一。導言　吾人研究無機物質之組織。發見其爲多數分子之拚合。而分子又爲多數原子之拚合。原子又爲多數電子所造成。物質之組織。尙且如此複雜。而況有機物質之組織乎。無機物質。既有分子原子電子等單位。而有機物質。亦有所謂細胞者在。且動物之組織。較植物更爲細密。而人爲動物之最高級。其細胞組織之複雜。又可想而知。在西歷一千六百六十五年。英物理學家呼克 Robert Hooke 以一片之軟木。置於顯微鏡下。發見其有多數之小孔。名之曰細胞。Cell 後爲各國生物學家專心研究。時有發明。待司文 Schwann 氏起。而組織學之基礎始鞏固。

二。細胞之組織。　吾人如以有機體之一小片。用顯微鏡考察之。則見此片爲多數小孔堆積而成。此小孔曰細胞。小孔之中。有似蛋白之質。此質曰生活質 Protoplasme 即皮膚肌肉腦髓等。皆不過爲細胞所堆積而成。且其形態亦不一。有多面體之細胞。有圓柱体之細胞。亦有線形之細胞。或如星形之細胞。大體而論。細胞非用顯微鏡不能察見。蓋其體積自千分之一米立米突至千分之二百米立米突。故測量細胞。以千分之一米立米突作單位。組織學家欲便於書寫起見。以希臘字 μ 作其單位之符號。細胞無論其形態之不同。體積之大小。可分三部研究。即生活質。細胞膜。細胞核。(見第一圖)

第一圖

動物細胞大放

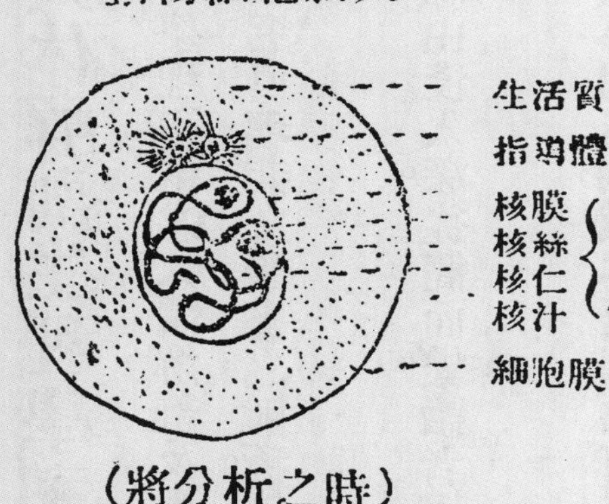

(將分析之時)

(子)生活質　生活質 Protoqlasme Cytoqlasme 者。乃一種極細而現顆粒。似膠之質。包含多量蛋白質 Matieres Albuminoi Des Ou Ppoteigues 化學成份。極似雞蛋白。按鷄蛋白之化學公式。舉考西 $C^{250}H^{409}N^{67}O^{81}S^{3}$ 氏所發表者。乃C(乃炭之符號。H輕N　淡O養S硫)　及少些燐質。除此六原質外。尚有化合物。如綠鉀。鈉。鈣。鎂及鉄。計共十二原質。此十二原質。在自然界中。爲極豐富之原質。近來生物化學家。

分析主活質之之結果。謂其組織成份皆無一定。因細胞種類之不同。致生活質之組織亦異。且其性質非但因其組織不同而異。亦因其作用不同而變。譬如神經細胞。專使感覺及判斷。與肝之細胞。排泄肝汁。大不相同。生活質既爲活質。故其變化時時更改。蓋一方將其廢物排泄。一方則吸取滋養料也。如一旦失其生命。與其生前組織亦完全更動。生活質猶如鷄蛋白。受熱可凝結成一塊。即不能溶解於水矣。酒精。鑛酸。及有機酸素。與生活質皆可發生化學作用。

生活質組織之假定雖多。其重要者有兩說焉。一謂生活質之小顆粒。乃由細絲之交叉而成。此細絲名之曰海綿質。Spongioplasme 因其形如海綿相叉之網也。細絲之周圍。有透光之流質曰玻璃質。Hyaloplasme 因其透光如玻璃也。一謂有多數之小孔。爲海綿質所分隔。猶如水與油相混遙蕩之狀。

(丑)細胞膜　細胞膜者。乃極細明亮之膜。用以包圍細胞者也。其組織一似生活。亦屬蛋白質類。故吾人可謂細胞膜。乃四周凝結之生活質。其性柔軟。水可穿過。此所以吾人臟腑亦多柔軟。至於如骨之須堅固者。則細胞之中。多有石灰質。與其堅固之性。細胞膜非爲組織細胞必不可少之一部。如神筋細胞。骨骼細胞。白血球等。皆無細胞膜之存在也。

(寅)細胞核　細胞核乃圓形卵形之小物體也。凡細胞皆有之。其性質亦爲蛋白質。惟異於生活質之蛋白質。且包含某量之燐及鐵質。其化學公式乃 $C_{58}H_{49}N_9P_3$ 核之組織。非完全一致。今分四點述之。(見第二圖)

(甲)核膜 Membrone Periqheigue 乃極明顯之膜。用以分核與生活質之界限。如以洋紅 Cormin 染之。可得紅色。

(乙)核絲。 Filament Nocleaire 明亮自纏之絲。佔據核之完全空間。可用洋紅染紅綠迷脫痕 Vert Demethyle 染綠。因其易於染色故又稱染色體。絲 Filament chromatigue 吾人如以放大顯微鏡觀之。(見第二圖)則此核絲。似為顆粒可用洋紅染紅故稱染色體Chromatine Ou Nucleine其餘之絲。乃明亮半流質之。染洋紅不能染之且中有染色體之小粒。此半流質曰非染色體 Linine

第二圖

大放之核細胞

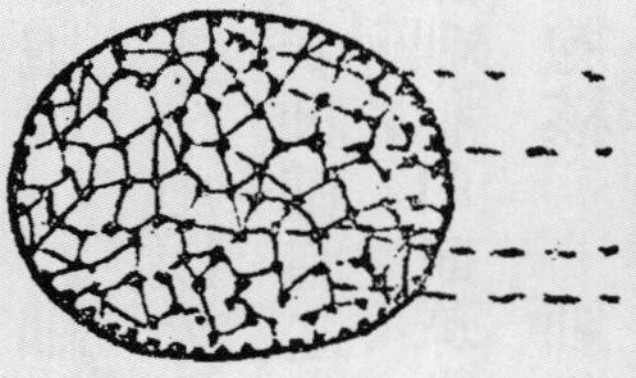

核膜
核汁
染色體
非染色體
之絲

(丙)核汁　核汁乃無色之流質。占據核之空間。被核絲所出沒。

(丁)核仁　核仁 Nucleoles 乃極小而明亮之圓形或卵形體也。魚卵細胞。常包含百餘核仁。此核仁乃核之分化餘留之費物。故細胞常排泄於外。在顯微鏡中觀察。常見其穿過核膜及全部細胞

(卯)指導體　指導體 Spheres Directrices (見第一圖)。在核之外部生活質內之二小圓形明亮之體。相並排例每一小導體之中。心有一極小深色之體。名曰中心體。centrosome　細胞核。為細胞生命重要之一部。其作用非但為細胞分析之基。亦為細胞吸收滋養之器。如將阿米巴 Amibe (阿米巴為單細胞動物屬原生動物類)割為二有核細胞之一。可繼續其生命。故知核為細胞吸收滋養之器。然細胞核單獨亦難生存。如無生活質。亦趨於絕境。且祖先之遺傳　(未完)

藥學（第五）

（趙晉翰）

新本草（四續）

◎薄荷

修治　採取曝干切碎用

氣味　辛温無毒

主治　（一）傷風傷寒頭痛　（二）失音痰嗽　（三）眼耳口齒諸疾　（四）皮膚瘡疹癮疥　（五）霍亂胸悶腹脹　（六）骨蒸消宿食止血痢

功效　（一）疎逆和中宣滯解鬱　（二）散風熱清頭目　（三）猫咬蛇傷塗之可愈　（四）陽腐解毒

處方

引證　逍遙散（解鬱）　普濟消毒飲（清頭目）　蒼耳散（散風熱）　涼隔散（清熱）　清咽太平丸（清熱利咽）

用量　同荆芥

相反　同荆芥

禁忌　同荆芥

◎獨活 一名獨搖艸卽羌活

釋義 因其生殖叢艸中有風不動無風自搖故名獨搖艸活者動活之意故又名獨活

出產 產羌中故有名羌活

形色鑒定 形似當歸色白氣香者佳

修治 採取根洗淨曬干切片用

氣味 苦甘平無毒

主治 (一)風寒在表頭痛頭暈目眩 (二)痙癇濕痺四肢懋節腫痛 (三)中風不語手足不遂口面喎斜 (四)風水浮腫

功效 專用發汗祛在表之邪理筋骨之風

處方 (一)九味羌活湯 羌活 防風 細辛 蒼朮 白芷 川芎 黃芩 生地 甘草 生姜 葱白 水煎服 爲解表之通劑

(二)羌活勝濕湯 羌活 獨活 川芎 甘艸 藁本 防風 蔓荊子水煎服 治濕氣在表頭痛腰重等症

(三)獨活湯 獨活 羌活 川芎 當歸 細辛 桂枝 半夏 菖蒲 茯神 遠志 白微 甘艸 生姜 大棗 水煎服 治中風瘈瘲昏聵等症

(四)獨活寄生湯　獨活　桑寄生　防風　細辛　川芎　當歸　地黃　白芍　桂枝　茯苓　杜仲　牛膝　人參　甘艸　水煎服　治風寒濕痺及肝腎虛寒濕注兩膝腫痛等症

引證　神朮湯(化溼)　人參敗毒散(發表)　再造散(發汗)　大秦艽湯(散風)　消風散(散風)　川芎茶調散(散風)　靑宣湯(散風溼)

用量　一錢至一兩

相反　同麻黃

禁忌　同麻黃

◎豆豉

釋義　豉者嗜也調和五味可嗜故名豆之豉

出產　各處皆出

形色鑒定　氣香不腐者佳

修治　六月間取黑大豆水浸一宿淘淨蒸熟攤蘆席上微溫高覆五六日后黃衣滿佈爲度取曬簸淨水拌干溼得宜置甕中桑葉厚蓋三寸許泥封于日中曬七日取出曝一時又以水拌入甕如此七次再蒸過攤去火氣取用

氣味　苦寒無毒

主治 (一)傷寒頭痛寒熱 (二)瘴氣毒煩躁滿悶懊憹不眠 (三)斑疹嘔逆 (四)血痢溫瘧

功效 爲解表之輕劑

處方

(一)梔豉湯 山梔(錢半) 豆豉(二錢) 水煎服 治傷寒后虛煩等症

引證 葱豉湯(發汗) 三黃石膏湯(解肌) 枳實梔子豉湯(除煩)

用量 二三錢至一二兩

相反 同痲黃

禁忌 同痲黃

◎香薷

釋義 薷本作葇(柔藥類)其氣香其味柔故以名之

出產 各處皆有

形色鑒定 氣香者佳

修治 採來去根留莖叶曝干切碎用

氣味 辛微温無毒

主注 (一)中暑中暍頭昏腦悶 (二)霍亂吐嘔瀉腹痛 (三)水腫脚氣口臭

功效 爲暑邪在表解肌清暑之要品

醫話（第六）

（松江張破浪述）

新話　讀萬卷書室醫藥談

讀萬卷書室。吾師太炎贈破浪所居之名也。吾師曷為贈斯名。曰。浪破十年讀書。十年學藝。不求利。不求名。而所獲直書簏耳。浪破藏書雖不多。而十萬卷書。蓋維日孳二焉。吾師勉破浪以讀書。亦破浪志也。故吾師錫此名。破浪喜不自勝。研究醫藥。居於斯。食於斯。而所著之書。仍以此名名焉。誌所自出也。甲子六月著者自識。

◎表裏雙解法

胡蘊山醫談曰「合肥賈人墉。年十六。至滬購貨。偶患寒熱。醫治無效。三日臥牀不起。勢頗危。延蠖叟醫之。診其脈浮數。而右尺沈按有力。舌黃。面赤。熱氣蒸騰。汗不得出。蠖叟曰。此子瘧而兼利。問之。果滯後重。內迫外煥。煩燥不堪。初起尚惡寒。今但惡熱矣。方用（柴胡荊芥法夏黃芩滑石杏仁川朴木香當歸）重加生軍三錢。告以此症表邪未解。濕熱內結。再遲恐無術。且表裏俱急。徒發散則熱勢猖狂。必成昏痙斑血之險。徒降泄則表邪內陷。又成結胸不治之殃。故用大柴胡雙解之法。標本兼顧。遲則無及。逾日詢之。已一劑而解。」夫先表後裏。其常法也。表裏雙解。其變法也。此症既經前醫發散。而汗出不透。蓋以其內實。而腸胃結熱。致津液不能流通。此裏急於表之證。蠖叟知其常而通其變。故重用大黃。下其結。熱汗乃可得一解而繆古時已有此法也但醫於下泄後禁發汗此則不可概論所謂既泄禁汗表裏未實故也用雙解者表裏俱實也且治老人與少年異治弱體與健體異治久病與新感異少年易治健體更易治而新感亦易治也前症之用大黃因少年而体健亦新感之症也其病也不爲異也

◎檢驗體温

西法病須檢驗体温無病之人體温常在攝氏三十七度間過與不及皆爲有疾之徵醫家別體温爲三種（一）常温在三十六度七分至三十七度四分爲健康體在三十六度至三十六度五分爲稍弱体在三十七度五分至三十八度爲熱性體（二）熱性温在三十八度至三十八度四分爲輕症在三十八度至三十九度爲中等症在三十九度五分至四十度五分爲重症在四十度六分以上爲最重症（三）虛脫温在三十五度至三十六度爲不危險者在三十三度至三十五度爲可望生命者在三十三度以下爲必死者檢驗時在朝或夕先拭淨液下汗液次插入寒暑表約閱十分鐘可取出觀其度數此其法也惟吾師人炎有論体温爲不足恃其言曰余戚屬一女子年十七患腦脊髓炎噤急掣戾人事昏迷脈一息八至鼻衄如注而不爲衰然按其身則温温不甚灼熱以寒暑表探口量之祇攝氏表三十八度盡三日死」觀此三十八度祗中等症耳亦何至死可見測體温以驗病覺不可訓也

◎疳疾奇方

疳疾小兒病也醫鑒云『十五歲以上爲勞十五歲以下皆各爲疳』但病象多種總因虫類爲患久則不易治也尚見郭君子佩有疳疾方一種説解頗詳曰症見面黃肌瘦腹大如鼓且極堅硬腹愈大而食

愈多時有大便腹仍如故頭上短髮用指摘落並不知痛或眼白珠昏盹此症自週歲至十五歲如審病確切卽投此方（木賊草三錢淘淨夜明砂三錢穀精草三錢紫邊蚌殼三個碎炒醋七次共爲極細末男孩用母雞肝一副女孩用雄鷄肝一副勿見水忌鉄器用竹刀剖開卽將末藥戥七分拌入鷄肝內仍加猪油醬油各酌料蒸好。每飯時卽與之作菜。每吃至第四日。卽間服開湯劑一帖如下）北條參（米炒三錢。焦冬朮二錢炒淮藥二錢芡實米三錢雲茯苓三錢。粉草五分。用力卽愈』夫疳有五一白疳二赤疳三蟯疳四疳䘌五黑疳。上列之方。固能念此五疳否。

◎虛損勞瘵分治說

前日破浪赴太炎師處。師曰。汝所作中醫指導錄。尚有未盡。若明之愼柔五書。亦宜提出指導。因此書有功于醫界不少。何也。歷來論虛損勞瘵。皆並列爲一。治法混合一。若人之虛損卽勞瘵。而勞瘵卽虛損也。不知勞瘵有虫。虛損則否。近日之結核傳染病。卽勞瘵也。虛損之病。慢性衰弱症耳』余極以師言爲然。因師而檢視愼柔五書。固論列淸晰。實啓後人。治損治勞之法。其虛損門題辭曰「虛勞兩字。世皆儱侗言之。不知症有不同。治有相反。予幼年聞愼柔之教。輒云損病自上而下。勞病自下而上。損病傳至脾至腎者不治。勞病傳至脾至肺者不治。以勞法治損。多轉泄瀉。以損法治勞。必致喘促。于此之涇渭不明。而懵然以怯病該之。其能免于南轅北轍之相左乎。丹溪治立相火之旨。惟以四物滋陰。陰陽久爲晦塞。內經益火壯水分別之理。豈好爲多事哉」其言論發人所未發。金元四大家。號稱博極羣書。理無不達。但亦偏于一方。愼柔之書不顯于世久矣。吾師太炎研究及之。詔戒弟子。代爲表章。使天下損勞之病。不至

一發不治或者大有功于醫界乎

沙籤雜說

（鄭顯庭著）

❀知醫與行醫

醫生一途依我的愚見可分爲兩種就是那從前醫家所說的知醫與行醫何謂知醫就是那一般有學識的人把這一項醫藥事務用心去探索他的精微奧義下了許多工夫然後爲人診病診病的時候必推求病家的病源以演其所知立方總不得錯效與不效是病有輕重不是他的藥方不好何謂行醫就是那在醫生旁邊跟着學的徒弟自誇承授師技或以簡便的方法學得的醫生當初急以應酬門面爲主不暇探索醫藥的原理稍稍學些法門便自以爲行家只知按照成方不能融會貫通中與不中全視他的醫運好歹簡言之知醫者非不行醫先致知而後實行也行醫者非不知醫因行而不求深知也行醫的少知醫的多國內的醫術一定有進步行醫的多知醫的少恐我歧黃的古法也將湮沒了如何能進步

◉心與腦之關係

西醫謂（思慮屬腦）中醫謂（思慮屬心）遂有人謂中醫誤腦爲心其實不然中醫曰（思慮傷神）神卽腦也時珍曰（腦爲元神之府人之中氣不足淸陽不升則頭爲之傾九竅爲之不利）汪昂曰（吾鄉金正希先生嘗語余曰人之記性皆在腦中小兒善忘者腦未滿也老人善忘者腦已空也凡人外見一物必有一形影留於腦中昂思今人每記憶往事必閉目上瞪而思索之此卽凝神於腦之意也」我

中醫何嘗誤腦爲心。西醫之論腦也。亦謂（神經系統發源於心）是西醫未嘗不以心爲思慮之官。要之心爲思慮之泉源、腦爲思慮之器械、心血即思慮之原料、腦筋即思慮之製造所、兩相合而不可離也。西言腦。中言心、意各有主、不相抵觸。不過說理未完全耳。

海陵醫話

鮑東藩

崇尚西學者。至棄人倫而不顧。崇信西醫者。乃甘就死地而不辭。偏向之弊。一至於此。江蘇東南大學某職員。得溫熱病、不任中醫而就西醫。西醫臥之冰房、一夕而歿。生徒之就西醫者。至動色皆戒。不敢表示發熱。此實新開之殺運也。

吳氏中西溫熱串解、雖不滿意於西醫。未嘗有冰房之說。而極贊試溫器之佳。卷末附載西藥阿斯必林之治效。余意必不如中藥可因症加減。較爲活動。

亡友蕭劍門、曾任二等軍醫。云西法治脛折。輒鋸去。另續以木足。此殊不及中醫傷科接骨之神。農人徐姓。年十八、墜自牛車。輪碾斷雙脛。骨碎肉糜。表兄許師古。從血泊中爲拈去碎骨。藥而裹之。約以木片。束以綳帶。月餘而癒。力役如常。許云。以症幸兩脛均斷。如斷其一、則癒後必跛。

許氏傷科。已名五世。先是阜甯某匠。過其地。以療折傷自衒。叩其術則祕不傳。乃出不意猛擊其脛。骨斷。迫而盡傳其法。許得其祕。傳子傳媳不傳女。故許姓外。鮮有知其術者。

好奇之士。爭羨催眠術之不藥而癒病。不知張子和醫案中。以喜勝悲。以怒勝思。皆本內經之旨。不藥而癒病。未識比較催眠術優劣何如。內經云。驚者平之。子和平驚一案。尤奇。余服子和的是妙人。市醫不識其人久矣。新學家又烏從知之。

劉江潛之本草述。孫文垣之赤水玄珠。均詳載取紅鉛法。末免爲全書之玷。喻嘉言著尙論篇。詆痛王叔和。王樸莊目之爲天讒星。陳遠公著百病辨症錄。詭託鬼眞君。余直命之爲飛天夜叉。

宗葉氏者多喜用紫河車。汪石山醫案中。竟有妖醫令病人炙食孩尸以作補品者。眞異聞也。

祝詞

岐黃科學　系統久失　五道晦盲　邪說橫溢
漢廢醫官　民生胥溺　歐潮澎湃　野心叵測
外物梟張　漏巵曷塞　蹉跎愒時　淘汰無日
淹博諸公　學有心得　聯合全體　矢志不易
有守有爲　羣策羣力　共挽狂瀾　摧茲勁敵
賡續出版　刷新爲則　民國之光　祝歲萬歷

會員招知生恭祝

▲神州醫藥總會論文徵文題目

內科二題
腎水泛上爲痰論
癘疾通治論
傷寒雜病科二題
重病傷寒輕病傷寒特殊傷寒論
厥論
婦人科二題
胎前產後論
不孕論
小兒科二題
急慢驚風辨
蟲積食積論
外科二題
癰疽內治外治論
瘰癧病源並治法論
虛勞針灸科二題
用針用灸之分論
虛勞針灸與藥餌論
喉科二題
喉痺有幾種說
喉證分類議

應徵者一科二科全科均可。但習一科者須全作。習二科以上者。每科作一題。徵文期限以夏歷八月底爲截止期。及格者卽在本刊發表。如佳卷過多。另刊專號。

至月刊中所列各門。無論何時。均可投稿。其門類如左。

評坫（社評）（時評）
論壇（社論）（通論）（選論）
學說（今說）（舊說）
專著（創作）（演繹）
藥學（本草）（分科）
醫案（類案）（診案）（筆記）
醫話（今話）（古話）
科學（生理）（衛生）（解剖）（物理）（博物）（組織學）（胎生學）
述聞（方聞）（病聞）（針開）
僉載（紀事）（專件）
文苑（無韻）（有韻）
小說（長篇）（短篇）

神州醫藥學報定單

今寄上報費大洋　元　角　分正定閱　貴報　月自第二卷第　期起至　期止請按期寄下列地址爲荷此致

神州醫藥總會出版部

通訊地址

定報注意

一 報價全年大洋三元半年一元六角一期三角郵費每期分半「會員減半」

一 通信地址須詳細開列

一 郵票代洋以九五計算并以一分三分爲限

一 定報人如有不能按期收到請即函詳本部查究

廣告價目表

每頁	一期	四期	六期	十二期
二分之一	五元	九折	八折	七折
三分之一	三元	全上	全上	全上
四分之一	二元	全上	全上	全上
六分之一	一元	全上	全上	全上
備考	全頁或全張（兩頁）照加但一期至四期可八折六期以下七折			

克那的詩

（无垢節奏）

用赤裸裸的手與脚。
把無數碍途的荊棘。折的折。踏的踏。
更將我們沸騰騰的滿腔熱血。洒遍大道。造成一座又高又大千丈萬丈的虹橋。
天國不在吾人夢境裏。
天國是築在我們前驅者。一往無阻上勇氣。

陳无咎先生所著醫壘叢書

陳无咎先生。為今日國醫界數一數二人才。所著醫壘叢書百萬餘言。第一輯。議論明通。昌扶系統。第二輯證據詳明。方案咸備。第三輯以下。胥經啜匱。益復精湛。行醫者得之。可奉為金科玉律。研醫者得之。可方諸高塔明燈。眞中西良導師也。吾輩不可不讀。（張大昕）

（甲）去年出版　第一輯

醫量一册　五角
醫學通論一册　五角

（乙）今秋出版　第二輯

醫軌一册　一元一角
藏府通詮一册　七角
婦科難題一册　七角
醫事前提一册　五角
在抱室答問一册　六角
黃溪方案一册　一元二角
第二輯合訂本四元四角門售八折會友七折

（丙）在整理中第三輯

剛底靈素一册　一元四角
醫壑一册　一元四角
醫林之一彈一册　一元二角

（丁）未脫稿者

變之醫學一册　未定
儒醫學案一册　未定
二溪發揮一册　未定

（附告）第二輯現祗有合訂本無單行本

醫案

（陳小無筆錄）

▲醫案 黃溪最近方案

口瘮痱濕瘡類（皮膚病系）

張小姑（瘮後浮腫）

六脈左沉右絃肺洪脾数必係風瘮方隱誤飲冷茶濕留脾絡致脾不能運輸上歸於肺應清肺健脾通調水道

桑白皮一錢炒臼芍五錢天花粉四錢茯苓皮四錢炒木香一錢半陳澤蘭二錢炒橘絡一錢半炒車前一錢黑芥穗七分

◎李金璽先生（風瘮）

六脈肝脾浮絃心肺弱小頭面手掌均發風瘮病源由於沐浴受風或處潮濕地方更受風雨淫氣

絲瓜絡二錢去稍防風七分茯苓皮四錢荊芥穗七分姜南星一錢明羌活五分白芷一錢大甘草一錢半青吉更五分威靈似七分當歸頭五錢石甘露藤二錢

◎李金璽先生（覆診）

六脉心肝經急胃焦洪大心肝主筋絡胃焦主肌裏筋絡風毒未除肌裏濕熱尚蘊現雖好却乙半但除

毒須務盡。

當歸頭五錢忍冬花一錢大花粉四錢生白芍四錢甘草梢一錢茯苓皮四錢蒲公英一錢半去梢防風七分羌活五分夏枯草一錢粉葛根七分石甘露藤二錢

◎司徒小郎（風疹）

六脉肺獨洪大。兩顴頭部皆發風疹。乳毒也。

桑白皮七分大花粉四錢去心浙貝一錢半茯苓皮三錢白芷二錢吉更三分當歸須二錢忍冬藤一錢甘草一錢

◎高伯謙董事令郎（風痱）

風痱之證由於皮膚濕熱。故小便紅短。應涼皮。長便。爲主。

茯苓皮二錢陳澤蘭一錢五分天花粉三錢藿香葉五分桑白皮七分硃茯神二錢石甘露藤一錢連翹殼一錢甘草梢一錢去心浙貝一錢

◎伍小姑（濕瘡）

六脈。脾肺洪濡。必肝半急。血液不清。濕行。脾絡。上攻兩類唇際。成爲痒疼之濕瘡。應清血。解毒。滲濕。生津。

蒲公英一錢浙貝一錢五分當歸頭五錢夏枯草一錢五分天花粉四錢生白芍四錢絲瓜絡二錢金石解四頭茯苓皮四錢炒橘絡一錢白芷一錢皇初籐三錢

◎伍小小姑（濕瘡）

六脉濡在脾胃絃來心腎四肢腰際發爲金錢模樣紅暈之濕瘡是受先天濕毒種無問於黃白病當治其所因

苓茯皮四錢忍苓藤一錢滑石粉一錢生薏米五錢當歸頭四錢大甘草一錢去心浙貝一錢五分皇初籐三錢炒扁豆二錢天花粉四錢陳澤蘭五錢蒲公英一錢

按此二小姑皆爲白色人種嚴君以中法治之應手奏効主藥在於皇初籐一味且西醫久治無功中醫一方便愈卽此可執攻漢法之喙矣(小無幷識)

▲種德名亭日診醫案

湖州凌曉五先生遺著
胞姪凌永言手鈔

時症

辨症之法風與暑皆多汗惟寒則無汗而時行發熱必須得汗則熱退不得汗則熱不退此症發熱半月未有大汗驟觀之勢屬尋常然舌胎厚而色灰白舌尖舌邊色黯不鮮其邪之伏於募原者尙多無如脉象細濇右手尤覺無力是爲症實脉虛殊非所宜口渴喜飲而飲湯卽腹中漉漉有聲上噫氣下轉矢氣按胸却不滿痛是爲陽明虛象兼之語言稍多卽覺氣急且有恐懼驚惕目時上視爲病重之徵合而參之肥人氣盛於外而怯於內加以好酒則濕熱生痰痰挾暑邪蘊伏中州而乘涼浴冷復以寒邪束其暑邪故身熱無汗所感之邪粘着難出正氣又衰不能外託以致淹纏不爽用藥無效耳今已日久難發汗汗亦難出脉雖細濇不數重按尙非縣輭擬用達原飲加減宣達其伏邪爲妥

天蟲　土貝　鈎鈎　草菓仁(生研五分)

青蒿　羚羊角尖　漂滑石

甘草　外用蘇葉二兩　葱頭廿個　煎湯入被內薰之　此方服二劑後其薰法不必用

如諸病再得輕減尚可服乙二劑

（接服方）　柴胡　黃芩　半夏　炙草

鈎籐勾　石菖蒲　木通　加荷梗五寸

時行之病。多係伏邪。吳氏所謂邪從口鼻而入。伏於募原。由裏達表。故無三陽經定局。據今之耳聾似乎少陽。而少陽之耳聾。不若是之甚。就其煩悶似乎陽明。而陽明之舌乾齒燥痞滿實堅。全不外現。則其伏邪尚在募原而未達也。內經云耳者宗脉之所附。又云。身中精陽之氣。上走於目。而爲之睛。其別氣走於耳而爲聽。此時目無神采。耳聽不聰。總由邪混三焦。出入靡常。忽輕忽重。反覆變遷所致。脉象左手浮滑。右手雖略小而重按有力。却非陰症。與虛寒其躁擾不甯。乃濕痰挾伏邪膠粘難達。則宗氣別氣隔塞不通耳。仲景梔豉湯乃宣達陽明伏邪之藥。故以涌吐爲法。用之而得効者。邪亦稍得舒泄也。此方甚善。但邪不僅在陽明。未必遽能霍然。茲倣達原飲之義。略爲變通。冀其煩悶漸鬆。自當漸入佳境。

天蠶　土貝　瓜蔞皮　茯苓皮

草果殼一錢五　青蒿梗一錢五　海浮石　甘艸人中黃　地漿水煎服

夏月曹患痢疾。又於醉後仆水。此暑濕之邪蘊結已久。中秋加以感冒。遂寒熱如瘧。咳嗽吐痰。熱久不返。身面發黃。是外邪合身內之濕熱醞釀所致。向來體豐好飲。伏痰必多。此番縱啖生冷。痰與邪俱鬱閉不通。故昏沉躁擾。神氣濛混。有似厥中之狀。消痰滾痰。二便漸通。心神稍淸。然舌本白淡。舌胎白厚。口仍作渴。四肢漸冷。中脘痞硬。面黃帶浮。尙屬濕痰伏熱未淸。脉象沉弦。亦由邪陷未可遽視爲坦途也。治法當以利濕消痰爲主。而兼透達伏邪之藥。俾表裏宣通。淸濁分疏。乃無反覆耳。

赤茯苓　熟半夏　江枳實　六一散

茵陳　黃芩　天蠶　連翹

加鮮石菖蒲根一錢擣入

（接方）淸晨診候。左脉弦大有力。右脈細輭無神。此伏痰與邪膠粘不散。佔踞淸陽之地。所以胸口板硬。卽傷寒論中所謂結胸也。痰與邪旣相結聚。正氣不能流通。故右脈不能充沛而神識似昏似淸。舌苔似灰似白。病情尙在出入之間。必得胸口寬鬆。面色紅活。乃無反覆。

天蠶　半夏　羚羊角尖　木通

瓜蔞皮　橘紅　連翹　茵陳　加石菖蒲汁三匙冲入

▲前賢醫案

琴川張鞠景重錄

◉王晉三先生著　黃溪陳无咎評點

（少太太）脾病。九竅不利。以至陰之臟。不得陽和舒佈。斯水穀入胃。傳送不行。淸濁淆亂。遂成腹滿腫脹之病。此經旨所謂臟寒生滿病。三陰結謂之水也。病者胎前卽患欬逆。產後繼以腫脹。已經百有餘天。今診脉弱無神。在右尤甚。可知氣血式微。中焦窒塞。升降無由。州都失職。決瀆不宣。日居月諸。灌入隧道。精液脂血。浸淫洋溢。悉化爲水。總由中央孤藏無氣。不能貫四旁。以鎮流衍。則水濕泛濫。而難支矣。讀病機一十九條。所以脹病獨歸脾土。蓋脾損則不能散精於肺。而病於上。胃損則不能司腎之關鑰。而病於下。三焦俱病。再以純陰之劑投之。欲求向愈。其可得乎。勉擬東垣脾宜升胃宜降。合以回陽。庶不失於人事之當盡也。

茯苓　白朮　生姜　肉桂　附子　芍藥

脾損胃損四句。實握靈樞之經。（无）

（少爺）腎爲藏精之府。木爲相火之官。眞陰虧則相火動。而夢泄不固。所謂精不能養神。陽虛陰必走也。夫耳者少陰少陽之寄竅。經脉所主之地。精不守則龍雷不甯。擾乎淸空。以致耳鳴震動。上實下虛之象。法當厚味塡陰。介類潛陽。取經義上病下治之旨。

紫河車　人乳粉　陳秋石　龍齒　牡蠣　肉蓯蓉　大熟地

龜版膠　菟絲　鎖陽

用金櫻膠密丸。開水二錢。晨晚並進。半月可效

若此診斷。可爲耳鳴洩精之典則。（无）

（朱）胃氣以下行爲順。今肝臟橫逆。脾陽困頓。諸絡氣機阻塞。陽不能遂其流利。陰不得循度內守。食不能運。寐不能酣。纏綿數月。精神由是消索。若再執攻病迂見。徒損胃陽。病勢愈熾。蓋藥乃草木無情之品。非七返九還之物。可比。愚見當順其臟腑之性。導之和之。如大禹治水。原因地

制宜。非强爲搶堵焉。

蘇子　苦杏仁　茯神苓　紫降香　柏子仁　橘紅　枇杷叶

川貝母　麥芽

（陳）經云。血脫補氣。以有形之血。不能速生。無形之氣。所當急固。卽太僕所謂無陽則陰無以生。無陰則陽無以化也。亦以高年體弱。陽絡傷而血外溢。治病之初。但以濟陰降火爲事。不知周身之血。悉統於脾。脾惡濕。而喜燥。過服歸地芩連。壅於脾胃。則中樞窒塞。升降無由。遂成脹滿之候也。况元氣素虛。平昔思慮多鬱。肝胆之陽久矣不和。去冬先患腫毒潰後。繼以血症。血去。則脾損。而氣愈弱矣。今診脉虛弦不和。兩關尤大而濇。可知起病因由。皆關肝脾兩臟。是時急於寒凉止血。遂致曲曲之木。愈陷於壅塞之土。時當春令。不復望有暢茂條達之機。急者先治。莫過調脾和胃一法。則州都運化。決瀆宣通。而胃氣自能運行。脾氣遊溢。上可散於肺。以通調水道。斯清濁自分。上下無不調暢。中土既和。精悍得以四佈。又何必拘拘於開鬼門潔凈府逐水消腫之險劑。而脹始釋然哉。

補中益氣湯去黃芪倍人參加茯苓澤瀉姜棗

血統於脾。與西醫學說相同。較諸某名醫診案。謂胃中無一點血。高明許多。（无）

（施）脹久氣日益衰。致胸腹臍下漸硬。食下更甚。雖云脾病善脹。要亦肝腎少司攝納使然。醫家專事辛燥。罔顧下元虛損。多見其不知量也。

(浦先生)脉細弦結痞積橫中。濁陰阻塞。升降氣滯。血亦不調。據述去年失血。今中脘堅硬日甚。面浮足腫氣逆。喘促煩悶。皆中宮之陽氣。久窒轉運之樞軸。不行。病已沉痼。難許平安。

方用附子理中湯加猪胆汁

金匱腎氣丸

(世先)脉浮弦數。風傷脾胃之絡。

杏仁 鬱金 川貝 橘紅 蘇梗 防風 桑皮 桔梗

(時左)(濕熱)時令濕熱。體易感。濕熱略有感冒。小受感觸。清氣爲之少利耳。然外感式微。故不寒熱。肝脾尚洽。故不作脹。胃之呆。唾之多。口氣之穢。齒齦之血。皆濕熱逗留之爲患。氣不能流行。故也。苔濕糙。脉濡弦。去邪必先暢氣。有濕必然釀痰。治法如此。

越鞠丸 白茯苓 新會紅 生米仁 炙竹茹 製半夏 冬瓜子

小枳實 陳胆星 廣鬱金 淸蘆蔣 辰砂益元散

(趙)經云。怒則氣高。陽氣薄厥。於上。必致神蒙竅蔽。且向有厥症。包絡之痰。易隨氣火上冒。胸悶口噤。耳聾神憒。今發五六日。心下痞滿不舒。脉微形脫。兩顴時現赤色。乃氣末平。而神已耗。虛下本實先撥。從厥陰少陰兩治。(薄厥二字得此證之神祕无旮)

人參 茯苓 棗仁 麥冬 小麥 五味 附子 牛膝

龍齒 菖蒲 紫雪丹冲

科學

兎陰期變論

（褚民誼講演　吳敬恆筆述）

兎陰期變論者。論兎類陰道隨其卵巢之發育循環。而呈變也。

何謂卵巢發育循環。曰万物並育。而賴生殖所以傳其種而保其族也。生殖以時。故有生息。生而息。息而生者。是謂生殖循環。而其所以為生殖者。爲卵巢之發育。生殖既有循環。則卵巢之發育亦有循環。其爲期也。有定各各不同。其爲變也有序。亦各各異。一年僅一循環者。謂之單發育類。一年二次或二次以上者。謂之複發育類。發育之循環。然生殖之循環亦然。研究萬物生殖之理者。必察其卵巢之發育循環之如何。爲期與變以得其恆。故論各各哺乳動物之發育循環。非無據也。而實有其條理之可尋。特條而理之區以別焉。有大同小異耳。蓋卵巢者生殖之中樞也。有卵宅焉。卵者生物之源也。卵衣以包。曰卵包。卵包成熟之時。卽情感起發之秋。發育之正期也。或曰起。諺曰『貓起過年狗起種田』言發育之有定期也。起者起發乎其情。情相感而后相交。相交而后相生。相生不已則族類滋繁而不滅。是故卵包之成熟。爲卵巢發育之動機。卵包熟而自裂者。謂之『自放卵』。人猴犬等之卵。是也。熟而必遇陽而後裂者。謂之『被放卵』。猫兎等之卵。是也。卵包裂。卵突出。有黃物見於其中。故自放卵之獸。有週期之黃物發生。被放卵之獸。必待遇陽後。卵包始裂。卵始放。而黃物始生焉。卵放而有受孕者。有不受孕者。故有懷孕黃物與不懷孕之別。不過陽。則卵包遇熟而退消血化而無黃物。故被放卵之獸。無週期之黃物發生。夫黃物者。一內排泄腺也。其有功於生殖也衆。既有週期與無週期之分。復有懷孕與不懷孕之別。懷孕黃物之功用。在使孕卵得棲於子宮而助其發展。使乳房膨脹以備他日哺乳之需。苟以外科手術試之。割去卵巢。或僅以火針燃其黃物。則孕卵不得棲於子宮。已棲者亦將脫焉而出。不懷孕黃物無大功用。僅調和發育之期耳。美人司氏與柏氏謂黃物指揮發育循環者誤也。不然何兔類等無週期之黃物亦能自呈其期變乎。故美人亞林氏早闢其說矣、且以一獸的熟卵包液注射於一他獸。即能感觸其發育。此非卵包之成熟為發育動機之明證者乎。

發育循環。分為四期。一曰。(靜期。)二曰(預期。)三曰(正期。)四曰(末期。)或(後期。)靜期者。兩發育之間。情感不動之時也。預期者預備發育起之始也。正期者情感發動受陽之秋起也。末期者卵包自裂。或被裂後黃物發生之時起之末也。後期者卵包過熟退消而血化起之終也。故發育之程序。始以卵包之充分長大。繼而成熟。終以卵包之自裂或被裂。或不裂而退消。以至於靜。靜期之時。卵巢中之他卵包。又逐漸長大。又由預期而正期或由末期而至靜期者。或由後期而至靜期者。輪流有序、周而復始、是謂卵巢之發育循環。

何謂期變。曰卵巢之發育循環。為全生器殖變象之先聲。故曰卵巢為生殖之中樞。而卵包之成熟。又為發育循環之動機。故凡與生育有關聯之機體。如乳房。卵管。子宮。或子廊。陰道等。皆隨卵巢之發育循環。而各呈其特殊之變象。卵巢之發育有循環。故其他機體所呈之變象。亦因之而有定期。以其呈循環之變象而有定期也。故謂之期變。以卵巢發育爲各種生殖機關呈現變相之指揮者也。故有乳房之期變。卵管之期變。子宮或子廓之期變。有陰道之期變。

各種期變之中。以陰道之期變。外應內感最爲繁複。研究大鼠小鼠天竺鼠等之陰道期變者。固不乏人。而研究兎類陰通之期變者甚少。有之亦不過觀察其一部分一時期而已。未有能爲完全而確切之論者也。日兎類之卵爲被放故所呈陰道之變象。逐期更易新奇層出與衆不同。不但爲前人所未見。亦爲時人所未言。誠組織學中一有趣味之問題也。愚醉心於斯研究剖驗閱時歲餘。略有所獲。爰述大要。就正高明。贅此數言以當題解。

溲勃居科學塗說

（轉錄科學週報）　（陳小無輯）

（引言）溲勃居塗說。乃溲勃居主人。偶閱各種報章。有關於醫學上之參考。如生理。解剖。博物。物理。人種。衛生各科。學談話常識等。擇尤節錄。以爲茶餘飯後。烟施燈闌時。翻閱消遣。雖近巨剪事業。有慚名山風雨。然賢乎博弈遠矣。題曰塗說。蓋紀實也。間留原名。不欲掠美也。

◉赤靑二色與精神之關係

英國富哈米尼特克突雜誌中。載某醫士言。七色中。映人眼簾。而能使其精神激越者。首推赤色。若夫紺靑綠等各色。則能使人精神靜穆。故陰天人覺沈鬱。晴天人覺快樂者。卽此理也。凡植物之綠色。天空之靑色。大洋面之靑綠色。等皆足以歛人精神。而忽造一種蕭然意遠之境者也。

▲一年植物和二年植物

一年植物 AnuaiPlant 就是一年生植物。凡一年生植物。總是從種子萌芽的時期起。中間經過開花結實直到枯死的時期止。統計不過一年。一年生植物底根。叫做一年根。一年根裏面的營養物質到了一年生植物開花結實的時候。都被吸收一空了。這一類植物所以枯死。原因就在於此。大多數（幾乎可說是全體了）的草木植物都是一年生的。

二年植物 BiennaiPlant 也叫做二年生植物。這種植物從第一年到第二年才開花結實而枯死。首尾經過二個年頭。所以叫做二年植物。它底根也和一年植物底根一樣。叫做二年根。頭一年貯藏了許多營養物質。做第二年春天開花結實的養料。等到這種養料完全被吸收了。根就萎縮。它也就枯死了。蘿蔔諸葛菜（蕪青）胡蘿蔔等都是這一類。（德徵）

▲食西瓜法

西瓜在未食以前。應先以冰水浸潤。歷二三小時取出。淸涼無比。夏日井水性涼。汲井水潤之亦可。若家中有井。最好瓜放籃中。沉於井內。上繫以繩。歷久取出。亦極可口。

瓜穰有大紅淡紅黃白等色之分。就顏色之比較。食瓜乃淸涼之象。大紅彷彿堆滿火氣。淡紅雖頗可愛。然味多不甘。故最好莫如冰穰。冰穰白色略帶黃的色彩。有冰穰玉潔之槪。食之似較他色涼爽。蓋亦心理上之作用也。

我前所言之剖瓜兩半之食法。祇宜於少數人。若聚多數人於一室。則須剖爲多塊。分衆食之。然偶觸國事。又不禁憶及瓜分之喻。瓜分之喻相傳已久。憶童年食瓜時。卽有此語。當時尙不之覺。今形勢上雖未瓜分。而國內之鉄道鹽務礦產。咸分押於外人之手。一切皆由外人監督。此與瓜分又何異也。

余有妹年僅四齡。敏慧逾成人。識字千餘且均能解。執筆亂塗。竟能成字。一時有神童之稱。性喜食瓜。家中人以愛之故。每稍滿其慾望。不料入秋即病病遂死矣。若生存今已二十一二齡。余素不信命運。此全由飲食不愼所致。自是歲起。西瓜不入吾家門者二年。

西瓜之外。有甜瓜香瓜等類。但味不及西瓜。且易致病、以少食爲妙。

▲飯和鍋焦

食飯是米和水煮成。這是大家曉得的。米究竟是什麼東西組成的呢、照化學家實驗所得。知道米底成分。小粉質最多。居百分之七十零。次之爲水。居百分之二十左右。此外稍微含一點蛋白質脂肪。纖維和炭分。米因爲大部分是小粉和水成功的。所以只要把水蒸乾。便會賸下大部分外。幾乎是全部分的小粉了。但小粉又是什麼組成的呢化學家告訴我們。它是六分炭五分水組成的。它底程式是

所以如把小粉底水蒸一乾了。那小粉便會賸下單純的炭了。飯時候煮多。經火逼着。那水分蒸散的很多。而鍋底的米。便漸漸失去水分而變炭、所謂焦。就是變炭的歷程中的一種現象。那焦的便是將成的炭。

（德徵）

▲雷電與水分

空氣中發生雷電的現象。與空氣中所含的水氣的多少有關係。水氣少發生雷電的現象難。甚至於不會發生。夏天地上水分。被烈日曬着蒸發的很多。所以空中所含水量。因而也多。而雷電的現象發生也。

便容易。冬天地上水分蒸發的緩而少。故空氣極燥。而雷電的現象發生也很困難。甚而至於沒有了。

(德徵)

▲十二指腸虫

十二指腸虫。是蠕形動物底圓虫類。寄生在人體底十二指腸。就是小腸底起始部。所以得名。它口緣有很多的小突起狀的吸着器。這種吸着器。附着在腸壁吸收血液。使患十二指腸虫病的人容易生貧血病。它在人體裏。如果發生過多的話。那麼患者便起(面色蒼白)、(頭痛)(體倦)(耳鳴)(神昏)(不眠)(氣喘)(健忘)等病。因而致死。這種虫大概是由卵而分播。人糞中這些卵很多。所以預防的方法最好使廁所離飲水很遠。使它不能在水裏發育。

(德徵)

◉小蘇打和蘇打

小蘇打一名重炭酸鈉sodium biCaibolate(sodiumACidCarbonate)它底成分是鈉氫炭氧三($Na H CO_3$)蘇打soda就是炭酸鈉souinM Cribonate它底成分是鈉二炭酸三。這兩樣東西底成分不同。所以質性也有異處。最明顯的一點。就是蘇打能在空氣中風化。而小蘇打則否。用以造嗬嚩水的。是小蘇打而非蘇打。(同上)

◉相忌的食物

李子入水不沉者勿食。瓜投水不浮者勿食。柿子與蟹同食成痢。柿子不可與烘青豆同吃。葱與蜜同吃名甜砒霜。花生不可與王瓜同食。燒油不可與生薑芽同食。猪羊心肺有孔大毒。魚體與莧菜不可同食。

兎死眼開者食之必死，牛黑身白眼者食之必死。鷄肉不可與蠟同食。魚無骨頭有白色連珠至脊者勿食。鱔魚鯉魚鬚赤者勿食。白鱔黃鱔昂首出水者食之必死。鼈目凹足不伸無裙腹上有卜字王字王字五字紋者食之必死。雞養至三四年者有毒。燒酒盛于錫器者過宿有毒。飯落水缸日久生毛不可誤食。瓶內插過花枝其水最毒不可誤飲。凡服藥前後數日不可食河豚驢肉及諸魚如入荆芥食之必死。猪肉羊肝不可同食。猪肉胡椒工妥同食爛臍。猪肝魚膾同食生瘡疽。諸禽鳥肉肝帶青者勿食。芥菜兎肉勿同食。魚骨不可與蜜同食。豆腐與蜜不同食。（晚報）

●瓜類的成分

吾人所食之瓜類有種種。如黃瓜（卽胡瓜）。南瓜。冬瓜。西瓜等。或熟食或生食。營養身體之物不多。但其味甚佳。水分甚多。食之可助消化。與解渴。誠食料中不可缺少者。茲分析其成分如下。

種類　水　蛋白質　脂肪　（炭水化物）　纖維質　灰分

黃瓜　九六。六　〇。九〇。一二。〇　〇。四冬瓜　九七。四　〇。三　一。七〇。四〇。二

南瓜　九〇。二一　〇•六〇二六。一二。一〇八　西瓜　九四。七　〇。三　四。七〇。一〇•二

按上列表式。可知瓜類皆富水分。無纖維而蛋白質較多者爲黃瓜。食之較佳云（申報）

●蛋白質和蛋白

蛋白質是動植物裏的主要成分。在血漿。肌肉。腦髓。樹汁。種子等物裏。含蛋白質很多。所謂蛋白質。不僅指蛋白。不過蛋白却多半是蛋白質罷了。蛋白質底成分很複雜。約計含炭百分之五十四左右。氮百分

之二十左右。氫百分之十五左右。硫百分之七左右。硫百分之一左右。（德徵）

▲猩紅熱

猩紅熱是一種極險惡的傳染病。亦名喉痧。因猩紅熱病而死的。不知有多少。但到現在。它底病原菌還沒有十分明、白它傳染的力量。非常強烈。衣服。玩具。臥牀。書籍等一切動用的什物。能夠傳染這病。那是不必說了。就是沒有這種什物。單和病人同在一室幾十分鐘。也會傳染。它傳染的力量。死病人發熱期中爲最厲害。它病菌存在化血液。眼淚。鼻涕。痰。尿屎這一類東西裏。它能抵禦外來的牴抗力。所以行醫的。如消毒不完全。往往因之而傳染。患本病一次。如醫愈後。大概可以免傳染了。（德徵）

猩紅熱一症。在西醫看起來。是狠危險的。在我們中醫看起來。是沒有什麼危險啦。今年五月間。我診到猩紅熱底病狀兩人。一爲民國女工教師秦女士。一爲甘律師通譯陳籌宣夫人。西醫都譚虎色變的。我用清血解毒之法。馬上好呵。我只知道猩紅熱是肺毒和血液不清。用當歸頭蒲公英夏枯草天花粉貝母忍冬石甘露籐這類藥便對了。（无咎）

述聞（第八）

驗方集錦 方聞

◉解硝鏹水毒法 （王理堂）

服鏹水中毒者其救急之法速服肥皂水或蘇打水均可解毒如無此二物卽用刀將牆壁上石灰刮下一二酒杯冲水一大碗服之亦能起死回生蓋酸類之毒一遇鹹性之藥卽變爲鹽類肥皂蘇打石灰均爲鹻類故能解鏹酸之毒若必待醫生之至一失時機卽不救矣

◉治乾霍亂方 （王理堂）

食鹽（一筷約重三錢）燒紅卽以熱童便泡服卽吐計此藥飲三次吐三次卽愈按乾霍亂症欲吐不能吐欲瀉不能瀉名曰陰陽關格若無良方救治其人必死此方極簡便而有起死回生之功不可忽視也

針刺述略 針聞 （任農軒）

◉霍亂疫症

頭搖口張目直無神脈絕者難救之危症也十指螺癟脈伏其邪鬱伏陰候也宜刺手太陰肺經之腧少商穴在手大指去爪甲裏側韭葉許刺之出血有血吉無血凶鮮血吉紫血危十宣穴在十指尖掌面去甲一分刺出血者吉手厥陰心胞絡經之腧曲澤穴在肘內臁陷中大筋內側橫紋中動脈處足太陽膀胱經之腧委中穴此二穴不針其穴但刺出其血然必以溫水潤之手拍數十下或數百下使瘀血聚而

青筋高腫然後卽從高腫處刺之則血易出矣

嘔甚則針手陽明大腸經之腧合谷穴孕婦忌補任脈之腧中脘穴臍上四寸針八分

瀉甚則針手陽明大腸經之腧三里穴在手曲池下二寸足陽明胃經之腧三里穴在足陽陵下三寸以安腸胃足太陽膀胱經之腧會陽穴（長強穴尾底骨端下二分利之以升清降濁

足筋掣痛則針足太陰脾經之腧三陰交穴在足內踝上三寸三分深足少陽膽經之腧陽交穴在足外踝上七十針六分深若再不已則針任脈之腧氣海穴在臍下寸半針八分深

神志昏迷則針手少陰經之腧內關穴在掌後去腕二寸兩筋間手少陽經之腧外關穴可於外關下針針到內關謂一針兩穴再刺督脈之腧人中穴任脈之腧承漿穴在唇稜下陷中針二分（未完）

（陳小無輯）

病聞

病惑述聞

◉可驚異之睡病

報載倫敦通電有一種奇異之睡病已蔓延於英國歷年平均計算約每年有八百三十九起本年自一月一日以至現在已有二千五百起航業巨擘伊斯美氏卽死於是病云以吾所聞睡病 sleeding sjckn essN 之現狀無大痛苦惟体發高熱昏昏思睡不求飲食不欲動作終至於長眠不起美國近年亦有患之者醫生查得患此症者當其患病以前皆曾患傳染性感冒然究由何種原因以致成昏迷不醒之現象尚難得確定之論或謂此病本起於非洲中部就烏干達 Uganda 一地言之其住民三分之二卽由是病致死某英醫至其地調查得知此病由一種原生動物名爲特利班諾索馬 Trypanosoma 者寄生

人体而起此動物屬鞭毛蟲類flagellata常寄生於脊椎動物如鳥獸蛙魚等之體中其種類甚繁其體態亦各不同而有一種名爲特利班諾索馬岡賓西 Trypano soma Gombiense 者卽寄生人體中而使人發睡病之一種此虫入人體內五六日患者卽發高熱旣而蟲由脊髓入腦人乃昏迷不醒而所以能移殖人體者則亦由一種飛蠅所傳來云至於預防與救治之法現尙未能完善惟有設法使病人體力加强以增進其抵杭病毒之力或能戰勝睡魔耳適當之治療法尙須俟之將來也（申報）

◉歐戰後之肥軍人

坎拿大軍人嘉爾恒氏曾參預歐戰在比國佛耶特斯戰役中頭上曾受彈傷當時其體重爲一百九十二鎊近年逐漸肥碩竟增至四百四十鎊據醫生云此係頭創之直接結果近嘉氏以食量大增生活維艱擬請政府酌增卹金云（譯大陸報）

◉温哥華醫院買人血

温哥華各醫院近來盛行借血治療法卽用强健人之血注入病者體內每血半品脫『量名』定價美金二十五元特登廣告招健康青年自賣其血應徵者絡譯不絕（譯大晚報）

◉犧牲熱血救麥夫人

美國費城霍華特醫院近有麥克米蘭夫人（年三十一歲）前往求治醫生診得夫人係患貧血症乃以無綫電傳聲請人佈施血液射入夫人體內結果有費城海軍站中人十三人均願以血佈施卒由醫生選取茂蘭氏之血用以轉注麥克米蘭夫人竟得慶更生云（譯字林報）

◉返老還童

（逸　李）

法國法蘭西大學生理學實驗室主任華洛諾甫博士於試驗山羊時以小山羊體內之『祕腺』接入老山羊之體中而小山羊死使此老朽之山羊返於少壯活潑之境焉後又採取小猴體內之『祕腺』接入老年人体中其結果頗爲滿意云（但此術割取人類近親如猿猴等之盾形腺以接於人身而後可掠奪他種之生命以延長人類之生命而已）

（注）此種「腺」實遍布於全體於人體之營養成長代謝衰頹影響最大華氏實驗之「腺」係盾形腺在喉線之內（申報）

△鄭鷓鴣受返老還童術

明星公司劇務主任鄭鷓鴣君在導演苦兒弱女新片時因勞神過度致病者數次及是片攝製完竣後乃往請環球醫藥公司施行返老還童術之醫士彼得希米德博士檢驗體格檢驗結果鄭君之血壓高至一百九十度博士謂此乃鄭君精神衰老之徵象非注射所得奏效必須用接腺術萬一血力上升而包圍腦部卽成中風之症則必危及生命鄭君然其言因決於前日受術受術時在旁參觀者有畢倚虹周劍雲等數人施術計半句鐘不用麻藥而受術者亦不知痛苦云

◎變更人種

英國有一女醫生近發明一移易人種術初嘗以黑兎及黑鼠作試驗經得良好效果其法以刀解開黑人之頸後部取出其腺待其收口數月後可變爲白人以故黑人踵門求治者頗不乏人近印度某酋長以其妻雖美而膚色黑耳該醫生名不惜重資聘至爲其妻一施手術將先試以一黑童如有實效然後爲其妻施術云

專件

神州醫藥總會學術評定委員會章程草案

第一條名稱　本委員會爲神州醫藥總會自動的創立。因稱爲神州醫藥總會學術評定委員會。

第二條宗旨　本委員會之創立。在提高中醫學術·使中國醫藥二科充分發展。

第三條組織　本委員會設主任委員一人。副主任委員一人。分科委員四人。助理委員四人。名譽委員。卽名譽總裁四人至六人

第四條產生　本委員會委員由神州總會職員會公舉。主任委員副主任委員助理委員。由委員會自行推舉。名譽委員。由委員會聘請。（不以會員爲限）

第五條方法　凡總分會會員與非總分會會員。欲就本委員會評定學術者。可將著作成書·依本會揭示徵文題目。著爲論文。及平日讀醫筆記實驗醫案二十則至五十則。陳送本會。由主任委員分科委員合行評定。

第六條納費　凡陳請評定學術之醫士。如係總分會會員。須預納評定費三元。非會員五元。評定及格後。加納證書費二元。不及格者發還一半

第七條證書　評定及格者。由神州醫藥總會正會長會同委員會委員給予及格醫士證書。

第八條加獎 評定之醫士。得前項及格證書外。其有學術淹通經驗閎富者。另加獎狀。此項獎狀分爲三種。（甲）榮譽通醫士獎狀。（乙）榮譽明醫士獎狀。（丙）榮譽知醫士獎狀。此種獎狀。除由總會正會長委員會各委員簽名外。并請名譽委員先行簽名．用示優異。

第九條升格 第一次評定及格之醫士。重行研究醫學。從事著述論文。整理筆記醫案。再陳請本會評定。本會認爲確有進步者．可得（乙）（丙）種獎狀。其得（乙）（丙）種獎狀者升格亦同。但得通知後。須納獎狀費二元。（不論會員非會員）

第十條舉行 本評定會之舉行。每年二次。（三九二月）其第一次則以民國十三年八月爲預備實行期。

附則 其他辦事細則及一切補充手續。由委員會自行議决。

▲附告

本章程草案。由辦事部主任提出•請全體會員聲明决定。得過半數以上之贊成。卽轉請職員會整理。交由正會長執行。（此項聲明書。以夏歷八月底爲限•過期卽認爲放棄决定權利。但會員以納過十二年度會費者爲準。）

辦事部謹白

△△△ 附證書獎狀式

神州醫藥總會委員會　存根

◁第一次評定學術證書▷

茲依本會章程第五七兩條之規定評定某科醫士○○君之學術確有心得應給與及格證書此證

會長委員署名

神州醫藥總會委員會　存根

◁第一次評定學術獎狀▷　備考

茲依本會章程第八條之評之規定評定某科醫士○○先生之著作論文醫案學術深經驗閎富應給與(甲)種榮譽通醫士獎狀此證

總裁會長委員署名

神州醫藥月刊暫定章程

第一條　定名　本刊爲神州醫藥總會(以下簡稱總會)所創辦。因定名爲神州醫藥月刊。

第二條　宗旨　本刊爲總會言論機關。徵集會員著作。發表通醫論文。使中國醫藥。皇成統學。扶上世界學術之軌道。

第三條 組織 本刊設維持辦事二部。維持部主任一人。副主任三人•維持員無定額。辦事部設編輯主任一人•撰述若干人。校對一人。經濟主任一人。發行兼告白主任一人•助理一人。

第四條 經費 本刊經費由職員會先行捐集。嗣後本會會員月捐一元年捐十元以上者。皆推爲維持員。其非會員一次捐五元以上五十元以下者亦同。（五元至十五元爲一年二年維持員。二十元至五十元爲三年）五年維持員。）

第五條 刊期 本刊每月發行一次。以中旬左右爲出版期。

第六條 享受 凡本會會員承認月捐儲蓄捐維持費者。皆有享受本刊之權利。其他•則捐助本經費與投稿采登者。亦有長期或短期之享受。

第七條 價値 本刊每期定價三角。定閱半年一元五角。全年三元。會員減半。但先訂後閱。

第八條 內容 本刊內容。分評坫。論壇。學說。專著。醫案。藥學。述聞。科學。衛生。生理。理化博物。解剖。醫話。問答。叢載。紀事。雜俎。文苑。小說等二十門•每期最少十門以上。

第九條 交換 各地醫藥團體。願將所有出版物。與本刊交換者。應先寄一二册•審查內容。再行決許•

第十條 附則 本刊章程由編輯部擬稿。如有未盡事宜。由總會職員會提出修正之。

紀事

儲蓄建築基金

本會爲建築會所籌集基金問題曾迭經開會討論當表决兩種辦法（甲）按月儲蓄（乙）分隊募集儲蓄已於三月份起開始實行由會中製就儲蓄箱一種分送各會員置諸案頭量個人經濟之厚薄每日酌儲若干於箱內每屆月杪由會派員持兩聯收據按戶向收一經收齊當彙總由顧副會長送存中國商業儲蓄銀行值常會時將存摺宣布計自開儲以來各會員頗極踴躍有月儲數元者有月儲數角者此舉不徒能鞏固本會之基礎且足以養成醫界儲蓄之美德一俟年終並擬將儲蓄最多之五位贈與銀盾褒狀藉資激勸至於分隊募集法須俟儲蓄有成數復再大舉進行

◎醫藥月報改歸本會繼續出版

神州醫藥學報向由神州醫藥書報社出版嗣因欵拙而停刊同志惜焉去歲秋復活迨今夏已出三期主任包識生君因應蘇州時疫醫院之聘致又未能如期出版今夏由同志提議自第四期起改歸會中辦理當經開會討論衆議僉同乃推定陳君无咎爲編輯主任顧副會長爲經濟主任蕭君退庵爲發行主任並由到會同志紛紛担認出版基金以後定可按期出版矣

◎本會脫離江蘇中醫聯合會之經過

本會成立於民元範圍本在全國前年內部管理醫士問題發生本會首起電部力爭並通告各省分支會及各醫團一致反對始獲暫緩實施滬上中醫學會有江蘇全省中醫聯合之組織堅請本會加入乃以江蘇之一部分參預其間而多數會員本不甚贊成也近來因情形愈覺隔膜徒存聯合之虛名是以此次聯合會開年會時本會正式宣告脫離今將來往公函列後

◎聯合會來函

快郵代電通告召集本年常會事前本會以應否開會徵求各醫團同意覆訊主張開會者四分之三爰定夏歷五月廿壹午後二時假西門石皮弄廣益醫院開會先一日午後二時開預備會以便與醫團交換意見並希台洽務請屆時駕臨爲盼

◎本會復聯合會函

接奉

公函籍悉

貴會定於本月二十一日開常會並知先期曾經函致各醫團徵求同意惟敝會尚未接到此項函件前因久未見會報送到曾經函詢有無出版亦未荷

答復而會報更迄今未覩一帋因此對於貴會進行諸務竟茫無所知曷勝惶愧昨經開會將

貴會來函宣布正擬推舉代表間簽謂既屬情形隔閡徒存聯合之虛名莫若宣告脫離藉節手續之煩瑣爲此不再派代表出席合行奉

聞諸希
亮登
◎聯合會第二次來函
逕覆者前奉
貴會來函適值本會開會之際當將
尊函傳觀簽以聯會辦事正宜羣策羣力且於各醫會進行發展之旨并無牴觸當其初創之時皆以義
始合於前而離於後於本會爲不祥於
貴會爲�義應請仍特初志相與扶成是爲至盼茲奉上本屆開會情形及議案卽希
台洽
◎本會再復聯合會函
謹復者接
貴會五月二十五日公函附件均悉查敝會在民國初元首先向政府立案範圍原在於全國自前歲管
理醫士規則頒布敝會應
貴會之請求加入外埠會員本不甚贊成近因情形更加隔膜由一部分職員臨時動議於常會通過以
後不復再派代表出席案經議決未便反汗蓋敝會旣爲法團當然取決多數也理合照覆維希
査照實紉公誼

陝西分會改選會長職員

陝西分會成立已屆三年會務極形發達曾於五月間開三週紀念會適值改選會長職員之期爰繼續開選舉會前任正會長王君智輝本又當選聯任因從公辛勞精神不支理需休養極力辭職乃公舉副會長蔣君之翰爲正會長劉君次青樊君方舟爲醫界副會長巨君筱樓別君益齋爲藥界副會長蔣君係留陝委用前二等參謀大荔縣知事才學兼優今當選爲正會長深爲分會得人慶也

認墊出版部基金題名錄

以夏歷七月十五日止沒有續認刋列下期

朱少坡洋五十元	顧渭川洋三十元	王梅生小洋二百角	侯也春又一百角	沈慕泉小洋一百五十角
沈心九洋十元	陳无咎洋十元	蔡濟平洋十元	薛文元洋五元	沈智民洋四元
凌永言洋四元	邵亦羣洋四元	顧玉書小洋五十角	王壽康洋四元	張禹門小洋五十角
盛渭洲又五十角	蕭退庵又五十角	竇育麟又五十角	胡佑卿又五十角	朱堯臣小洋五十角
洪巨卿又五十角	徐志高洋三元	張伯熙洋二元	任農軒又五十角	王嵩堂洋兩元
陳啓成洋五元	趙熊飛洋五元	仲晉濤洋五元	沈葆元洋二元	杜靜仙洋二元
陳玉銘洋二元	周子緒洋二元	竺良才小洋二十角	鄭捷三又二十角	顧召卿小洋二十角
姚少甫又二十角	朱彬如又二十角	沈仲裕又二十角	吳梅巖又十角	刁鎮坪洋一元
徐仁傑洋一元	劉榮芳洋一元	徐伯寅洋一元	招知生洋一元	鄭佩衡洋一元
孫劍庵洋一元	袁綠野洋一元	黃素庵洋一元		

雜俎

客座譚郵

（小無輯）

◉新人種之發現

當一九二二年。巡視巴拿馬運河之時。有李加孟夫人及胡季君於搜詩研究至地心時。聞得一種奇異人聲。如是引起伲們的好奇心。從事探險。沿隣近河流出發。經過許多無水的沙漠。日光不到的深林。卒得朱慳額克印度人種之發現。當伲們返旋。曾攜有此新人種之工具多種。保存英國博物院爲研究之資。據云。此項人種。確爲最元始的人種。毫無知識。文化程度。尚未至石器時代。伲們不知用金石工具僅用木。此項人種共有人口五萬。但因癘疫流行。死亡率甚快。伲們爲蒙古族族。身材短小。僅及四尺。平均壽算亦不過五十。不事任何生產事業。唯略從事漁獵。或從事農業。然其方法則笨重非常云。

◉女子產了一鱉

蘇州蒲林巷陳姓女。於某晚發覺腹痛頗劇。卽延西醫診治無效。俄而汚血如崩。至天明時腹痛更甚。不省人事。及至下午三時忽產下一胞。破而觀之。乃係一鱉頗巨。約有一斤餘重。家人頗爲驚異。遂珍藏之。惟一時往觀者甚衆云。

◉(一)紅毛雞的大蛋

美國沃克倫鎮滑德夫人畜一紅毛母雞。近來每日所產之蛋。體積逐漸擴大。至最後之一枚計重六盎斯。兩端周圍。計長九英寸半。橫徑周圍。長八英寸半。蛋之中。又有一大蛋。並三個蛋黃云。(譯大晚報)

◉加州發現古物

加州綠衫磯歷史科學美術博物院院長威廉向利安博士近在該處土中掘出已化石之骨椎一只。極拙劣之石英斧一柄。考其年代。當在二萬五千年前。又近來科學家曾在該地附近發見已化石之人體骨骼五具。亦信爲未有歷史以前之物。今得此石器。益覺可信云。(譯大晚報)

◉一樹製成之禮拜堂

美國加州桑地勞哀鎮。有禮拜堂一所。其木材全取諸當地著名之『大樹』一株。該樹樹身直徑達十八英尺。全樹含有建築木材七萬八千英尺。樹生于一大山斜坡上。離太平洋岸約二英里。殆已有八百年云。(譯文匯報)

◉蘇俄科學界

俄國北極探險隊。前由比里安諒教授率領出發。現已在庫拉半島。開始考察礦產。將來尙擬在該半島附近區域從事考察動植物云。(商報)

列寧格勒科學專門學校。附設數理學院製造部。製成地震測驗機。現已送至表特里萬國地震學大會。該校人員施提柯夫氏。亦已赴會。

按地震地方易發六淫之氣故地震必見瘟疫此機果有成蹟於人類之幸福不無少補云。

皇初藤之靈異

（同。道。注。意。）

皇初藤。一名石甘露藤性質和平。不寒。不熱。色如當歸味如黨參。與本草所載田甘露藤。不是一樣東西我家裏採有此藤能治乳癰。乳癌。瘰癧陰陽性癰疽。並一切無名腫毒花柳等病症未成卽消。已成。卽潰。因此藤生在金華三十六洞天皇初平叱石成羊山石間。故名皇初藤。每服一元。每兩二元藥店中是無處買底。眞是一種寶貝。（无咎）

文苑

清故鄉進士內閣中書劉公墓誌銘（代）

（陳无咎）

公氏劉。諱福升。字介臣。浙江餘姚人。與前明大儒蕺山先生同胤。高曾祖考。皆應制舉。不列膴仕。公家繼蕺山而起。世澤詩書。代膺科弟。瓊鹿分筵。與清終始。門第之高。翹乎浙東。人文之軌。越於江左。蓋炙人譜之訓。遂爲天眷所殷。然因種族之痌。不欲宣勞一姓。有王謝之清望。無金張之靡習。富仁爵義。實至名歸。故家喬木。惟公承蔭。公生而岐嶷。幼而穎悟。十二通經。十九博古。府縣二試。皆拔幟先登。歲科弱冠。補博士弟子第一。逾年入闈。領鄉薦。掉鞅文壇。羣欣龍首。迺三上公車。見遺禮部。大挑高等。始補中書。信守遺矩。託辭終養。遂不復出。孺慕根諸至誠。人言無間父母。尊崇聖教。爾創大成。濬築牟湖。講求農水。荒年斗玉。指囷賑飢。興學量金。濯輸文化。孝行洽於家庭。名德譽於庠序。仁聲達於編氓。義問宣昭鄉里。雖古閔范。何以加茲。公舉丈夫子七。曰鵬。曰鰲。曰謙。曰豫。曰夔。曰駿。曰臍。豫先卒。孫十五人。曾孫二。元配史太君。繼配嚴太君。謝太君。皆先公卒。以民國九年十一月某日合葬於孝里堰之原。公子夔持狀乞樹墓之銘。

銘曰。

猗歟劉氏。受姓陶唐。炎漢建國。崛起芒碭。光世肇宋。率衆渡江。傳至蕺山。博大光冒。翼翼綿綿。簪纓勿替。

惟公代承。能述能繼。牟湖環帶。岱山若礪。公靈式憑。澤及百世。

前賢醫案自序

張菊影抄

余非業醫者。然醫學爲人人所必需之學識。不可以不知之。故余於內難傷寒金匱諸書。嘗三致意焉。第其理道淵深。文詞古雅。無怪淺學讀之。望洋興歎。趨易避難。舉國同風。養成今日時醫之世界。明目殺人。滔滔皆是。抑豈刼運使然耶。吁可慨也。竊恐不數十年。而吾國四千餘載相承之國粹。不特無振興之望。且有淪滅之虞。感念及此。能不悲哀。有識之士。能無奮起改革。冀延岐黃絕倡於一線乎。當夫雍乾之世。名醫紛出。若王晉三葉天士薛生白等。其尤著也。聞其治病之神。眞有鬼神莫測之妙。是何等學問而克臻此。故余嘗留心訪覔諸先生之驗案。藉增學識。數年來幸承親友輾轉惠賜。得數百餘則。遂一一謄出。訂成二冊。名曰前賢醫案。觀其論症用藥。絲絲入扣。誠不愧稱爲十金之醫。環食今日之醫界。則何如也。余不禁掩卷而淚下矣。養吾室主題。

繡野廬詩稿

彭天演

▲爲得意三郎陳君瀘題小照

華髮初添頭角春。三郎風度嶄然新。相君品格天然貴。莫怪人人慣促顰。

▲客思

山頭鷓鴣破曉啼。千聲萬聲催客歸。客歸不得淚流急。南風吹動身上衣。

▲歸途卽景

此身長不到江東田野青青一色濃畢竟鳴蟬最清潔臨風高唱夕陽紅

△長夏閨怨

未解羅衣便欲眠蝓蝓何事繞牀前獨憐一枕相思淚團扇清涼二十年

△調笑曲

昨夜巫山有雨無偸聲細語合歡娛新郎有意調新婦不畫蛾眉但畫鬚

倚劍樓詩鈔

黃溪居士

△自題小照

書王醫博總無錢唯物唯心信有權試作老僧重入定峨冠大袖亦徒然

一個蒲團一卷經十年靈素證前盟滿腔心事和誰說說與檀蘭一縷縈

△謝沈叔詹省長

四海才名羅白袷卅年節操傳黃冠虛銜歷得詩頭重方塚成山筆未乾

△壽孫伯蘭先生

人海攖冠五十年蒼生霖雨望殷然未遑破斧東征日聲得詩篇寄管弦

曾與大軍掌書記依然小草在山林泉清泉濁都無任花落花開獨自徂

小說

社會長篇 醫林外史

◎第三回　先生遇盜醫窮病　小姐私情假發瘋

（四續）

曼郎 門雩 仝作

外面世局。怎會懂得。你們不要管。我拚一個百不睬。諒他們也就沒得法子可想了。那知這話才說不多時。對頭就來了。第二天早上。忽然有一個請看病的人。道是家裏有人急病。要請先生立刻就去。隨便多少診金・都肯出的。章文一世看得臭錢比命要重。所以聽得肯重出診金。就親自馬上坐了轎直到西門。就是那請病人所說的地點。章文下轎一看。却是一間平房。從那人上了樓。只見房間內一無佈置。除一張桌子二三條櫈外。靠板壁牀上斜臥着一個人。却不像有病模樣。章文老眼那會瞧個清楚。坐前去按着床上那人的手腕上。閉着眼。點着頭。嘴裏一邊說道。唉。你個少年人。身强力壯。會生什麼病。諒不過是一時不舒服罷了。囉哆了一會。診着脉色不對。那裏有什麼病正知平人一樣。只見那人一手被章文按着。把眼飄着章文。還有一人倚在房門口。章文不知就裏。白着眼。擺着架子問道。朋友你倒底犯了什麼病。看你脉象。並不像有病的人。那人假吟呻道。先生。我的確有病。而且我這病却非你來醫治不可呢。章文弄得愈加糢糊。便盛着氣問道。底倒你覺有什麼痛苦。你且先講一段病情給我聽。那人便一翻身坐了起來。把手反過來拉着章文道。先生·你還看不出我的病麼。犯我的實在是銅錢病呀。請你先生救一救我罷。依在門口的那人又朝着章文冷笑發話道。先生。你的本領大。你的名聲響。上海灘上那一個不知你龍章文的大名。諒這一些小病。想不至於沒救罷。我們也不想多。頭一帖藥。已問你先討過叁千。現在怕非雙帖不行了。這時章文。才知上了道兒了。一時嚇得沒法 不顧性命便大喊一聲救命。也是章文當運亨通。這一次不該破財。被他拼命一喊。竟驚動了樓下二房東。奔上樓來。那時二個人早已從晒台上逃走。只剩章文一人。倒在床上喘氣。二房東扶他起來·問知底細喚了轎夫進來。把章文抬回家去。大家都笑那强盜偸雞不着蝕把米。章文已嚇得寒熱發了幾日。親友得知來慰問的。他還自詡不曾破財。還賺進了一注診金。倒底是邪不尅正。終好在自已主意好呢。你說怎不笑得人肚子痛。祖耀說了一遍。大家都覺好笑。田叔又拈起杯對大衆道。我是與紬生無緣。你們大家都飲三杯。我再講一段趣而且艷的事給你們聽。包你們聽了沒一個不發笑。沒一個不健羡的。全安道。好。大家難得碰頭。今天正須把酒聯歡。我便先來三杯。再陪你們三杯何如。志剛道。好極。全翁快人快事。我們都喝了。快讓田叔好講。於是大家都遵了。盡了三杯。田叔便帶笑開口說道。我說這件事可長哩。我有一個朋友姓邵的·他是在一爿絲廠裏當個會計。進欵倒還可以。祇是沒有兒子。獨生一女。已是十八歲了。在女學堂裏讀書。這女兒生得性靈特異。伶俐過人。

（未完）

編輯餘話

本刊因時日忽促。故內容編制。尙未能盡美盡善。

本刊此次自登報徵文後。承各地同志。海內通碩。惠稿甚豐·惜限於篇幅。未克盡量編入。祗得待下期陸續發表。

本刊從前因絀於材料。未能如期出版·近日門類擴充·取材較易。自當永久繼續。决無中斷之虞。

本刊各門材料有餘。惟藥物學與科學少絀。尙希同志通碩。於此二門·多惠論文著作·以期體精用宏。

本刊徵集材料雖多。然取舍謹嚴。較之他團体刊物·縱勿超乘駕車·幸免捉襟肘見。

本刊第二卷已第四期。故承同志所惠祝詞頌語·不得不行割愛。但當留存本部。藉作紀念。永銘心坎·

本刊因趕行出版之故。各門文字中。不無魯魚亥豕。如承讀者代爲校勘。將某門某頁某行更正惠下一表。記者當登報鳴謝。

本刊內容。倘有商權之處　記者當虛心容納。永拜嘉言。　（編輯部）

丹谿醫科學社招集婦人系講習社員

（一）程度　在專門以上。大學之間。

（二）資格　以醫藥專門畢業。及從前研究所講習所卒業。暨專攻醫學國文清通者。爲合格。

（三）方法　由主任編述講義。社員領去自行研究。每月作爲論文。醫案。筆記。郵寄主任修正。主任亦將每月所診本科醫案論文。分配社員。互相印證。（講義分總論。氣病。血病。傷寒。雜病。脈神。胎前•產後。外證。養育十章。每章萬言左右。）

（四）期限　五個月爲一學期。每學期以三十學分爲滿格。十五學分爲及格。得六十學分。卽酌量提前畢業。證書上塡明某科。用昭成績。

（五）納費　每學期廿五元。先納一學期。或預納二學期皆可。分月納費。則每月六元五角。（但須先行商定）

（六）權利　社員在講習期中。主任有出版書籍。得無費贈閱。曾購讀主任著作。方行麗名講習者。得於學費內扣除。（但以醫壘叢書爲限）社員遇疑難奇症。得向主任詢問治療方劑。其往來論治。有研究之價值者。并編輯成書行世

（七）稱謂　本社創於元代。明成祖永樂五年。御賜丹溪先生銅象。丹溪學社銅印。前清季年。由

十九世主任周外翰。稟准閩浙督撫。凡本社畢業生。分爲高材優秀容平三等。其高材生。得充官醫之選。現先設婦人科系。俟内科系。外科系。傷寒雜病科系。兒科系。本草治療科系。六系設立完全。卽依歷史上之傳統理由。陳請政府備案。

（八）附則　本社雖有主任助教社員之分。但依先師尊德導問之旨。略去師生名義。無論何時。均得麗名入社。「但每科名額年限三十名」

民國第一甲子年夏歷七月主任陳旡咎約

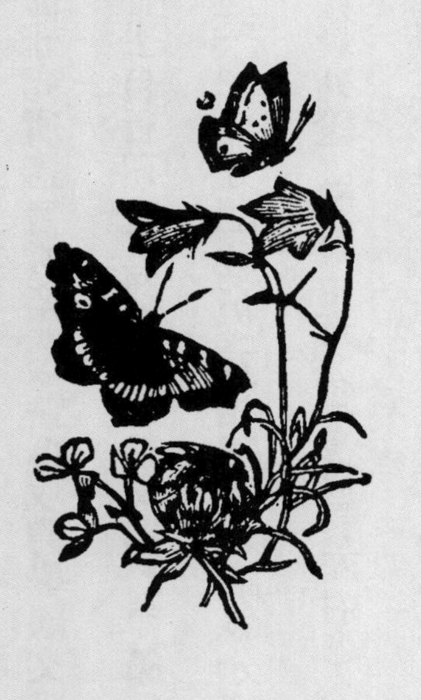

兜安氏秘製保腎丸

疲於營業操心過度勞勵失宜皆足以弱腎夫腎乃司血之器血液人身之血無時不經腎濾濟猶沙漏缸之濾水然須知腎強則血淨腎弱則血內尿酸污毒不得外泄從此病端百出矣下列各症皆腎弱所致治以此丸奇效立見

背脊痠痛 腰穴酸痛

腎骨痠痛 大腳瘋痛 風濕麻木 膀胱發炎

沙淋石淋 水臟腫脹 小便諸疾 小孩遺尿

售每瓶一元四角每打十四元

中華郵政特准掛號認爲新聞紙類

神州醫藥學報

第二卷第五册

少坡朱家

▽神州醫藥學報第二卷第五期目錄

評壇

論壇

學說

編輯餘話

本刊因受戰爭之影響。致本期出版又復延長時日。使讀者有望穿秋水之嘆。本刊延期之原因。不外下列數種。（一）輪軌多斷。郵便不通。（二）風鶴頻驚。撰述希少。（三）室家遷徙。居住靡常。（四）兵燹刦後。疫癘流行。職是之故。各地同志。直接間接。莫不受其痛苦。同志既受痛苦。而息息相關之本刊。乃有懷胎不產之喻。

今幸兵事收束。國政改革。不但本刊。從大會聲中。繼續產生。即本會之進行。凌厲無前。一往奮迅。亦有偕國家政治。除舊布新之氣象。倘希各地同志。伐胃滌腸。剖顱剜腦。各舉所知所聞。擴充學說論文。庶幾本會事業。與本刊精神。永垂無極。

茲因編輯完竣。交卷手民。不禁起立大呼。神州醫藥總會萬歲。神州醫藥學報萬歲。神州醫藥總會會員萬歲。

（編輯部）

評壇

時評　國民會議與醫藥團體

（陳无咎）

孫中山提倡國民會議。段芝泉亦主張國民會議。張雨亭馮煥章諸有力者。綜其言論表示。莫不贊成國民會議。至於各省法團對於國民會議四字。且爲種種之預備運動。而冀其實現。無異雷驚春笱。月滿怒潮。澎然勃然。不可遏止。

讀孫中山歷屆之宣言。國民會議之分子。首列（現代職業團體）。次則工商。教律。報。各團體。

夫中國古時所稱之職業有四。一曰士。二曰農。三曰工。四曰商。士農之所以在工商之上者。非謂士農之職業高於工商也。因士農職業之分析。繁於工商。而農民之職業。則又簡於士。

今之教育。律師。報館。皆士之職業也。國會。省議會。縣議會。多士之分子也。然教。律。報。可以稱職業。亦可稱職業團體。而各級議會。祇能稱爲團體。不得字爲職業。不得字爲職業。當然不能稱爲職業團體也。

余謂眞正之職業團體。單純唯一之職業團體。其惟醫藥乎。

近國內各種團體。對於國民會議。皆雷驚春笱。月滿怒潮。澎然勃然。不可遏止。推其目的。不外參加列席。與條陳意見二事。而尤以參加列席之意態。爲濃厚。惟吾醫藥團體。則闃然無聞。

各地醫藥團體。或因能力薄弱。組織未周。其闃然無聞。猶可解也。若吾神州醫藥總會。立案最先。分會遍各省人才不可謂不集中團體不可謂不鞏固職業不可謂不專一乃亦謙讓未遑此則无咎所未解也今无咎將北行矣必爲吾醫藥團體爭列國民會議中一席爭之而得固吾黨醫藥團體之幸爭之而不得是吾黨醫藥團體原未放棄國民之責任此則无咎堪告吾醫藥界同人也至代表一節宜取人才主義并宜絕對公開

社評 警廳與醫士

（張眞吾）

瀋陽警察廳聽東醫之慫恿以種種無理由之手段限制中醫之營業甚或取消其執照致優秀之國醫如張粲甫先生等幾不能一朝居

夫東醫丐吾國之餘瀝拾歐美之唾餘在學術上不如中醫之精湛明確因羨生妒因妒生忌因忌生嫉用卑鄙惡劣之行爲打銷中醫之發達冀營他們之專利猶可說也若瀋陽警察廳地方明明中國也官吏明明奉天省政府所委任也竟受東醫之嗾使而甘作走狗是非毫無心肝亦何至若是

善乎三三醫報之言曰吾輩中醫爲保存生活計永不領官廳執照永不受官廳試驗以爲消極之抵制尤善乎陳无咎教授之言曰吾輩中醫爲發皇中國醫藥學術計亟宜以至公無私之態度集全國醫學界之優秀人才組織審定醫士委員會自己發給證書自己評定學術收回官廳濫用之職權易盲動而爲光明取公開而屏私見讀教授致王岷源省長之書義正詞嚴婉而且諷此王省長所由心折而瀋陽之同道得以減少其痛苦也

吾笑瀋陽警廳長之受愚吾哀中國同道之遭刼益信中醫界宜善自爲謀

附陳教授致王永江省長書

岷源省長台下。頃閱報載瀋陽醫廳。因受東醫肩愬。取消中醫開業。不勝驚駭。東醫初丐漢醫餘瀝。再受西法陶鎔。得在本國及吾國行道。然彼方所稱祕靈藥劑暢消民間者。率漢方也。今不思報本。復客憎主。人干涉吾國內政。台端屬吏。更畏其燄而摧殘自己同類。不知是何居心。東三省爲自治省分。北京政府尚無權使令。況區區蟣寄之東醫。台端長於政治。博通墳典。薰忍不加制止。此種事實。若發於他省。可云中國官吏媚外性成。今發於瀋陽。甚願傳聞之不確。然大風起於萍末。尙希台端辱而進教。不勝忻幸。匆促不恭。順叩治綏。陳无咎頓首。

十三年七月十日

猩紅熱論

（章太炎）

今世有猩紅熱者。卽陽毒之劇者也。西醫以爲病在腸不在肺。余驗一切斑疹。日晡必潮。以潮熱爲陽明候。此爲手陽明大腸病無疑。（大腸發疹勢必延及小腸。然當以大腸爲主）夫風沙之作也。不徹則已。徹則見於皮毛中間無留於肌肉者。又其候必兼欬嗽。是乃陽明爲主而上行旁達以干於肺。疏其肺。導其腸。可也。夫猩紅熱之作也。咽喉必爛腐腫起。於咽與廉泉以鄰近。蔓延及喉。斑疹隱軫於肌肉。而後外達膚表。斯知專以陽明爲主。夫肺。固其末已。（陽毒雖不腐咽者亦皆隱軫於肌肉下。至風斑小病亦然此爲異於風沙）金匱要略以升麻鼈甲湯治陽毒。今人試之無效。劉守眞防風通聖散。雙解表裏。今人移以治此。亦往往不驗。蓋陽明病宜去汗藥。而咽喉乾燥。經有發汗之禁。況于已成膿血者。麻蘇芎芥薄荷開風。必不應連彙而任。雖以硝黃下藥牽制。猶疑其過。活人取外臺祕要方中葛根橘皮湯。尙過任汗藥也。猩紅熱者。本於伏氣。治宜內消。切不可外散。獨活人所用化斑湯。以白虎加人參萎甤。爲得其要。以其不欬。知非肺病也。則用人参而不疑。雖然于胃。卽中於腸。猶遠。近代吳鞠通以斑疹分言。發斑者。用化斑湯而變人參萎甤爲玄參犀角。發疹者用銀翹散。去豆豉加細生地丹皮大青葉倍人參。于化斑則去人參。于銀翹則不去薄荷荊芥。其亦疑於肺病也。其間竹葉大青桔梗甘草並治咽喉。生地丹皮以淸血。

銀花連翹以排膿。玄參牛旁以解毒。亦得其似。于腸終不相及。西人舉腸而遺肺。失其標。耶末也。吳氏舉肺而遺腸。失其本矣。世有用牛黃眞珠者。往往得愈。其方得之筆工。而託於神教。方有璧鏡象牙屑輩。不可審知。牛黃眞珠。今遂以爲要藥。余以爲腸中發炎。生疹膽汁。必不下行。腸之毒癘。反藉膽以上逆。由是戰于咽。咽中咽本胃系。咽喉亦膽之使也。牛黃本膽汁。宜爲膽藥。眞珠爲石灰質。兼含蜒白。西人治咽。或以石灰質注入。要略之用鼈甲。義亦同矣。非是二藥。無他品以濟之。及膽與咽而止耳。治腸之藥。未備也。展轉徵責。治此者仍當取升麻鼈甲湯大法。而不必用其方。取大法云何。以其治主內消。不主外散。升麻雄黃以敗毒。鼈甲以石灰質治咽。蜀椒以下行解腸也。不用其方云何。鼈甲煮之難化入湯。劑多不效。熱毒在腸。宜微取寒下。不宜以蜀椒溫下也。余擬一方。用升麻一錢五分。連翹三錢。赤小豆三錢。玄參二錢。牡丹皮一錢。梔子二錢。牛黃一錢五分。眞珠一錢二分。芒硝一錢五分。甘草三錢。作散服之。每一時服一次。每服悉以鷄子白攪和下之。必用赤小豆梔子者。所以引其下行。且使毒癘不犯心也。不去升麻者。非少入升藥。則不得降也。目是而後化斑湯始可任矣。其視舊法。將爲剴切歟。

隨无咎曰。治腥紅熱。知疏肺導腸四字。則病雖危。無不可救。蓋腥紅熱本肺毒與血液不淸。凡治肺。必須通腸。淸血必須滌胃。余於醫壘中再二致意。雖未嘗專爲猩紅熱言。而治猩紅熱之道。固不外是矣。

凡治猩紅熱與鼠疫之類。其理相同。用藥亦近。惟鼠疫多血慄。宜重用當歸頭酒白芍等。行血之藥。猩紅熱則濕血並行。宜於行血去毒之中。加以滲濕理焦之品。如天花粉。絲瓜絡。金石斛輩。尤宜重視。而吉吏浙貝桑白之類。往往相維相繫。合作成功。太炎先生謂本病以陽明爲主。肺爲末。幷注意於膽胃大腸。可謂澈上澈下。以視西醫談虎色變。固覺然尙矣。

傷寒論辨下

（馮應瑑）

或曰。論中陽病發熱而渴。不惡寒者爲温病一節。是明指爲温病。且論及誤治之變證。傷寒八九日風濕相搏兩節。又明明指爲濕病。烏得謂專論傷寒。不兼論其餘五氣也。然此辨正不可少。試再爲辨明之。温病一節。自王安道溯洄集以下各註家。無不誤爲傷寒伏氣所發。從無有解爲外感者。不知伏氣温病。虛證也。外感温病。實證也。惟實故說汗後尙堪或下或火之一逆。若是伏氣之虛證。誤汗卽危。再增一逆。必殆。斷無引日之可言。故知所謂温病者。屬於外感。不屬於伏氣。但既云專論傷寒。何必又揭此一節。蓋證明論中無別氣外感之治法。特舉温病一端以括之耳。風濕相搏。首句傷寒八九日。通貫兩節。言先感寒風。於表。後動。水濕。於裏。表裏合邪。故以桂枝附子湯去桂加朮湯甘草附子湯等方。祛其表寒。行其裏濕。並非。以治在表之濕。邪濕邪在表。則金匱要略有論。乃屬於麻黃杏仁薏苡甘草防已黃芪湯之治法。若表濕。而以裏濕之法。誤治之。是謂攻伐無過。或至涸其胃液。動其肝陽而成痙厥拘攣之變。不得以風濕相搏一誤。遂疑爲兼論外感之濕邪也。奈何後之註家。不解温病一節。本爲證明論中並無治温之法。乃反據爲論温病之張本。並舉黃芩湯白虎湯加人參湯各節。穿鑿附會。另編爲温病熱病一類。又有舉風濕兩節。附於王叔和增入痙濕暍篇中論濕各節之後。別其名目爲類傷寒一類。於是合病併病火逆結胸痞證痰病壞病。無不另立篇名。舉六經篇中節文。紛紜糅雜。隨意附會。各是其是。說成傷寒論爲統論六氣外感。並六經雜病之作。意在推廣其義。尊崇其書。反將論中孰爲氣病。孰爲經病。孰爲臟病。若何則由氣連經若何則由經動臟傳經有計日之義本經有自受之邪一切微言奧旨或闕而不考或語焉不詳使後之學者舍本逐末得粗遺精及至尊所聞以行所知多不免圓枘方鑿扞格不入誠知本論爲專論傷寒而作其餘五氣之外感與六經之雜病另有治法雖論中各方或可以融會借用而必不可以該括求其全庶幾傷寒之治法明而五氣外感與六經雜病之治法亦不至因混淆而誤矣

陳无咎曰傷寒論一書含有正負二義正義即馮君所指傷寒論乃專論傷寒非統論六氣外感也負之一端則先醫所謂傷寒有廣狹二義狹義專屬傷寒但指寒邪外襲而言廣義則傷寒中風濕溫熱病溫病一切外感之總稱也西醫之論傷寒其範圍甚廣而提綱挈領則可別爲輕病傷寒重病傷寒特殊傷寒尋常傷寒四類較諸仲景原書頗多契合按諸治法亦復從同蓋傷寒一證必入陽明方爲眞的當其後先都有他種證狀錯綜其間善讀傷寒論者能於陽明之爲病胃家實也等句再三咀嚼自有豁然貫通左右逢源之境乃時賢不察不於此種緊要關頭深下一番工夫徒逞其中西異同出主入奴之見解家著一書人闢一說鰓鰓然自詡爲心得其不如馮君謹守師承循規緬矩審矣

論中國醫學之進步及金雞納霜草蔴子油海磺仿石炭酸之替代品

（袁桂生）

上古醫學祇有砭石由砭石進而爲針灸又由針灸進而爲湯液及丸散膏丹藥酒藥露諸法其進步已莫可躋攀洎前清咸豐間錢塘吳尙先先生發明外治之法尤足補仲景一百一十三方三百九十七法

之不逮。且不獨可補仲景之書。亦足補唐宋元明之缺陷。此吳氏理瀹駢文一書。所以爲近百年間傑出之巨作也。吳氏之言曰。醫之難在不能見臟腑。而人之敢於爲醫者。正恃此皆不見臟腑。然孟浪酬塞。欺人欺已。於心終有不自安者。余非不慕高醫之一劑知。二劑已也。而自問聰明才力。萬不及前人。閱歷愈深。膽愈小。不得不遁而出此。所謂畫虎不成不若刻鵠者也。又所謂與爲牛後。不若爲雞口者。自任如此故教人亦遂如此也。惟是治分內外。而讀書明理則一。能通其理則辨症明白。兼知古人處方用藥之意。庶幾用膏薄貼。用藥糝敷。用湯頭煎抹炒熨。無不頭頭是道。應手得心。具有內外一貫之妙。否則依樣葫蘆。病藥不相對。或且相反。誤人匪淺。豈惟暗中折祿。吾懼其辱也。而或歸咎於法之不善。法豈受咎哉。醫之理甚高妙。而出之以平正。醫之理極精微。而出之以明顯。當其用心。人不能知。及其取效。人所共見。是良醫也。吾願學者亦勉爲外治之良醫而已。至於醫之行道以謀生也。人人皆有謀生之心。我但行我之道。不必問人之道。吾駢文意在補前賢內治之所不及。非以內治爲不然也。卽此書亦爲中材不能內治者。傳其法。非禁內治之能者也。又曰。膏藥治臟腑均妙者。蓋見病則治。不走迂途。中病卽止。亦無貽患。經所謂適其所是也。嘗有心病神不歸舍者。醫用黃連雞子湯及補心丹等不效。余以準繩牛心方加減。熬膏貼之。而外越之神自歛。又有心病不寐者。醫用心腎湯不效。余以千金龜板方加減熬膏貼之。而陰氣復卽瞑。誠以服藥須從胃入。再由胃分布。散而不聚。不若膏藥之扼要也。又有腎消者。醫用趙獻可八味丸方而火升。又有少陰氣厥舌瘖者。醫用河間地黃飲子而痰塞。余治二症。卽以二方膏貼臍下頗有效。誠以服藥須由上焦而達下焦。不若膏藥之徑捷。且能引火。亦可鎮風。一法兩用也。此非余之師心自用也。經曰。臟病止而不移。其病不離其處。膏之貼法。實從此悟出。若腑病經曰上下行流。居處無常。用膏佀之。則在上者自移於下。如陷胸承氣皆可分用。結胸能開以此。加以炒熨煎抹盤旋摩盪。尤能催之使速通。是在善用者。余聞此一門。專爲吾黨中有心此事者設。立意於無弊。聰明才力。任自爲之。造化在手。似乎實奇。上承先聖。下掠斯氏。有重賴焉。或有譏外治爲詭道欺世者。不知其道卽近在人耳目前也。人生惟飲食屬內耳。其餘有益於身者。無非身外物也。夏之篷。冬之裘。不在外者乎。暑則臥簟。寒則圍爐。不在外者乎。而熱者以涼。冷者以暖。隨四時而更變。因是得免於病。不獨此也。諸陽聚於頭。十二經脈三百六十五絡。其血氣皆上於面而走空竅。面屬陽明胃。晨起擦面。非徒爲光澤也。和血氣而升陽益胃也。洗眼滋臟腑之精華。以除障也。漱齒堅骨以防蠹。他梳髮疏風散火也。飯後摩腹助脾運。免積滯也。臨臥濯足。三陰皆起於足指。寒又從足心入。濯之所以溫陰而却寒也。痛則手揉。癢則爪搔。唾可抹毒。溺可療傷。近取諸身甚便也。何嘗必須服藥乎。七情之病也。看花解悶。聽曲消愁。有勝於服藥者矣。人無日不在外治調攝之中。特習焉不察耳。諺曰。看不見。遮一層（謂眼瞖）走不動。拖一根。（謂拐杖）無理之言。中有妙理者。人有疾。亦不恃藥餌也。又諺曰。瓜熟蒂落。婦人胎產。始終不服藥者多。至小兒斷乳種痘。只傳外治。不聞古有內服之方。時賢亦未有言內服者。如以外治爲不然。胡不出一內服之方乎。又其駢文中有自敍云。干戈未靖。鄉村尙淹（一時先生避洪秀全之亂。住揚州府屬之泰州東鄉。後徙居揚州北鄉）一瞻望北斗。懷想西湖。愁聞庚子哀賦。怕覽陶公歸辭。案有醫書。庭多藥草。幸晨夕之間暇。借方技以銷磨。地去一二百里。人來五六十船。未挹上池之水。空懸先天之圖。笑孟浪而酬塞。愧不良而有名。徒以肺腑無言。且託毫毛是視。浮沉遲數之不明。汗吐下和之弗問。或運以手。或點其背。膏既分傳。藥還數裹。愛我者見而訝之。忌我者聞而議之。然而非薦敵魯之明醫。詎能知病。比羊叔子之餽藥。要不酖人。寄諸遠道。偶同段翳之緘封。半以數句。非必陳珪之縫合。時無上工十全。聊作窮鄉一劑。即或我術非誣。人言各異。謂臣意之未精。云扁鵲之最下。恐受季長之紿。遽遭中受之謬。由是死生所寄。疑信相參。占易而誠知有喜。觀書而又懼弗瘳。乍馳想於九轉之丹。倏迴思乎五分之熨。斯膏也。既並行不悖。斯藥也。亦相與有成。況當豎人膏肓。姤避靈府。醫皆束手。藥難下喉。脊長兮爐冷。人靜兮燈昏，犬鳴咽於庭中。鳥啁噍於屋上。共憐待斃之形。莫冀返生之路。季梁之子環而泣。陽里之妻析而請。則是膏與是藥。不能造命。猶可盡人。一息尚存。其機竟轉。此非獨儒門之所求事親。而亦太上之所云濟人者也。又曰。重不逾乎半兩。惠比散金。小僅限於寸紙。義均焚券。竊欲以周急之懷。救患之誼。幷屬望於儒之聖。財之雄矣。觀其所言。皆至情至理。且經驗多年。確鑿無疑。蓋古人治病之法。本有內治外治兩門。後世不察。專重湯液一門。無論何病。皆以煎藥爲能事。服藥不效。則束手無策。豈非計之疎者乎。吳氏昌言外治。詳著方書。原原本本。闡發靡遺。誠有功於醫學不淺。其所表見。遠在吳鞠通王孟英諸賢之上。非吾國醫學之大進步乎。然而世不知其名。醫不用其方。舍潘刻理瀹駢文摘要而外。絕無一人道其書而稱其姓字者。豈醫林之著作。亦有幸有不幸耶。夫吳氏專用外治。法固因避免服藥之危險。而實亦擴充外治法之發明家也。然天下之病。有必須服藥者。有不必服藥而單用外治法即可收功者。亦有服藥不效而外治法反能奏奇功者。便有內治外治。可以相輔而行。相得益彰者。此皆不可以不辨也。夫盡廢湯液。全用外治。此於病情世情。皆所難通。

惟選其外治特效之方以補諸家之不逮使病人少受無涯之痛苦此亦吾儕醫家應盡之天職也至於小兒元氣薄弱藥力難勝且服藥維艱尤宜多備外治之方以療嬰兒之疾此尤爲醫家應注意者也大抵吳氏所立諸方皆有實效而其最普通最效驗者莫如金仙膏散陰膏雲臺膏清陽膏四方效驗最廣治病最多即此四方每年可治千萬人之病且可以代各種西藥如金仙膏耑治瘧痢泄瀉脹滿嘔吐胃痛欬嗽痰飲脚氣溼腫即可以代西藥中之金雞納霜蓖麻子油甘汞鹽酸等藥也清陽膏治瘟疫時症暑瘧暑痢及各種熱症丹毒腫瘍即可以代西藥之安知必林冰毯法金雞納霜瀉利鹽等藥也散陰膏可以回陽散寒治傷寒陰症及寒溼痺痛胃痛腹痛寒瀉陰疽等症即可以代西藥之佳皮酒鴉片酒白蘭地酒等藥也雲臺膏專治外科癰瘍發背腦疽肚癰流注婦人乳癰疔毒臁瘡瘰癧小兒暑癤等症即可以代西藥之海碘仿石炭酸痲醉藥絆瘡膏等藥也且此四種藥方不獨可以代西藥且其功效遠在西藥之上此非余阿私所好之言也吳門潘氏刻理瀹駢文摘要亦謂每年設局施濟曾治愈數十萬人嗚乎亦可以見其功效之確利濟之宏矣夫仲景一百一十三方三百九十七法尚未必人人獲效萬舉萬當而吳氏諸方則除死症以外皆有特效且其手續簡單施用最便且可寄諸遠道加惠貧黎誠如吳氏所云重不逾乎半兩惠比散金小僅限於寸紙義均焚券豈非至妙至簡至奇至貴之法哉余故表而出之或於醫學不無小補乎至其外治之專門學說及以上所述各方具見吳氏書中茲不復贅

風論

（袁綠野）

上古聖人之教下也。皆謂虛邪賊風。避之以時。恬澹虛無。眞氣從之。精神內守。病安從來。故風者百病之長也。然善行而數變。能生物亦能害物。經不云。亢則害。承乃制乎。余嘗謂其平也。是爲惠風。溫煦和暢。發育萬物。靡不頌春恩之浩蕩焉。其暴也。是爲烈風。可以撼山。可以拔木。可以興波。可以鼓浪。殃民害物。莫此爲甚。然又有四時之互異焉。入春則爲和煦之溫風。入夏則爲炎熾之暑風。入秋則爲蕭瑟之涼風。入冬則爲凜冽之寒風也。誠以當其時則平。非其時則病。乃自然之理也。竊謂內經東方生風。風生木。木生酸。酸生肝一節。其風原爲肝經本臟自然之氣。可以不待辨而自明矣。故經謂諸風掉眩。皆屬於肝。諸暴強直。皆屬於風者。乃風氣通於肝。同氣相求之理也。然風之爲病也。既有內外之殊。而病之論治也。豈無四時之別。爰舉大略以言之。傷寒治風傷衛用桂枝湯。乃辛甘發散爲陽也。以之治凜冽之寒風。不亦宜乎。溫病用銀翹散。以之治和煦之溫風。卽經旨風淫所勝。治以辛涼。辛涼者秋金之氣也。以秋金之氣而治春日之溫風。正所以使其平而不致其偏耳。金匱用桂枝白虎湯治溫瘧。以桂枝爲嚮導。領邪外出。是治炎熾之暑風也。吳鞠通立杏蘇散治秋燥。是治蕭瑟之涼風也。此四時外來之風也。顧人中是氣而爲病者。千頭萬緒。原不止此耳。夫邪之中於人也。必自皮毛始。其次至肌膚。至經脈。至六腑。至五臟。由漸而來。故上工治未病。中工治已病。下工治危病。方邪之始入於皮毛。是在表也。可以一汗而解。失治則至肌膚。至經脈。至六腑。由淺而深。所謂已病。如能治之。猶可稱爲中工。若至五臟。病已危矣。殆下工之謂歟。夫人一身可以禦邪者衛氣耳。衛氣者陽氣也。所以溫分肉。實腠理者也。苟平日衛氣自固。則腠理自密。彼虛邪賊風。無隙可乘。衛氣稍有不足。則腠理疎矣。邪因得而干之。經謂邪之所湊。其氣必虛者此也。故大風突然而來。縱橫莫當。直至厥陰之界。引動內風。龍相上越。風雷相感觸。猛覺迅雷一聲。龍騰滄海矣。於是痰隨火升。氣隨痰湧。竅絡爲之阻塞。神明爲之蒙蔽。或卒然昏倒。或狂言口噤。或痰涎壅塞。或瘈瘲或癱瘓。總總見症。難以枚舉。皆風爲之也。誠如龍躍天衢。風雷奮作。當斯時也。天地慘暗。日月無光。力能撼山拔木。鼓浪興波。雖聾盲亦足以驚駭焉。或曰。如子所論。其即中風一症歟。較前所論。四時之風。固不可同日而語矣。顧危篤如此其極。然究有良法治之否。余曰金匱之侯氏黑散。取其塡塞空竅。抵禦外風。非治未病之良法耶。當其邪在皮膚肌肉經脈之間。乃軀殼病耳。以仲景之侯氏黑散治之。鮮有不如鼓之應桴也。若至腑至臟。則不可爲矣。惟有熄風火。制雷龍。化痰開竅之一法。希冀萬一耳。是中下工之所爲也。余曰。更有類中一症。頗能與中風淆混。庸工不明。恒致僨事者夥矣。子知之乎。客曰未也。曰。夫類中一症。惟無卒倒口噤涎潮等症耳。其瘈瘲昏憒。亦頗似之。良由五志太過。龍雷不潛。暗吸眞陰。致令腎水日涸。而肝木不無彫零枯槁矣。昔河間用地黃飲子。濁藥清服。誠發前人所未發。葉香巖先生謂陽亢不交於陰。陰虛不受陽納二語。詢爲度人金鍼處。用介類潛陽爲導龍入海之計。佐以養血熄風鎮靜之品。於是治類中之法大備。故軒岐謂審察病機。無失其宜。謂之工巧神聖。奈今之庸俗。往往膠柱鼓瑟。幾死於句下。其爲眞中類中。而莫之辨。概以小續命湯治之。以致寃鬼夜嘷。從何伸雪。噫。其軒岐之罪人歟。

陳无咎曰。侯氏里散。塡塞空竅。先醫雖有是言。然按諸治療學。完全屬於理想。有違醫從實驗之旨。袁君此論。是否襲先醫之遺說。抑徵諸個人之經歷。記者無從懸揣。惟云桴之於鼓。或未免輕信古人。遺誤同道果袁君曾收是方之良果宜將方案詳列臚遺證明本散之功用以昭茲來許庶幾古人制方之精神得以盡量發揮而吾輩衛道之慾望亦通嘗一臠矣質之袁君幸味斯語

胎前產後論

（胡潤墀）

婦人之病繁而雜矣而其要則在於生殖器生殖器之病多而速而其原因則在於生殖生殖之病不難治宜注意者惟胎前產後而已胎前者生殖之先產後者生殖之後不慎於胎前莫既生而既育不慎於產後難無害而無災故關係複雜斯疾病糾紛現今科學昌明中西競進西醫之外治究不若中醫之內治得宜西醫之峻急亦不若中醫之緩和為當蓋中醫之內治胎前以保胎為主產後以調理為主保胎調理之方汗牛充棟略閱方書者類能背誦而手錄之惟臨症開方稍具醫學常識者亦能以不痛不癢之方藥為調和氣血之物品但抱一達生要旨存良工治未病之思想則胎前產後保胎調理可以一義貫通之其義維何先宜絕慾次宜小勞夫草木之性祇能醫已成未成之病不能醫未來之病絕慾小勞醫未病之良方也蓋絕慾則心地清明胎氣甯謐胎既易生而易育子可長壽母可無災心清氣甯自無尋勞之慮小勞則氣血流通筋骨堅固胎前習勞動以為常可無閃跌之患況皮膚堅緻風寒不易侵入卽產後之血暈等症可毋憂矣鄉村農婦一舉數子不聞有胎前產後之病者此也吾願有醫學常識之士謀幸福於家庭提倡開導以男女絕慾為先繼以小勞為習慣則氣血調和筋骨堅實卽或有體質虛羸之婦時氣怫逆之災以保生無憂散二寶湯八珍湯防護而調劑之更或用催眠術之治療俾克健全之促進而神州女子永無滑胎難產之虞同登壽域豈不懿歟

學　說

厥陰經病變論治

（張贊臣）

厥陰爲三陰經之盡處。如陽明之在三陽。爲三陽經之盛處也。邪入陽明。不能由少陽升而透表分。則無所復傳。邪入厥陰。不能升而還陽分。則亦成危症。此少陽一腑。厥陰一臟。臟腑相連。自爲邪正升降之門戶。出生入死之關鍵也。所以厥陰一經。亦分寒熱二邪。熱邪來自少陰。乃自三陽遞傳而至者。寒邪亦來自少陰。乃直中少陰而侵犯者。厥陰獨無直中之邪乎。厥陰直中。則爲風邪。故經曰厥陰之上。風氣主之。中見少陽。是厥陰以風爲本。以陰寒爲標。而火熱在中也。至厥陰而陰已極。故不從標本。從於中見也。如厥陰之爲病。但見消渴。知爲傳經而入之熱邪矣。兼氣上衝心。心中疼熱。飢而不欲食。食則蚘。胃腑雖有虛寒。肝經卻有實熱。此法在升陽散熱。使其邪由厥陰達少陽。而無取乎反使之下陷也。下之利不止。則陽愈陷矣。豈治厥陰之法乎。其渴而飲水。少少與之愈。此乃使陽升而津盛。則汗出表透。而邪祛矣。故仲景立厥陰之提綱。以消渴二字爲主。以撞心疼熱四字爲體。此乃形容厥陰經之病情最著。蓋子盛則母虛。故腎水消而生渴。母盛則子實。故氣撞心而疼熱。然足經之邪。絡與手經有別。雖仰闕而攻。究不能入心之邪廓也。論曰。脉微而厥。至七八日之久。不發熱而膚冷。其人燥而煩。無暫安時。此直肝臟虛寒之厥而蚘厥也。蚘厥者。當吐蚘。病者靜而時煩。此雖爲臟寒。而非肝臟之寒。胃虛冷而脾臟寒。蚘不安于胃。食入吐蛔而厥。此猶爲熱在上。寒在下之厥。而非厥陰臟寒。有陰無陽之厥也。故烏梅丸。與四逆輩毫釐千里也。烏梅丸又主久利。由此可知仲景以烏梅丸爲厥陰之正方。治厥陰以升降其邪。又爲治厥症之要義矣。然臟寒之厥則不與焉。推烏梅丸寒熱雜和之法也。至於病變之候。如陰陽氣不相順接。非陽盛陰虧。卽陰盛陽衰。俱不可爲厥。厥則必有手足逆冷之證。而未必盡爲直中少陰。犯及厥陰之寒邪。醫家見厥不可不詳諦認者焉。於何辨之。辨之于脈。滑而厥者。裏有熱。白虎湯主之。爲傳經熱邪入厥陰之經。設也。與寒厥迥異。在經之邪。散以辛涼。此陽化之厥也。又有傳經熱邪。入厥陰經。其腹裏舊有水之邪者。熱與水邪相溷。遂見厥而心下悸之證。宜先治水。主以茯苓甘草湯。厥陰。患在下利。則陽陷難升。有水邪侵胃。則下利必作。所以燥土煖胃。爲水邪立法。卽爲升陽散熱作地步也。夫發熱六日。厥應六日。乃厥九日而利。是陰盛陽衰之機也。若爲陰盛陽衰。必不能食。能食者。恐竟爲有陰無陽之除中。食以索餅。若發熱。則胃陽猶存。知此厥不必愈矣。以陽尚有可升之驗也。又恐熱暴至而復去。則又爲有陰無陽矣。後三日。脉之熱續在。是發熱之日數與前厥九日之數。其證熱不罷。又爲熱氣有餘。又將耗陰爲病矣。所以知其發癰膿。以此觀之。有厥必發熱。有發熱必厥。一厥一熱。爲日之數。前後可期。亦如少陽之瘧證。一寒一熱。互相往來。一日一發。間日一發。或三日一發。與此厥陰證雖較淺深。理無異同焉。少陽爲腑邪淺而時速。厥陰爲臟邪深而時遲。仍是臟腑相連。陰陽往來之義。邪既入陰分已深。不能上升其陽。必急下洩其熱。勿使邪入愈深。厥熱相尋。愈久愈難理也。故有厥應下之之證也。强發其汗。汗出而津亡。陰耗。邪熱在內。害其空竅。口傷爛赤。乃誤汗之過也。如後陽氣未衰。則能與厥利相持。而熱多厥少。或厥熱相停。若陽氣漸衰。則不能與厥利相持。而厥多熱少。甚至有厥無熱。此陰陽生死之機。厥陰病中邪正進退至要之處也。所以厥陰病久。正微而邪亦微。則熱少而厥微。指頭寒而不四逆。煩燥。小便色白。此傳經之熱邪漸除先默默不飲食。忽爾欲食。則病有欲愈之勢矣。若厥而嘔。胸脇煩滿。則厥陰經之邪已侵犯本臟。重耗其陰。熱在肝血。必便膿血。豈爲欲愈乎。傳經病變之熱邪。大率以上數端。略能盡其義矣。至於寒邪。有直中少陰之寒邪。侵及厥陰者。又有傳經熱邪。日久陽衰。厥多熱減。成有陰無陽之厥陰症者。此俱爲虛之證。又當另明其脉證與治法。厥陰證無過於厥。先就厥證以明之。脉沉而遲。手足厥冷。下部脉不至。似厥陰直寒之證。而咽喉不利。吐膿血。泄利不止。兼見其證。此爲難治。何也。陽邪陷入陰分。難於升舉矣。復爲寒藥之邪格於胸膈。亦非寒熱雜合之藥。不足破其陰而升其陽也。宜與麻黃升麻湯治之。若其證下利。脉沉遲而面色赤。身微熱。乃下利清穀。鬱冒汗出。是直虛寒。上假浮熱。名爲戴陽。又安能以寒熱雜合爲治乎。非急溫其裏。則所戴之陽。有不頃刻而飛越乎。所以先發熱後厥。厥至七日下利者。陽漸微陰漸盛。難治之證也。先發熱後下利。厥逆。躁不得臥者。陰躁之證。死證也。先發熱。後下利至甚而厥不止者。亦死證也。是皆傳經之邪日久。而陽衰熱減。陰盛裏寒。成有陰無陽之厥證。乃醫家不識升陽透表之理。使之沉淪不返也。可不以爲深戒哉。故厥陰有陰無陽實病變危殆之候也。於熱氣尙存之時。正應治之如法。如下利後更煩。按之心下濡者。虛煩之證。熱微而正亦微也。梔子豉湯亦從升降爲治。竟同太陽之治也。越邪於上。卽邪透於表之意也。嘔而發熱者。熱邪欲上升也。卽與以小柴胡湯。使之由少陽而升越。亦梔子豉湯之意。竟同少陽升陽透表之治也。下利而欲飲水。與水實能飲。卽論中首條提綱所云消渴之類也。

並熱利下重者。俱主以白頭翁湯。又爲熱氣有餘之治，既慮其陽絕。復顧其陰耗。厥陰中實有必兼顧陰陽之義也。下利而讝語。有燥屎在胃。宜小承氣湯。以下燥屎濁邪。下洩而清陽之氣方可上升也。此又竟同陽明經之治也。以上數條。雖爲降洩其邪。其實意在升舉其正。濁邪既去。正陽斯有流動之機耳。豈漫爲攻下乎。設不知實之理。而妄下之。其人不結胸腹濡脈虛復厥。乃是陰虛亡血於平日而又誤下於病後。其死醫致之也。至於脈遲爲寒。而反與黃芩湯。徹其熱。腹中冷。必不能食。如反能食。是爲除中陽絕之危證。其死者醫妄徹其熱也。更有其人病傷寒。原不利。乃便發熱而下利。又汗出不止。陰盛於內而下利。陽浮於外而發熱。汗出不止。陰陽脫離。死何救乎。更有原下利日久。忽脈絕。手足厥冷。晬時而脈還。手足溫者可生。脈不還而厥。乃有陰無陽之證也。亦死候也。若傷寒七八日。脈微。手足厥冷。煩燥。則陰燥也。灸厥陰以溫之。使陽氣得還。而厥還不還者。死證也。又如下利。手足厥冷無脈者。灸之不溫。脈不還。似微喘者。陽已離。氣已脫。必死之徵也。有傷寒下利日十餘行。而脈反實者。陽微而絕。陰盛而實。亦死證也。以上數則死證。乃厥陰病變之死證。最爲可危。究其始。不過失於升陽溫裏。坐致正絕。豈皆非醫之咎乎。蓋厥陰一經。最難施治。故先哲屢云病之厥陰。六經中最爲難治也。爲醫者。顧輕言治厥乎。以上統言皆爲病變死候之難治。而未言及病變之治法。今以厥陰病變之治法。述之如下。如下利。腹脹滿。身體疼痛者。急先溫裏。方攻其表。溫裏四逆湯者。回其陽於裏也。攻表桂枝湯。升其陽於少陽透表也。厥陰諸證龐雜。大約此二方。可得其要領矣。設下利清穀。裏寒可知。更誤攻表。汗出亡陽。腹必脹滿。而陰愈盛於裏矣。嘔而脈弱。小便復利。裏之虛冷可知。即身有微熱。乃陽越於外之故。再見厥者。陰增而陽漸減。必爲難治之證四逆回陽。甯可緩乎。乾嘔吐涎沫、裏寒胃虛。可知。吳茱萸湯。溫理益胃。用之不容再疑。但其中有嘔膿血。一證。則又熱盛於裏之證。不可用溫藥以治熱。妄引裏寒之條。自誤也。手足厥寒。脉細欲絕。裏寒而兼肝臟之血枯燥。當歸四逆湯。溫中生血。陰陽並治之法也。脉促而手足厥逆者。灸之。亦溫裏生陽之治也。大汗出。熱不去。內拘急。四肢疼。又兼下利。純是內眞寒而外假熱。陽越於外。陰凝于內矣。四逆湯溫裏回陽。亦正治也。大汗、大下利。而厥冷者。亦治之同法。下利清穀。裏寒外熱。汗出而厥者。四逆回陽。兼以通脈。無非欲使回陽於裏。不致為陰所沒滅。此皆厥陰經病變。起死回生之丹方也。歷觀厥陰病。為經病者。多係自少陰傳經之熱。為臟病者。多係自少陰直中之寒。是厥陰之表裏。應分寒熱之大綱也。其中傳經之熱在經者。日久陰盛陽微。遂亦歸於臟。而漸成厥不還。脉不至之證。又當於厥陰表裏間細審其虛實寒熱。以用溫清升降之法。是又大綱內之大條目也。其中雖見證多端。而舉大綱大目。可以該盡其厥陰病變法矣。

麥奴之性質與黑奴丸之方解

（胡潤墀）

麥實將成。為濕熱所蒸。上黑黴者。俗名炭麥。即麥奴也。夫麥之變炭。多在凶年。飢歲雨暘不時。否則亦感受地中水土不正之氣。醞釀而成。故有治療陽毒溫毒之功用。陽毒溫毒。皆濕熱不正之氣。同氣相求。故功用著。「綱目」大麥奴。主解熱疾。消藥毒。「藏器」主熱煩天行熱毒。解丹石毒。李時珍黑奴丸。「小麥奴。梁上塵。釜底墨。灶突墨。黃芩。麻黃。硝黃。為末蜜丸。」一方解治溫毒陽毒。熱極發狂。大渴等症。水化服一丸。

汗出。或微利即愈。考黑奴丸之方出陳延之小品方。「初虞世古今錄驗」一名高堂丸。又名水解丸。誠救急之方。亦可見麥奴之功用也。「西醫略論」病有一方相同。或一宗相同。必有致病之由。或糞草堆積穢毒蒸騰。或溝渠淤塞寢處潮濕。此諸病之所由起也。按「熱症總論」言霉毒氣尤詳。即所謂鬱蒸之氣也。據此則「藏器」主大行熱毒。洵不誣矣。又白石英對附子毒發括蔞湯中亦用大麥奴解硫磺毒。據此則「藏器」主丹石毒。又不誣矣。張石頑論時症云。時疫之邪。皆從濕土鬱蒸而發。土爲受盛之區。平時污穢之物。無所不容。適當邪氣蒸騰。不異障霧之毒。或發於山川原陸。或發於河井溝渠。人觸之皆從口鼻流入募原而至陽明經。脉必右盛於左。夫濕土之邪。以類相從。所以右手脉盛。然則黑奴丸之方義。非滌胃中不正之氣。釀爲熱毒者乎。麥奴之性質。非主解熱毒者乎。且胃屬中土。熱極則猶赤地矣。「熱症總論」云。謂能傳染熱症。察其呼吸所出之氣。內有淡輕氣。比無病者多。「化學鑑原」謂炭毒收淡輕氣。淡輕氣者。臭腐氣也。黑奴丸方因諸黑藥以化熱毒。以熄火炎。以麻黃開其表。穀硝黃黃芩通其裏。穀斯毒有出路矣。製方之妙。奏效之神。莫可名狀。再考「西藥略釋」麥奴名了葛。可去惡行瘀。主治婦人臨盆乏力。胎衣不下。並止子宮流血過多。並一切血流不止。及閉經諸症。知此藥性。知此方解。則麥奴之功用大矣。

婦科膚說

（陳汝舟）

婦科初無異於男子。祗以月候胎產。關於血證者多。遂有別於方脈。故稱婦科者。非謂治婦人之病。皆另有治法。要亦專指理虛調中。實不同乎平常雜證。當責諸肝脾藏府奇經八脈。或有盈朒。因之調劑。寓補於通。截長接短。乃爲近道也。

婦人之病。六淫標病。每與七情內傷息息相關。此治婦科者。較平常方脉爲難於措手。然醫人臨診。萬不可先存一婦科之意想。仍當四診完了。切實參合。究竟是標是本。衡情論方。庶幾若網在綱。有條不紊。

婦科最易診斷之證。爲調經。蓋調經之法。不外通補兩方。而平常敷衍之芎歸蘇附。又適口無大害。即有損處。變亦不速。醫工祇顧目前。遑問將來。此所謂最易者也。婦科最難診斷之證。亦爲調經。蓋月候之不調。有根於先天者。有因於後天者。而室女嫠婦之不同。幽嫻淫蕩之各異。此對病者性情處境之間。已大費審察。況氣體寒熱。既有差等。榮衛虧溢。更須辨析。而標本先後之病序。內外因應之次第。不容出入毫釐。其間認證推敲。決定迥非感冒可比。即視方脉雜證。其簡複處。正不能以數日計。難哉。

室女調經。廿歲以內與廿歲以外不同。蓋廿歲以內者。多屬於後天失調。其病由脾及肝。廿歲以外者。多屬於七情內傷。其病由肝及脾。此中消息至微。而生尅實重。彼二陽之病發心脾。猶言之未澈也。

瘦人多火。火是虛證。肥人多痰。痰是實證。然婦人之火。多屬於肝。肝喜柔散。故其火爲虛中之實。婦人之痰。多屬於脾。脾喜溫運。故其痰爲實中之虛。而肝旺鑠金。亦能生痰。此痰則爲虛中之虛。脾虛泄木。亦能生火。此火則爲實中之實。病如高坡走珠。捉摸不定。治如潤礎知雨。揣摩自得。能明於此。可與言醫。

婦人病肝。方劑多香燥走竄。不知肝喜疎暢。此僅指肝之標也。而肝喜柔潤。人多忽之。肝實是標病。用香燥走竄而治愈者有矣。但肝實必刦陰血。衰則木槁。設此時而猶用伐肝。乃致重虛。重虛則轉成不救。吾不知今之醫工。治婦科不問標本。每用香燥走竄。以伐生氣。而猶自詡爲不二法門者。是何居心也。

六府者所以化水穀而行津液說

（袁綠野）

六節藏象論曰。脾胃大腸小腸三焦膀胱者。倉廩之本。營之居也。名曰器。能化糟粕。轉味而入出者也。或問曰。脾爲五藏之一。茲忽列於六府。胆爲六府之一。而反去之。脾非藏乎。胆非府乎。余曰唯唯否否。子何不明藏府功用如此其甚也。夫六府者。傳化物而不藏。故胆之爲物。有上口而無下口。五藏別論云。腦髓骨脉胆女子胞。此六者。地氣之所生也。皆藏於陰而象於地。故藏而不寫。名曰奇恒之府。是故諸經之濁惟胆不能受。誠清淨之府也。靈蘭祕典論曰。胆爲中正之官。決斷出焉。謂吾人謀慮雖出之於肝。然非胆莫能決斷也。凡十一藏。皆取决於胆者此也。胆詎可列之六府乎。若夫脾。乃與胃同司後天之職權者也。主運行水穀。灌溉諸經。脾爲之使。胃爲之市。非內經之妙旨乎。由是觀之。則脾之功用。同於六府。不待辨而自明矣。經不云乎。諸陰皆清。足太陰獨受其濁。大哉脾乎。任勞而不怨。廉取而無貪。秉容垢納汚之性。擅轉輸上下之能。而成坤土無物不藏之德。與他藏眞未可同日而語矣。其化水穀行津液。雖曰六府同盡厥職。綜上以觀。何一非脾之功乎。內經以脾易胆。後世屢有惑焉者。爰於經文辨而證之。當不河漢乎斯言歟。

手太陽獨受陽之濁說

（袁綠野）

嘗聞之。藏陰而府陽。藏清而府濁。何謂也。靈樞經曰。受穀者濁。受氣者清。清者注陰。濁者注陽。凡陰陽清濁之理。升降動靜之機。具在是矣。夫受穀者六府也。受氣者五藏也。氣清而味濁。故曰清者注陰。濁者注陽也。又曰濁而清者。上出於咽。清而濁者。則下行。夫陰清而陽濁。濁者有清。清者有濁。故陰陽應象大論云。清陽出上竅。濁陰出下竅。清陽發腠理。濁陰走五藏。清陽實四肢。濁陰歸六府。是又謂陽清而陰濁矣。彼此互證。似頗矛盾。詎知大謬而不然者。一則舉藏府之動靜。是言其體也。道其常也。一則詳陰陽之生化。乃言其用也。道其變也。知其所以爲體爲用之理。夫然後通其常而達其變。則庶乎其可矣。此姑弗論。今曰手太陽獨受陽之濁。手太陽者小腸也。非六府之一者乎。夫六府者陽也。竊謂胃大腸小腸三焦膀胱。皆爲受濁之府。其不受濁者。惟胆之一府耳。茲謂手太陽獨受陽之濁者。蓋有至理存焉。蓋小腸居乎胃之下。大腸之上。其上口則爲幽門。幽者幽隱之處也。下口則爲闌門。闌者遮闌之義也。吾人之水穀。下咽嚥。不由胃上口之賁門而入。齎集於胃。所以爲水穀之海也。其水穀之精華。則分布諸經。其他則從幽門而出。盡歸小腸。靈蘭祕典論曰。小腸者受盛之官。化物出焉。當其水穀既歸於小腸也。必賴其傳化之力。分泌清濁。由闌門而出。其水液下歸膀胱。出前陰而爲小便。糟粕下歸大腸。出後陰而爲大便。此其所以謂之濁陰出下竅歟。夫曰陽之濁者。乃足陽明胃經之濁耳。何也。胃居小腸之上。其濟者乃上傳之於肺。其下傳之濁者。捨幽門而莫能出。獨當其衝者。其惟手太陽乎。

驪製半夏麯

驪製半夏創始於二十年前不但全中國人稱爲消痰止咳聖藥即西人亦皆信服各省醫院采取以治病者認爲極有價值之品其對于傷風咳嗽及痰飲等症他藥所不能治者速服半夏一錢立見咳止較未服時大爲鬆動無論新久咳嗽藥性一到病即霍然二十年來得獨享盛名並獲各省品賽會褒獎者皆因效驗迅速確實有保障人羣故此

注意假冒

盒內有辨真券方是的真

大盒二元四角
中盒一元二角
小盒半元

哮喘氣急丹

本廬發行哮喘丹已歷二十餘年無論陰虛陽虛氣虛血虛痰哮風哮鹹哮冷哮等症只須一息尚存送服三錢立刻喘平氣順痰化咳止雖名醫束手百藥無靈之老症亦可應手奏功且扶元補氣降火滋陰益命門之眞火療氣血之虛寒與市上所售各種大不相同二十年來所得勸業會及各省展覽會獎憑以及服愈謝函均可保證患者諸君如有疑惑不妨一試可以決然脫去病根回復健康也

大盒二元
小盒一元

廣嗣金丹

尼父論孝嗣續爲先文王施仁老獨堪憫世界人士莫不以多子爲樂觀之嗣爲缺憾古今一轍心理皆同原夫乏嗣之由非先天不足即後天失調或少年縱欲過度戕賊太甚致成陽萎精衰等症不亟醫治彌增憾事本廬驪製廣嗣金丹爲延嗣之無上妙藥凡五勞七傷諸虛百損以及老年精衰少年陽萎等症服之必能一索得男

雙料五元
單料二元
試服一元

著名良葯

發行所

上海

英租界盆湯弄甯波路轉角

瓣香廬大藥房

分設

長沙糧道街
福州總督署口
北京觀音寺街青雲閣樓下
天津北馬路獅子胡同忠成棧內
南京下關大馬路
杭州上保佑坊
奉天省長公署東首
安慶四牌樓西街
無錫北門
江陰巷內

專著

幼科大全 卷上 （續本報第二卷第三期）（許陳龍）

△嘔吐歌訣 二首

嘔吐飲食不納。任從湯藥難嘗。此爲陰盛隔孤陽。的是時醫魔障。參朮煨薑熟附。烏梅童便爲良。煎同猪膽細端詳。此法應如聲响。

一種蚘蟲吐出。乃爲蛔厥多陰。烏梅丸子效如神。一服蛔安吐定。又有咳而吐者。化痰順氣須明。如常嘔吐胃苓靈。湯用煨薑作引。

△泄瀉歌訣 十首

泄瀉秘傳治法。由來傳授兒孫。而今普徧告同人。切莫等閒看症。初次且行滲淡。溫中以次施行。三升四次救孩嬰。此法古今一定。

泄瀉原何發作。只因水火無分。所以滲淡法先行。小便長而瀉定。滑石車前赤茯。人參白朮猪苓。甘草澤瀉與砂仁。薑棗同煎作引。

夏月瀉多傷濕。宜清小水爲先。猪苓澤瀉與苓連。梔子茵陳解散。羌活靑陳枳實。茯苓赤白相參。木瓜蒼白朮同煎。黃柏加些靈驗。

滲淡行而又瀉。須防穀氣中虛。溫中丸散不須拘。但要一時瀉住。白朮人參砂藿。炙薑炙草依書。烏梅熟附澤苓猪。引要棗薑爲主。

溫中若還不效。中氣下陷須知。人参白朮與黄芪。甘草乾薑炙。取澤瀉猪苓赤茯。升麻熟附烏梅。柴胡白芍與當歸。薑棗引之入胃。

升麻提而未止。因爲腸滑難留。寨因通用保無憂。用藥審詳可救。参朮炙薑炙草。烏梅粟殼全收。升麻訶子芍歸求。則棗同煎溫服。

泄瀉時常作渴。白朮散用如仙。人参白朮木香兼。乾葛藿香葉片。甘草茯苓七味。烏梅加上同煎。臨時再入伏龍肝。此法千金不換。

泄瀉如常法治。不須別用心機。只將丸散胃苓醫。三服自然平息。如此不能取效。依前四法支持。吾將心法教人知。纔顯明醫三世。

法盡泄瀉如舊。其間吉少凶多。病家必欲起沈疴。要我醫時休錯。参朮茯陳薑草。砂仁荳蔻粟訶。乾蟾蘆薈木香和。赤石錯丸服可。

五六月間泄瀉。其間寒少熱多。理中丸子急需他。玉露散調服可。不效四苓作引。理中呑服調和。自然瀉止莫蹉跎。活得人多念我。

泄瀉五虛莫測。六脈細欲絕。腸滑䰟戶開。皮寒大肉拆。成噤口食不下咽。少氣息。○醫得此病眞妙手。参芪歸薑附甘草。石菖蒲訶皮。鶯粟殼。若見效。卻無妨。訶皮丸藥。○假如服藥全無效。金液神丹妙。附子與硫黄法製。家傳寶。囘生起死。減些兒。堪救療。

義 此言汗下誤傷少陰之裏氣者也上法言無陽此法言無陰也汗下後表症仍不罷者其裏亦必爲其所傷也或臟或府或陰或陽並無一定之位置如傷及少陰之氣心傷則無汗心下滿而痛腎傷則小便爲之不利也心腎俱傷非以桂枝去桂加苓朮安其神而鎮其水不可

表裏陰陽傷治法第二十九

傷寒脈浮自汗出小便數心煩微惡寒脚攣急反以桂枝湯欲攻其表此誤也得之便厥咽中乾煩躁吐逆者作甘草乾薑湯與之以復其陽若厥愈足溫者更作芍藥甘草湯與之其脚卽伸若胃氣不和譫語者少與調胃承氣湯若重發汗復加燒針者四逆湯主之

註 （小便數）小解時時欲解而不長曰數（脚攣急）兩脚筋脈拘縮也（厥）手足發冷不溫煖也（咽）食管也（譫語）不避親疏語無倫次也

講 問曰　傷寒脈浮自汗出小便數心煩微惡寒脚攣急六症何謂也

答曰　脈浮自汗出微惡寒太陽之表症也小便數心煩脚攣急少陰之裏症也

問曰　以桂枝湯何以曰反曰誤

答曰　表裏兼病陰陽並虛不能單獨治表今以不正當之法治之故曰反曰誤

問曰　何以得之便厥咽中乾煩躁吐逆

答曰　陰陽俱亡故也厥逆吐逆亡陽之候也咽乾煩躁亡陰之症也

問曰　陰陽並亡之症何以先以甘薑復陽後以甘芍救陰

答曰　陽氣者人身之眞火也火熄則體冷而人立死故先當回陽而後救陰前論所謂貴陽賤陰即此之理也

問曰　陽復何以厥愈陰復何以脚伸

答曰　陽復則體溫增加寒氣減少故厥愈陰復則肉潤筋濡故脚伸也

問曰　胃氣不和而譫語服與承氣湯何謂也

答曰　陽亢陰亡之症當與承氣瀉其陽瀉陽即是救陰也

問曰　重發汗復加燒針何以即用四逆

答曰　重汗燒針陽亡陰格用四逆湯以回其陽陽回陰霾自散

義

此言表裏陰陽俱傷總結桂枝症之治法也分二綱四目二綱者即陰氣陽氣是也四目即陰亡陰格陽亢陽亡是也按脈浮自汗惡寒爲陽浮於外便數心煩脚攣急爲陰弱於內陰陽俱虛之症不可以桂枝攻其表而當以眞武鎭其裏誤則表裏陰陽之氣俱傷也是以陽亡有甘草乾薑之回陽陰亡有芍藥甘草之救陰也然而桂枝之攻表其力猶輕若重劑之麻葛青龍發其汗或燒針傷其陽則必變爲陽亢陰亡之承氣症或陰格陽亡之四逆矣

表實陽病經氣傳章第四

邪傷陽開治法第三十

太陽病項背强几几無汗惡風者葛根湯主之

講 問曰　此法項背强几几與第二章有何分別

答曰　邪與經俱無分別所不同者不汗出與反汗出耳

問曰　汗出與無汗與太陽中風症有何關係

答曰　爲表虛表實證之現象桂葛二方治法之所由分也

義 此言太陽經表實中風之治法也夫太陽中風症有實有虛虛者治與桂枝實者治與葛根但今人祇知有桂枝之治中風而不知葛根亦治中風者也若虛實不分補攻誤用誤人性命誠不少矣

邪傳陽闔下利治法第三十一

太陽與陽明合病者必自下利葛根湯主之

註 (下利)一曰泄一曰瀉一曰下利大便太通之謂也

講 問曰　何謂太陽與陽明合病

答曰　頭上之症爲太陽病腹中之症爲陽明病今頭腹俱有見症故曰太陽與陽明合病也

義 此言太陽病傳陽明兩經俱病之治法也夫太陽之邪傳入陽明則陽明之症出現下利寒水由胃下泄而作欲止其病先竭來源故仍用葛根也

邪傳陽闔上嘔治法第三十二

太陽與陽明合病不下利但嘔者葛根加半夏湯主之

講 問曰　此法何以不下利而嘔

義

答曰　上法其邪下趨故作利此法其邪上逆故作嘔也

此言太陽與陽明合病其邪上逆之治法也按陽明主胃胃氣下趨則作下利上逆則作嘔逆中鬱則大便不通名曰燥屎

邪傳陽樞治法第三十三

太陽病桂枝症醫反下之利遂不止脈促者表未解也喘而汗出者葛根黃芩黃連湯主之

講

問曰　脈促何以爲表未解

答曰　表症誤下後其氣陷於半表裏之間欲出不能欲入不可則脉促脈促其氣猶欲外出之象故云表未盡解也

問曰　喘而汗出何因

答曰　邪陷於半表裏之間屬少陽之地位從火化故汗出而喘也

義

此言表上風邪下陷於半表裏之治法也按半表裏屬少陽少陽不可發汗然雖名用葛根而方中之麻桂薑棗已不能用矣故此方方藥祗四味也

表實陰病經氣傳章第五

邪傷陽開治法第三十四

太陽病頭痛發熱身疼腰痛骨節疼痛惡寒風無汗而喘者麻黃湯主之

註

(疼)痠之重痛之輕者也似痠非痠似痛非痛也(腰)在兩腎脊骨之間正對臍眼之後(骨節)骨

熱爲主也

第一節　重風輕痺論

夫風之爲病當半身不遂或但臂不遂者此爲痺脈微而數中風使然

按先師以輕重之風邪分風與痺故半身不遂曰風但臂不遂爲痺然風亦有全身不遂者痺亦有四肢不遂者也痺則神智多淸爽風則神智多昏迷然風與痺皆因外來之風而伏留形體者也此與傷寒之中風邪在六經者有異點也

第二節　外風寒證總論

寸口脈浮而緊緊則爲寒浮則爲虛寒虛相搏邪在皮膚浮者血虛絡脈空虛賊邪不寫或左或右邪氣反緩正氣卽急正氣引邪喎僻不遂邪在於絡肌膚不仁邪在於經卽重不勝邪入於府卽不識人邪入於臟舌卽難言口吐涎

按先師以寸口陽脉浮緊喻表與上焦虛寒之人極易爲中風之病故緊則爲寒淫則爲虛寒虛相搏邪卽乘虛而入皮膚也浮者氣盛擴張其經脈經脉之血不能充滿故曰血虛絡脉空虛空虛則賊邪乘虛而入或左或右邪氣反緩行正氣反急行一緩一急正邪相引故喎僻不遂也按風病有在臟在腑在經在絡之別而分肌膚不仁肉重不勝不識人舌難言口吐涎諸證也

第三節　外風寒證治法

侯氏黑散治大風四肢重心中惡寒不足者

按中風證西醫剖解之爲腦血管破裂名雖不同而理實同也說中風說其病因說腦血管破裂說其病果也觀夫黑散之功效雖不云血管破裂而實止血之法也重用菊花平其肝而清頭目使腦府清靜有礬薑之止血黃芩之涼血歸芎之行血補血茯朮苓之補脾可統血又有桂枝之引藥上巔牡蠣之斂陽達足防桔細辛去邪通氣使厥氣消除且冷食助藥力卽使身體不發生熱度免致血氣上壅之義也四肢煩重脾陽失職不運化也心中惡寒邪入心房也

第四節　內風熱證總論

寸口脈遲而緩遲則爲寒緩則爲虛營緩則爲亡血衛緩則爲中風邪風中經則身癢而癮疹心氣不足邪氣入中則胸滿而短氣

按第三節言寸口脈浮而緊病在表寒也此節脈遲而緩病在裏風也上節云緊則爲寒此節云遲則爲寒上云浮則爲虛此云緩則爲虛是則外風內風皆因素體虛寒邪氣因之而中一則脈緊而爲寒一則脈緩而爲風一則用溫散之法一則用清降之力一則病由表而入裏一則病由裏而出表故此節云邪氣中經則身癢而癮疹外現也心氣不足邪氣入中於心則胸滿而短氣也

第五節　內風衛熱治法

風引湯除熱癱癇

此方重用石類清涼之品降其中逆之衛氣使其下達則腦血自止更有乾薑之止血大黃通瘀桂枝之引藥出表也

第六節　內風營熱治法

防已地黃湯治病如狂狀妄行獨語不休無熱其脈浮

此方重用地黃寒涼之品清其心臟之血熱使血不致妄行佐以桂風甘已袪虛風也

第七節　頭風外治法

頭風摩散

生附子和鹽摩頭能使腦經痲醉止痛驅風寒活血

第二章　歷節

上章言中風其病在經絡此章言歷節其病在筋骨也一爲氣有餘以致昏厥脈裂一爲氣不足以致骨節之津血凝閉也

第一節　寸關尺脈陽沉陰浮致病綱

寸口脈沉而弱沉則主骨弱卽主筋沉卽爲腎弱卽爲肝汗出入水中如水傷心歷節痛黃汗出故曰歷節

寸脈爲陽脉當浮而不當沉今反沉則陽氣衰微可知寸脈反沉沉主肝腎故肝腎發病也陽虛不能衛外卽衛氣失職表虛則汗出水邪入其中由心房血液循環週身伏留於筋骨故筋骨則歷節作痛衛氣不能行其水液也肌膚則出黃汗營血受水邪之鬱蓄也內而筋骨作痛外而肌出黃汗故曰歷節病

趺陽脈浮而滑滑則穀氣實浮則汗自出

趺陽指關上脾胃脉也浮而滑爲脾胃之氣實强上浮而汗出也

張紹曾曰此卽說明黄汗出之原因也

少陰脈浮而弱弱則血不足浮則爲風風血相搏卽疼痛而掣

少陰指尺脈也尺屬腎腎爲生血之源故弱則血不足浮則外受風邪而浮上乎表風血相搏故疼痛如掣也觀上三部之脈爲造成歷節之原因寸當浮而反沉弱其上焦之肺氣虛弱可知且氣虛不能佈化血液又不能抵抗外邪以致風濕入裏傷其筋骨脈現沉弱病在肝腎也心脈變沉爲腎邪干心故出汗入水中以水傷心歷節痛黄汗出此爲歷節病之原因也至關脉當不浮不沉而緩今反浮滑爲中氣太過也故曰穀氣實汗自出尺脈當沉今反浮弱則陰血不足必也血不足加以外風則筋節疼痛必矣三段合而視之卽病在筋骨而不在肌肉故陽脈沉陰脈浮也病在氣而不在血故汗自出而關節疼痛也

張紹曾曰此卽說明歷節痛之原因也

第二節　　歷節外因總論

盛人脈濇小短氣自汗出歷節疼不可屈伸此皆飲酒汗出當風所致

盛人肌体素盛之人也脈濇小短氣自汗出衛氣壅塞不通也故關節痛不可屈伸此因飲酒傷衛汗出當風邪氣由外入內中風之所致也

第三節　歷節外因治法

諸肢節疼痛身體尪羸脚腫如脫頭眩短氣温温欲吐桂枝芍藥知母湯主之

肢節疼痛衛氣不宣關節不利皆因風入筋骨以營衛偏行血則往下而降氣則往上而升降則脚腫如脫升則頭眩短氣温温欲吐也桂枝芍藥知母去風濕宣衛氣以解表之方加去寒濕通關節之品也

第一節　歷節內因總論

味酸則傷筋筋傷則緩名曰泄鹹則傷骨骨傷則痿名曰枯枯泄相搏名曰斷泄營氣不通衛不獨行營衛俱微三焦無所御四屬斷絕身体羸瘦獨足腫大黃汗出脛冷假令發熱便爲歷節也

上節言歷節之外因此節以酸鹹傷筋骨爲歷節內因也按酸味入肝肝主筋過酸則筋傷而弛緩緩則氣泄而不能收持故曰泄也鹹則傷骨多食鹹則骨痿而髓枯故名曰枯骨髓枯竭筋脈弛緩則營氣內斷衛氣外泄其三焦之作用無所駕御與四肢斷絕關係卽成身體羸瘦獨足腫大黃汗出脛冷發熱之歷節病也

第二節　歷節內因治法

病歷節不可屈伸疼痛烏頭湯主之

按烏頭湯痲醉之藥也因筋節不用已入痲醉狀態矣復用痲醉之品以治之則不復痲醉矣此無他如用痘漿之種痘以血淸治喉痧同是以毒攻毒之義也痲芪芍草破衛之巾而又補氣也衛氣

之伏留不行者麻烏使之行也再益其氣使其氣足不致中止則筋節之營衛流利屈伸自遂疼痛自除也

第三節　歷節外治法

上章中風之後有頭風摩散以治其頭上風在上上治之由上而越也此章歷節之後有礬石湯以治其足下濕在下下治之由下而洩也一上一下兩相對偶先師之奧義也吾人當深悟其治法之奧義則無病不治矣

礬石湯治脚氣衝心

附錄

按中風與歷節治法不同歷節卽今之所謂痺症是也風病在上宜鎮納故先師不用發表麻黃等品歷節在下宜宣通故先師概用麻黃也然其大綱雖具仍當審其表裏寒熱虛實而治之但後人治風多用發表之品是不明風痺之故也風而再表其氣益逆其血當愈甚也

醉仙丹　　治偏枯不遂皮膚不仁

麻黃水煮焙乾爲末一兩　天南星七個炮　黑附子三個炮去皮　地龍七條去土　右除麻黃先爲末次將麻黃末入酒一升熬成膏入前末丸如彈子大每日食後臨臥酒化一丸汗出效偏枯不遂皮膚不仁者皆由五官虛氣風寒暑濕之邪蓄積在中久而不散乃成疾焉

再甦丹　　治骨節疼痛語言不正行步艱難手足顫掉搐搦

川烏頭二兩　草烏頭一兩　五靈脂四兩　右爲末滴水爲丸如雞頭大每服一丸研碎入酒一盞生薑三片地龍三條乳香少許同煎至七分臨臥通服吃了須摩擦患處令熱徹以助藥力如合時入乳香末一二錢卽煎時更不須入

杜仲酒　治腰脚疼痛不遂風虛

杜仲八兩　石楠二兩　羌活四兩　大附子五枚　右四味㕮咀以酒一斗漬三宿每服二合日再偏宜冷病婦人服之

祛風丸　治中風偏枯手足顫掉語言蹇澁骨痛

菉豆粉　川烏頭炮　草烏頭炮　天南星　半夏各一兩　甘草　川芎　藿香葉　零陵香　地龍　蠍梢各三錢　白殭蠶淘米泔浸去絲　川薑各半兩炮　右爲末藥末一兩用菉豆粉一兩又一法用藥一兩以白麪二兩滴水爲丸如桐子大量人虛實加減細嚼茶酒下五丸至七丸食後初服三丸漸加

家寶丹　治一切癱瘓痿痺不仁口眼喎僻邪入骨髓

川烏　南星　五靈脂薑汁製研　草烏各六兩　白附子　全蠍　沒藥　辰砂各二兩　羌活　乳香　天麻　殭蠶炒各三兩　片腦五錢　麝香二錢半　地龍四兩　雄黃　輕粉各一兩　右爲末作散調三分不覺半錢或蜜丸如彈子大含化茶酒均可

犀角散（奇效良方）治肝臟中風流注四肢上攻頭面疼痛言語蹇澁上焦風熱口眼喎斜脚膝疼

痛無力

犀角 石膏各二錢 羌活 羚羊角各一錢半 人參 菊花 獨活 黄芩 天麻 枳殼麸炒 當歸 芎藭 白朮 酸棗仁 防風 黄芪 白芷各五分 甘草三分 右作一服水二鍾生薑五片煎至一鍾不拘時服

奪命散（古今醫鑑）治卒中風涎潮氣塞口噤目瞪

天南星 甜葶藶 半夏 巴豆去殼不去油 白芷各等分 右爲末每半錢薑汁一呷調下卽效凡口噤藥不下者宜用此

開關散（古今醫鑑）一名破棺散治卒中風目瞑口噤

天南星末五分 龍腦一字 右研和以中指蘸藥末揩齒二三十度其口自開每用半錢至一字端午日合尤佳

通頂散（丹溪心法）治卒中風不省吹鼻卽甦

藜蘆 川芎 細辛 人參 甘草各四分 石膏二錢 右爲末每取一字吹入鼻中卽提起項中髮卽甦有嚏可治無嚏不可治

嗃鼻通天散（丹溪心法）治前症

川芎 細辛 藜蘆 白芷 防風 薄荷 皂角 右等分爲末如上法

牛骨髓丸（萬病回春）治癱瘓虛症如神

演譯

人體解剖生理學初步（續）

（朱松）

第二章　細胞生理上之性質

三。細胞生理上之性質　細胞在生理上其性質約言有四。即吸收滋養料。繁殖。動作及感覺是也。今分述之。

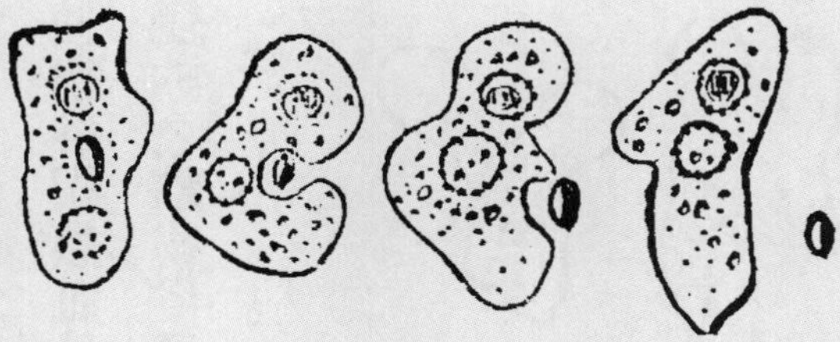

（甲）滋養　細胞時常吸取外來之食物。用以滋養其生命。如以阿米巴。放顯微鏡下。旁置一小片食料。如第三圖一。未幾阿米巴向食物方面移動。如第三圖二。待與食物相遇。則漸漸包圍。如第三圖三。終則將食物完全吸取。如第三圖四。於是生活質放出特種流質。使食物起化學作用。此猶吾人之有消化系也。其所吸取之食物。如澱粉油質及蛋白質等生活質之分子。極爲複雜。因細胞中化學反應變化無定。非但將外來之食物分化。而變爲生活質之一部，且亦供給他種物質。或有益於細胞。如津液胃汁等。或有害於細胞，如大小便汗等。則時常排泄於外。

生活質無論其爲植物動物。復吸取養氣於空氣中。如陸地動植物。或吸收養氣於水中。如水族動植物。此所以吾人有呼吸系也。且體內有養化 Oxydation（凡物體內之原質與養氣相化合。此種變化。謂之養化）一爲生物體温之原 Chageur animale（體温者。乃生物體內發出之熱度。如人類體温。常在三十七度左右而不變動。謂之體温不變之動物。俗謂熱血動物。魚鱉等水族動物。其體温依環境之冷熱爲變遷。故體温無一定之可言。謂之體温變動之動物。俗稱冷血動物。）一則變爲工作及行動等。

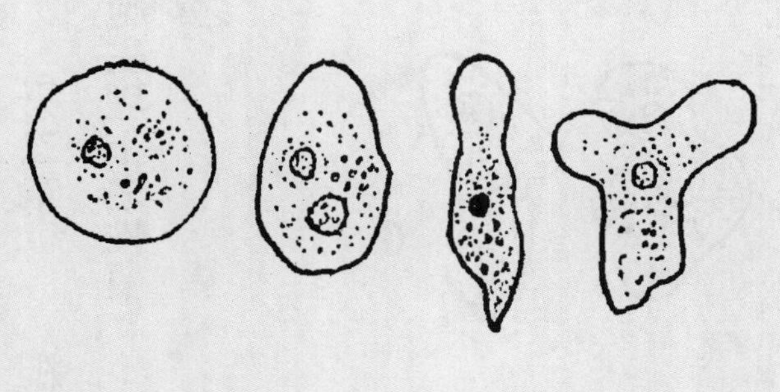

（乙）繁殖　細胞得滋養之後。其質量逐漸加增。因地位之限制。不得不自行分析爲二。然不能自生而死。時常分析。受一定時間之限制。當生長之時。細胞所得滋養料。過於所消耗。於是日漸增大。而各器官。亦因而發達。待其生長已足。細胞力量亦減少活動。遂達其成熟期。待細胞已老。能力衰弱。而至於死。去年十二月到滬之美醫曰林克萊氏。用山羊腺移接人類細胞。施其返老還童妙術。亦不過利用幼稚之山羊細胞。延長人類老弱細胞之新生命而已。細胞一失其生命。即起複雜之化學作用。被無數之微生物攻擊。而變化爲無機礦物。故科學家有生命循環之稱。（請參觀平西學社月刊弟一期拙作之「生命之循環」）惟細胞在未死之前。常生殖一新細胞。俾其生命遺傳。以大吉觀之。生命可謂不死。然在古動物學地質學上考察。見多種動物。已不留其種。或因地球變化之無定。致環境變遷。而致滅亡。亦未可知。

藥學

新本草（五續）

（趙晉翰）

第二章　生精藥

◉鹿茸

釋義　茸是發生貎鹿茸是鹿角初生如芽時之嫩角故名

出產　東三省

形色鑒定　長有二三寸形如分歧馬鞍端如瑪瑙紅玉破之肌如朽木中含血跡者佳

修治　當鹿角初生有皮覆之皮上有腫處狀如蕈蓋之未開者用刀劈之劈下后或置日中曝乾或塗酥炙干收用否則易臭

氣味　味甘氣溫無毒

主治　（一）添精補髓　（二）暖腎助陽　（三）腰腎虛冷四肢痠痛　（四）頭弦眼黑　（五）遺崩帶　（六）强筋健骨　（七）一切陽虛勞傷

功效　大補眞陽以生精

處方 （一）斑龍丸 鹿茸（酥炙或酒炙均可） 鹿骨膠（炒成珠） 鹿角霜 陽起石（煅紅酒淬） 肉蓯蓉（酒浸） 酸棗仁 柏子仁 黃芪（各一兩蜜炙） 當歸 泡附子 熟地黃（各八錢） 辰砂（五分） 爲末酒糊丸梧子大每空心溫酒下五十丸 大補眞陰眞陽

（二）鹿茸酒 嫩鹿茸（一兩去毛切片） 山藥末（一兩） 絹袋裹置酒壜中七日開服日三盞將鹿茸使丸服 治陽事虛痿小便頻數面色無光諸症

引證

用量

相反 瀉火劑暨涼血劑

禁忌 （一）陰虛陽旺喉痛口碎者 （二）氣血健旺無陽虛證候者 （三）陽虛

第三章 下藥類

◉大黃 一名將軍

釋義 因其色甚黃故名大黃性又駿快故亦號將軍

出產 四川陝西

（形色鑒定）　形如芋芳色黃有錦紋出陝西者最佳但瀉力不若川大黃川大黃形如馬蹄質鬆瀉力大又名馬蹄大黃

修治　採取洗淨泥土曬干切片用又法切片蒸熟曬干洒以臘水再蒸曬干如此七次用

氣味　苦寒無毒

主治　（一）陽明燥屎腹滿譫語　（二）血蓄胞中妄言狂走　（三）留飲宿食癥瘕積聚　（四）下痢初起腹痛裏急　（正）吐血衂血血閉損傷

功效　生者性烈熟者性緩專瀉一切實熱結氣食滯爲推陳致新之聖劑

處方　（一）大承氣湯　大黃（四錢酒洗）　原朴（八錢）　枳實（五錢）　芒硝（四錢）　水煎服　治陽明府實中有燥屎腹滿譫語等症

（二）小承氣湯　大黃（四錢）　原朴（二錢）　枳實（三錢炒）　水煎服　治陽明府症稍輕者

（三）調胃承氣湯　大黃（四錢酒浸）　炙甘草（二錢）　芒硝（五錢）　水煎服　治胃中食滯交阻瘀熱不清等症

（四）大黃附子湯　大黃（三錢）　附子（三錢）　細辛（二錢）　水煎服　治陰寒成聚致脇下偏痛發熱脈緊弦者　（未完）

廣東種德園

一等獎章

謹告諸君白鳳丸市上多矣欲購眞有效驗之烏雞白鳳丸請認五彩花鐵盒盒面仿單印有農商部嘉獎

應不致魚目混珠主治略列〇月經不調經期腹痛赤白帶下腰酸頭痛四肢無力頭暈眼花血氣兩虧子宮虛冷久不受孕血崩小產氣鬱瘀塊飲食不思胎動產後失調各症難以盡述不論胎前產後一切婦女百病均見神

價目 一品每丸洋一元加料五角又二角半小丸每兩五角單料每丸一角小丸每兩二角半

彼美人兮緬然下樓蠟丸在手無病無憂（江頭人）

廣東種德園烏雞白鳳丸調經活血并治婦女血崩及乾血癆赤白帶下等症又治婦女肝鬱心腹諸痛誠婦科秘寶也

函購郵寄總發行上海河南路老巡捕房對門種德園老藥局

效無病服之可壯身補體活血經免遺能補來之病源誠婦科獨一無二之聖藥也　（價目）一品每丸洋一元加料五角雙料二角半單料一角加料小丸每兩五角單料二角半〇

總發行所上海河南路老巡捕房對門

廣東種德園老藥局

電話中央五一〇六號

著名良藥

化痰止咳橘紅半夏露

此露專治諸般新久咳嗽痰涎哮喘服之每瓶一元

止咳藥茶

專治傷風咳嗽不論新久寒熱均見效泡飲利便每盒五角每包一角

玉樹神油

此油止血止痛第一聖藥如患湯火燙傷刀傷疔瘡濕毒無名腫毒大有奇效大瓶一元中五角小二角

萬應如意油

此油乃本園著名良藥遠近皆知所治各症無不應驗誠居家出門四時常備之良藥也如承批售格外克己每大瓶一元中五角二角一角小五分函購郎寄藥目過多不能盡錄另丸藥全集函索郎寄

醫話

黃溪友議（陳无咎）

英國睡死病

讀路透電。英京倫敦一帶發見長睡不醒之奇病。自航業巨擘伊斯美氏罹此病而逝。其蔓延更廣。計一月間已有三百人之多。一般醫生互相研究。皆莫名其故。余謂睡死病之症狀。不外二種。象徵一爲心臟停止其動作。一爲脾膵不負其運輸。屬於前者。可注血以甯心。引血以歸脈。起之。屬於後者。宜磨胃以運脾。柔肝以醒膵。治之。乃英國醫博未能洞見及此。可知英醫學問尚未進於高明之域也。茲擬二方如左。曰醒心湯。曰醒膵湯。

醒心湯

當歸頭八錢	黑芥穗一錢	制兎絲二錢	當歸身八錢
炒柴胡七分	肉桂三分	茜草根四錢	硃茯神四錢
川芎二錢	生棗仁四錢	遠志肉一錢	羌獨活各一錢

醒膵湯

生白芍五錢	草果仁一錢五分	益智仁二錢	當歸身四錢
炒豆蔻二錢	煨訶子一錢	炒桔絡二錢	正藿香一錢五分

羌活七分 炒木香一錢 辛夷五分

美國傷寒病

美國紐約鄰近各州。發見一種畸形傷寒病。初時僅食量不宏。繼則身體不快。此病之起。已數閱月。人無知之者。嗣後染此病者漸多。計罹此病而死者不下三千人。各地醫生研究此病治療方法。尚未得其朕。余謂此種傷寒病。實同於中華傷寒類之濕溫。由於天時不正。空氣陰霾而起。濕入脾之大絡。將脺液沖淡。初則明汁不保。繼則胆汁不儲。胃與大腸漸失其磨蠕作用。消化。與傳化。皆失司。故始則食物甚儉。繼則脈搏覺遲。而人身疲倦。終則腠膜漸壞。脂肪變化。或壞死。宜厚腸通盲腸。使毛細管翕張以排洩汗液。更宜健脾以生津。補氣以理脺。柔肝以溫胆。寬焦以磨胃。美國醫博不得此證治法。無藥故也。若在我國。則取之不禁。用之不竭矣。茲擬一方如左。曰散精湯。金石斛五錢。茯苓皮四錢。大花粉四錢。炒橘絡一錢五分。姜厚朴三分。姜半夏一錢五分。陳澤蘭二錢。龍胆草七分。嫩 元二錢。炙沒藥一錢。炒扁豆二錢。炒白芍五錢。甘菊花五分。炒木香一錢。滑石粉二錢。是方之命名。蓋取素問經脈別論。飲入於胃。游溢精氣。下輸於脾。脾氣散精。上輸於肺。通調水道。下輸膀胱。水精四布。五經並行之義。蓋傷寒之病。如非冬令。不外六淫。淫者過也。西醫治病。忽時令而重見證。不知時令之象徵。未明斯病狀之變化。莫測所謂知形而不知神。持末而忘持本也。況西醫有時見症。縱明而往往無藥可療。恃器械而手術窮。恃理化而湯劑缺。非若從中醫講習。不但惟心之觀察。永無進化之期。即惟物之學科。亦只半程。而晝彼西醫無論矣。即中國學子。以歐美人之地位自居。迷信物質文明者。不亦蚩蚩草間。徒爲方家所竊笑歟。

筆記

退思軒臨診筆記

（陳啓成）

秋溫治驗二則

庚申秋日。余友許仲義君身患秋溫。壯熱惡寒。頭眩胸悶。面赤心煩。口渴便閉。醫投三黃石羔。雙解不愈。後醫以三石增液。亦不見效。勢甚危篤。邀余診視。切其脉。左手弦數。右手寸大而關濡弱。舌苔黃膩邊絳。一醫欲以涼膈瀉之。余曰。此非實症。可以下達。乃肝旺脾弱。暑濕熱三氣。蘊於肺胃。引動秋涼所致。若以涼膈瀉之。豈非誅伐太過。將成內陷之憂。宜以清燥宣肺。開鬱平肝。使外邪由衛分宣達而解。方用香豉。山梔。鬱金。川貝。杏仁。桑葉。連翹。薄荷。葦莖。竹茹。枇杷葉。白蔻皮。陳皮。碧玉散。鮮荷葉。出入加減。歷服數劑。肺氣得宣。溫邪外達。津液內足。行大便亦暢。諸症皆愈矣。

陳啓成曰。肺爲一身之氣化。亦與大腸相表裏。肺氣一宣。則暑濕熱之邪。一由衛分而解。一由大便而解。諸症可愈。何患膠結不解之憂。今醫者不能細心體察。草率成方。見其熱勢甚燎。遽下白虎三黃。大便不通。遽用涼膈承氣。往往內陷下脫。告斃甚多。可不愼歟。

辛酉秋日。余鄰友楊良相君。在小西門外美華皮革店爲夥。家道甚寒。稟體陰虛火旺。因旅次感冒風寒。與伏氣一齊並發。身熱惡寒。嘔惡下利。醫者誤進藿香正氣溫燥之品。以致壯熱不解。口渴引飲。痰勒白粘嘔逆氣鬱。下利不止。舌苔黃賦。脉象弦滑而數。此乃温熱灼液。有燎原之勢。余以千金葦莖。佐雪羹甘露飲等法。力圖挽救。方用鮮葦莖二兩光杏仁三錢川鬱金一錢五分黑山梔二錢川貝母打二錢海蜇一兩荸薺十枚鮮竹茹四錢陳皮一錢三分釵石斛三錢益元散四錢炒黃芩一錢五分生白芍三錢清甘草七分鮮荷葉二角鮮枇杷葉三張二劑後。嘔逆見愈。靭痰不吐。下利亦止。諸症已瘥。無如陰液大虛。温邪不解。實爲可憂。是日薄暮。病勢轉劇。邀余急視。見其神倦煩躁。壯熱渴飲。舌白成黃。苔尖黑如墨。齒焦出血。診其脉弦濡芤數。此乃正虛不能勝邪。頃刻有風動暴脫之慮。乃遵仲聖法。急急補北瀉南。挽救狂瀾于既倒。方用黃連阿膠雞子黃佐玉泉益元。增液潛陽熄風法。西洋参三錢酒炒黃連一錢酒化烊冲阿膠三錢酒炒黃芩一錢五分生白芍三錢打冲鷄子黃二枚細生地四錢元参三錢鮮葦莖二兩玉泉散五錢益元散一兩保和丸四錢生牡蠣一兩鮮竹瀝一兩白茅根一兩鮮竹茹四錢陳皮一錢三分辰砂燈心三十寸鮮荷葉二角服後。安臥神清。次日舌苔已化。絳燥焦黳漸去。脉象洪數。乃大病後氣血二燔。陰液未展之故。以竹葉玉女煎主治。細生地四錢元参二錢麥冬二錢生石羔五錢知母二錢清甘草七分鮮竹葉三十片鮮竹茹四錢鮮荷葉二角金汁一錢。服後氣血之熱已清。舌苔見光。脉象亦和。惟餘邪未清。氣逆乏力。再以仲聖竹葉石羔。養其胃陰。清其餘熱。方用生石羔三錢知母一兩五錢清甘草五分西洋参一錢五分麥冬三錢仙半夏二錢粳米三錢鮮竹茹四錢鮮竹葉三十片數帖後。繼與養陰熄肝。退熱和胃而愈。

陳啓成曰。讀葉氏醫案。温熱入營。皆以犀羚透其營分之邪。不過爲實者而設耳。若此症。陰液涸極。腎虛於下火炎于上。外有餘而內不足。須補北瀉南。以救少陰之水。經曰。補不足而損有餘。此之謂也。若此症當壯熱煩躁。舌尖苔黑。而與以犀羚涼膈之劑。尚有生理乎。近人謂葉氏治病重標而忘本。蓋有由也。

(按)陳君這二則筆記。余讀一過。不勝危慄。所謂差以毫厘。卽謬以千里也。揚左之第三方(竹葉石膏)幸有第二方二黃阿膠爲之使導。故能收功。若顛倒用之。不但無功足錄。且罪過立呈矣。治溫濕入營。莫如引血歸脈。以去濕翼焦。淸絡以息溫。近日醫學進化。不但葉氏不足法。卽仲師之方。亦有商榷之餘地焉。余恐讀者誤會陳君意旨。因引申其義如此。非好辯也。(旡咎)

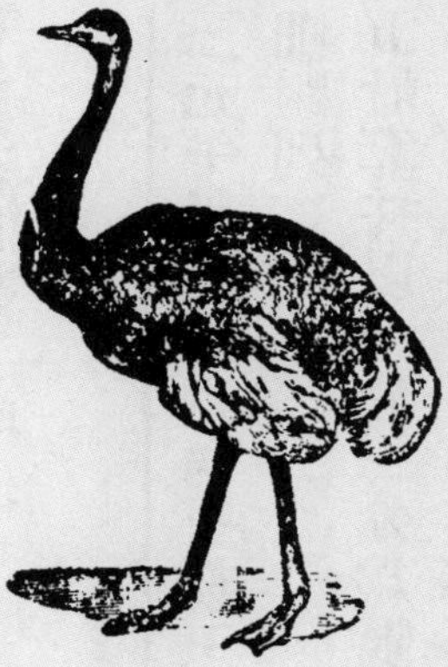

神州醫藥學報定單

今寄上報費大洋　元　角　分正定閱　貴報　月自第二卷第　期起至　期止請按期寄下列地爲荷此致

神州醫藥總會出版部

通訊地址

定報注意

一、報價全年大洋三元半年一元六角一期三角郵費每期分半「會員減半」

一　通信地址須詳細開列

一　郵票代洋以九五計算幷以一分三分爲限

一　定報人如有不能按期收到請即函詳本部查究

廣告價目表

每頁	一期	四期	六期	十二期
二分之一	五元	九折	八折	七折
三分之一	三元	全上	全上	全上
四分之一	二元	全上	全上	全上
六分之一	一元	全上	全上	全上
備考	全頁或全張（兩頁）照加但一期至四期可八折六期以下七折			

紀事

本會每年於十月間開選舉大會一次。今年因江浙戰事關係。以致延緩至十一月十五日始舉行。會場地址。仍假甯波同鄉會。是日各地分支會代表。及本外埠會員到者共二百餘人。二時開會。公推朱少坡君代表劉山農先生主席。致開會詞畢。由蕭君退庵報告本年經過情形。略謂本會成立以來。已屆十有三週。其間屢經艱阻。吾同志所耗之金錢之精力。未遑勝計。自前年內部管理醫士問題發生。由本會聯合各醫團據理力爭。始獲暫緩實施。迨去歲復有管理毒藥事發生。聯帶及於中藥。亦經本會奮力抵抗。卒未能達實行之目的。於是吾醫藥界恍然於團結力之不可缺。而本會亦獲有進展之機會。此至堪慶幸者也。惟是國人通病。事過境遷。往往淡焉若忘。今歲秋冬之間。又不幸而遇軍興。道途梗阻。人心皇然。進行計劃。又生阻力。大會之期。亦因是展緩。今幸時局稍平。始獲集合全體同志於一堂。敬將十閱月間之會務。擇要報告。幸垂聽焉。本會照章每月開常會兩次。本年計共開會十八次。而新會員之加入者。計得三十人。同人等鑒於本會基金之無着。會所之未建。實深惶愧。爰於二月間。迭次討論。羣議先從集款入手。並公決辦法兩種。一分隊募集。一按月儲蓄。惟分隊募集之法。進行尚多窒礙。故留而有待。按月儲蓄之法。實行已屆八月。爲數雖僅數百金。然能持之於久。譬諸集腋聚砂。終有成裘成塔之日。現所收得之欵。已悉數儲存上海商業銀行。而銀摺由會長保存。藉昭大信。他若醫藥學報。向由神州醫藥書報社發行。今秋因主任包君識生應聘他往。出版愆期。同志未悉底蘊。輒貽書會中詰責。乃議收歸會中辦理。而出版基金。暫由同志籌墊。經濟決議獨立。與會中劃分。業已出版一期。因戰事適起。求稿推銷。同生阻力。致第五期報刻方付印。此後不得不請各地同志共起維持。方免再有斷續。刻下政局雖未大定。而本會根本計劃。不得不綢繆於未雨。是以今乘本會評議員陳君无咎北上之便。當推為駐京代表。俾克乘機請願。陳君與政界頗多接近。定能不負本會之託也云云。

提出議案三件

一議加入國民會議案　松江會員黃肯堂提出

自執政政府有建國方針取決於國民會議之通電後。本埠各團體已函電交馳。紛紛作積極之準備。而謀加入國民會議者。本會亦為職業團體之一。參與國民會議之權。似不宜放棄。應否預備加入。請公決。

一議編輯醫校課本案　松江會員黃肯堂提出

編輯醫校課本。本會固早有是項主張。而迄未實行。今各地中醫學校已有設立。然無畫一之課本。不徒教授極感困難。而學術仍難統一。宜由本會薈萃名賢。商榷體例。從速編輯醫校課本。呈請教部審定後發行全國。庶能收統一之效。是否請公決。

一議推銷醫報案　會員蕭退庵提出

凡一團體之組織。必須有文字之刊佈。不徒為同志討論學術之利器。實足以表示團體之精神。關繫至爲重大。神州醫藥學報。向由神州醫藥書報社發行。現已改歸本會出版。出版基金。暫由同志籌墊。然籌墊斷非久計。必須廣爲推銷。方能垂諸久遠。推銷之法。計分對內對外兩種。對內。凡屬本會會員。均須認定一份。況會員照優待例減半收費。每年祇收洋一元半。以按月計算。每月所費不到小洋兩角。以會員之能力。定能担負。且費少許之金錢。而得獲交換智識之實益。利莫大焉。對外推銷。凡屬本會會員。須人人盡推銷之義務。竭力鼓吹。推銷於未入本會之醫藥界。如是則銷數定能發達。庶經濟不致竭蹶。而克垂諸久遠。是否有當。應請公決。

當由主席付表決。一致通過。次來賓張君振遠松江代表。黃君肯堂蘇州代表。祝君少雲。郁君耀章。會員朱君堯臣。包君識生。蔡君濟平。任君農軒。張君錦文。黃君素庵。均相繼演說。嗣投票選舉。當場因時已晚。茶點退席。次日在事務所開票。蔡君濟平王君梅生爲檢票員。錄票員爲朱君果人。桑君楚臣。唱票爲任君農軒張君鴻遠。當選評議三十六人。十八日由評議部覆選正副會長。（姓氏列后）二十七日歡迎正副會長就職。並推舉各職員。今將第十三屆本埠職員列表於左。

名譽會長　余伯陶

正會長　朱少坡

醫藥界副會長　徐小圃　顧渭川　蔡濟平　葛吉卿

評議員　余伯陶　包識生　朱堯臣　杜靜仙　薛文元　王嵩堂　王祖德
董伯偉　王梅生　王壽康　沈慕泉　沈緯良　黃鴻舫　沈心九

侯也春 陳无咎 張禹門 洪亘卿 王益之 桑楚臣 朱果人
盛渭洲 邵亦羣 郭仲亮 任農軒 樓亞伯 朱孟裁 孫劍庵
徐孟君 張鴻遠

總務員 蕭退庵

文牘員 馬鏡清 陸若愚 黄素庵 袁綠野

經濟員 徐起之 許壽彭 張三省 顔玉書

幹事員 黄頌淵 張錦文 蔡振芳 畢霞軒 朱彬如 竇脊麟 顧召卿
宋文照 仲晉濤 鄭健初

交際員 景咸椿 葉指發 趙鑑秋 張紹曾 張伯熙 趙熊飛 陳玉銘
劉榮芳 林渭川 陸星莊 徐志高 王少倩 竺良才 胡仲宣
胡瘦梅 張中和

調查員 蔡幼笙 張用康 徐伯寅 陳啓成 周子緒 徐梅孫 胡佑卿
金子香 徐仁傑 沈葆元 甘行芳 王玥瑛 王亦樵 李漢鴻
陸汝霖 關庚靈

書記員 包天白

會計兼庶務員 倪壽常

江西分會來函請研究食蝦子根有無毒質

逕啓者。案准江西高等審判廳函開。茲有食蝦子根毒發身死一案。迭經研訊。不無疑問。查該毒物係產於武甯。本非習見。究竟毒性緩急若何。服後時閱一月。是否猶能致命。毒發時如何情狀。非經有學識或經驗之人詳細剖明。不足以資鑑定。相應檢同原物。函請煩爲查照。發交富有經驗學識會員。依法鑑定。剖解明晰。將所有諮詢各點。逐一詳細鑑復。附蝦子根一包等因。准此。敝會即開評議會。研究此藥有無毒性。僉云此藥本草綱目未載其名。通城藥號。鮮有此品。即詢之草藥店。亦稱不知。除派員向出產地查詢外。素仰貴總會人才薈萃。經見甚廣。事關擬抵。不厭求詳。相應檢同原物。函請貴總會煩爲查照。施以化驗。究竟毒性如何。載之何書。統希詳細解釋。以便答復前途。不勝企禱。此致。

神州醫藥總會

本會評議員陳君无咎審斷書

（當將審斷書寄復江西分會）

啓者。前日所交蝦子根。由僕領歸化驗。但未化驗之先。亦已證明查此物在吾浙地方。多生於山澗之曲。土人呼爲菜虫藥。因此物之根。搗細當田園菜料發生虫蛀時。敷上。虫及虫子。立即毒斃。故匹夫匹婦吃此藥喪命者。年有所聞。無論根葉。皆有大毒。吃此藥一二莖葉。即有性命之虞。凡吾人吃此藥時。毒不即發。必三日後方見腹痛。四五日後乃痛不可忍。七八日後必斃。斃後腸斷。發見青黑色。故嶺南筆記名此物爲『斷腸草』。又南越筆記云。『斷腸草一名苦吻。亦曰苦藥。又曰苦蔓公。或云胡蔓花如茶花。黃而小。又曰大葉茶一葉入口。斷腸而死。近是葉颯搖動。』吾鄉有人服此藥後。其家人往往諱之曰吃苦吃苦。當腹痛時。惟刹生羊取血灌之。則可吐而愈。未痛時更佳。劇痛則無效矣。此物短者尺許。長者三四尺。春時發葉。嚴冬葉落。乃多年生之植物也。

（按長者名胡蔓。）據本草云『中胡蔓毒。可用鳳皇胎。』（鷄卵抱未成雛者）研爛。和麻油灌之。吐出毒物可愈。『少遲則七竅流血而死。』是此物大者毒重。小者毒輕也。現所交之蝦子根。長僅尺許。其毒發似遲。又此物大者結子如羊角。小則花如金粟。子亦如之。若不細視。不甚明瞭。又春夏服則毒發快。秋冬服則緩。要之服此藥而死者。其見徵與中砒毒無甚差異。惟一則胃爛。一則腸斷耳。至贛人名爲蝦子根者。因此物又名鈎吻。呼曰蝦子。殆象其箝乎。滇人名曰火把花子。紅洲人名曰黃藤。色黃。粵人名曰斷腸草。胡蔓草。隨地異名。參考洗冤錄所載。便知詳細。至化驗一節。既已證明與白砒無異。似可省去分析手續。合先布覆。請總會轉覆贛分會可也。

敬告同志議災後衛生書

（南潯王尉伯）

同志諸公鈞鑒。敬啟者。茲値大會。適爲事阻。未得與 諸公共敍一堂。飽領 雅教。歉甚悵甚。所懷管見。蘊未措議。尤爲耿耿。然心傷戰後。災黎仍不得不瀆陳 諸公清聽也。竊嘗聞古聖有言。大兵之後。必有大疫。此次戰事。雖日僅四旬。而血流及數縣。屍葬達數萬。紅羊之後。無此浩劫。而將來大疫勢不能免。鄙人於今九十月間。已經驗此況病症。擁擠戶限爲穿。較之往年。數增三倍。病象則大同小異。沿門閭境。健者絕少。雖幸應手者多卽能撲滅。若傳染蔓延。何堪設想。況敝處在崑城西十里。尙非直接被難之區。僅東奔西逃。飽受風霜驚恐耳。而發生疾病已若是之多。至若戰區屍臭之醞釀。河流之不潔。將來疫癘發生。定有甚於敝處者。鄙人目擊此情。竊謂戰後衛生之事。權雖操之政府而在我慈善性質之醫案界。亦有幾分應盡責任。故不得不及早研究。從事預防。惟茲事體大。鄙人人微言輕。曷生效力。爲特報告　諸公之前。當共同研究。發表偉論。以普救衆生。或以我醫藥會名義。呈明政府。請辦戰後衛生。或我醫藥界自動擬辦。譬之慈善家輸米運衣於戰區。我則輸衛生於災黎。同是慈善性質。我醫藥界尤爲切身要道也。是否有當。敬候公決。並祈賜　教爲幸

外科聖藥

甘露精

本劑。係採取一種多年生植物。用化學方式。製成單純質藥。其性不寒不熱。香醇可口。其功効。能引血。婦心。生津。益液。去濕。清焦。長肌。滌毒。凡瘰癧。乳癰。乳癌。橫痃。梅毒。淋濁。及陰陽性癰疽。無名疔毒。潰爛濕瘡。脚氣腫脹筋骨痛風等症。依法照服。莫不應驗如神。男婦咸宜。並無僻忌。眞甘露之長流。爲外科之聖劑也。

◉每瓶一元五角　◉每打十五元批發另議

總發行所　上海丹溪學社

發明兼監製者陳无咎醫生

（止咳化痰）

保肺漿

咳嗽皆因肺氣不和所致　倘能保其肺而宣其氣　則呼吸調和　咳嗽自無　此藥專能保肺止咳　順氣化痰　凡患咳嗽氣喘　咳血咯血一切肺病者　請速購服

（服法另詳仿單）

大瓶洋一元七角五分

小瓶洋一元

上海四馬路麥家圈　太和大藥房發行

醫案

（張鞠萃重鈔　陳无咎評點）

前賢醫案（續）

◎王晉三先生著

（孫）肝爲陰中之陽。是爲剛臟。相火寄焉。肝陰虧。則內鬱之火上炎。而陽道窒矣。今診脉寸口洪大。兩關右弦勁而左濇。弦乃木橫。濇爲血少。東垣云。肝宜升。胃宜降。木火之威。橫於土中。升太過降不及。病乃生。故從少腹上攻中脘。冒昧煩悶。必强吐稠痰而爽。所謂濁氣在上。則生䐜脹。况病劇每至於寅申寐中。善夢惱怒易飢。其爲肝陽傳胃情形。皆一一如見。目今論治法。當降火平痰。和胃爲急。勃然大要。不外治肝家之用。宜三因補肝湯。

（錢）病由思慮而起。肝陽鬱久勃升。始則眩暈耳鳴。筋惕。繼則嘔吐昏厥。前者數月一發。今則一月數發。且勢有難遏者。曾服養陰滋木不效。夫肝主升。性喜條達。方遂其欲。兼以脾虛胃弱。風木之邪。躍躍欲動。若非早服扶桑丸加減。以熄內風。晚服塡補以固下元。其有甯宇者乎。

製首烏　阿膠　白芍　肉桂　穭豆衣　牡蠣

胡桃肉　蓯蓉　紫石英

淡菜熬膏爲丸。青果湯下

（陳）小便不通。所屬之原不一。而三焦氣化不行。膀胱熱結者居多。宜以理氣。兼以利水。爲第一義也。今乃投之罔效。急當救其本元而施治也。夫腎與膀胱。乃陰中之陽。受熱則閉塞。其下流經云。無陰則陽無以生。無陽則陰無以化。急須大補下元。其便自調。擬用腎氣丸合生脉散。而於壯水之中。兼乎補火。以生脉之生津。則肺金有養。而清肅下行。頓使陽和一至。陰凝自可流通。豈非雪消而春木來耶。

（老太太）望七高年。宿恙舉發。一病百日。其精神氣血之耗傷。無待贅言矣。且兼肝木肆横。侮脾則作泄。乘胃則作嘔。加以夜寐不酣。胃呆不食。夫胃以納穀爲寶。變化精微。人賴之以爲生者。今則氣傷液涸。而尤可駭者。左手寸關尺三部脉格格不通。有魚遊悠然之態。高年最忌。今大節將臨。天熱可懼。

關血爨茸 龍齒 茯神苓 慈硃丸 西洋參 麥冬 谷芽

穭扁豆衣 牡蠣 夜交籐 東白芍元米同炒 廣東製酸

（覆）前論胃以納穀爲寶。今病纏百日。陰陽血氣大傷。端賴中州胃氣。冀能恢復原狀。乃胃呆少食。臥床迄今。望七高年。其能堪乎。肺陰弱則肝木横。心營虧則寐不酣。上嘔下泄。亦屬敗象。際此陰陽有告匱之勢。豈區區草木所能奏功。昨藥服後。雖略見小效。無如左手三部脉依然前狀。毫無和緩之象。前賢謂有胃氣則生。無胃氣則死。况大節在邇。恐有不支之變。

原方

(覆)頻投血肉之品。各症已漸轉機。魚遊之脉退。不貫之行減。胃氣甦而思食。食多胃又復呆。幸夜可安寐。舌液已回。舌質紫紅。並非實熱。顯見下焦肝腎之精血受傷。虛火內炎。大節未有變幻。根氣還可支持。第天時酷熱。若胃不即甦。則又要入險矣。

關西鹿茸　生熟龍齒　生熟牡蠣　霍金斗　帶心麥冬　五味子

東白芍　抱木辰神　辰燈芯　夜交籐　青鹹伏手　香穀芽　糯稻須

麥芽煎湯代水

(錢)客寒犯胃。中氣乖隔。蚘厥則嘔。腹痛則瀉。病屬厥陰肝臟。肝性喜酸。蚘苦以下。取仲景烏梅圓法。合乎厥陰條中下利吐蚘論治。

烏梅　干姜　附子　川椒　當歸　桂枝　人参　黄柏　川連

炙草　白朮　苦酒冲

(王)病後虛風。柔痙。精血內灼。縶縶汗出。乃衛陽失護。氣易外浮。筋脉不得滋榮。而手足振掉。神志失其內守。而口噤不語。脉渙無神。直視失溲。脉症俱已散脫。勢恐難挽。備方以盡人事。

生脉散頻灌之

(張)脉細澁。少腹脹如覆盆。舌燥渴飲。躁狂便閉。乃心陽火熾。臟病連腑。氣不宣化。致手足太陽之腑俱熱結也。

桃仁承氣湯

（錢）脉弦滑。右關獨大。寒熱如瘧。肢体痳木不舒。雖外感風熱。然中虛向有積痰。尤宜兼顧其裏。

清脾飲去柴胡加玉竹勾勾

（朱）憂鬱不遂。心脾兩傷。似寐非寐之時。倏然驚惕而甦，遠慮恐怖。自難解釋。此無他。營虛失養。胆虛不振耳。據述欬甚於卯前。火升於午後。自覺冷從膚起。此非眞冷。痰挾相火爲患也。診脉欹止。察舌白厚。此非挾濕。五行鬱極而致耳。病屬勞損。治非易易。姑與越鞠丸。合温胆湯開鬱滌痰。以左金丸制肝洩火。冀能鬱開痰退。再商滋養。

又　體虛不振。憂思多鬱。目合則驚惕而心跳。寐時則譫語而如狂。遂致悠悠忽忽。自覺身非己有。神蕩蒙蒙。一如魂飛天外矣。前進開鬱滌痰之劑。病退十分之二。奈今近交冬令。正在關節之期。病不加增。可許漸入佳境。否則陰平峻嶺。恐非漢家所有也。

原方去左金丸

又　前進開鬱滌痰之品。連嘗五劑。茲診欹止之脉稍和。白膩之苔稍退，寐中囈語已無。想見痰退鬱開之兆。惟欬嗽留戀。咽乾作燥。此乃臟液不輸。肺失滋養而然也。擬轉育陰法治。

越鞠丸　蛤粉妙阿膠　川貝　地骨皮　丹皮　旋覆花

黛蛤散　硃茯神　蜜竹瀝　馬兜鈴　功勞露

又　陰虛致損。病已四月。臟陰虧而不振。腑津虛而不輸。以致脉數渾渾。欬嗽頻頻。凶惡之勢未退。病之根株尚在。藥雖有功，全在自己怡情爲是，（未完）

種德名亭日診醫案（續）

（湖州凌曉五先生遺著　胞姪凌永年手鈔）

時症

舌紅而乾口渴爲陽明熱重不宜泄瀉瀉則脾虛而邪陷最爲惡候癍久不化亦犯欬之症宜進瀉心湯以圖挽回若得瀉止熱緩方可無虞

川連（五分）　赤苓　木通　甘草　丹皮　銀花　天蠶　連翹

赤癍白疹密佈周身口渴發厥躁擾不定而唇淡舌白此邪毒未透尚防反覆右關脈滑體素豐肥乃痰與伏邪合風暑爲患宜化癍鮮毒佐以消痰之品但得午後熱不加重即可漸輕

土貝　天蠶　石膏　鉤鉤　人中白　甘草　青蒿

橘紅　銀花　加竹瀝（半小盃）　鮮石菖蒲根汁三匙

接方

夏枯草　白薇　胆星　木通　花粉　麥冬　天蟲

土貝　橘紅　甘草　加蘆根五錢

身熱不退而舌苔極薄唇齒不燥亦不作渴則非陽明實熱之症矣常有噯噫兼帶呃逆之象裏虛邪不能達也略有譫語合之右脉洪數清補兩難養陰和胃爲妥（此症不治）

二元生地　麥冬　枸杞　沙苑蒺藜　茯神　川石斛

刀豆子　穀芽　新會皮　磨冲白檀香汁（五匙）

身熱口渴煩躁舌乾此陽症也脉細乃體質素虛非陽症陰脉之比但虛者不可過於攻擊宜養陰清熱爲主

元生地 麥冬 丹皮 川連 知母 木通 黑梔 甘草

寒熱如瘧中脘痞結脉象左手弦數右關滑大是邪在陽明少陽宜和解之

瓜蔞皮 知母 草東(一錢) 桂枝(七分) 白芍

甘草 半夏 花粉 猪苓(一錢五分)

午後熱重口乾便閉目黃胸滿多汗脉弦滑少陽症也

柴胡 黃芩 半夏 秦艽 木通 茵陳 厚朴

甘草 加姜皮

身熱兩月無汗舌黑齒燥泄瀉危候也脉小而滑姑與河間雙解散

赤茯苓 厚朴 白芍 麥冬 漂滑石 甘草

葛根 車前子 加蘆根(二兩)

身熱不退神思倦怠左耳慚聾舌白滑膩胸中按之作痛安月無汗不渴此表邪未解挾中焦痰食爲患

右脉滑數宜清理陽明

乾葛 大杏仁 天蟲 橘紅 麥芽 江枳實

半夏 甘草 加薑皮

發熱不止中脘痞結硬痛此飲食勞倦所傷而又重感風寒以致正虛邪結危症也

歸身　白芍　半夏　香附　柴胡(七分)　神麯

赤苓　丹皮　加姜皮

吳菊舫先生醫案附小傳

門下士吳蓮洲撰

先師。姓吳。名宗燾。字菊舫。江蘇昆陵籍。世居吳門。七代醫傳。咸享盛譽。其尊翁召棠太夫子。擅治外科。學術精湛。吳郡人士至今猶稱道勿衰。先師克承家學。早有令名。會時民軍起義。移寓海上。遂設診焉。先師稟性純篤。天資穎悟。故每遇病家就診者。不論病之深淺。必詳審症狀。慎重處方。毋稍疎忽。凡貧苦者不收診金。其判斷病之安危。尤爲毫髮不爽。丙辰秋。無錫巨紳楊翰西君召往診治。楊君患尿血症已經半月。中西醫遍治不效。先師診後。爲處方服之依然。次日偶步園中。忽見葵花盛開。因憶及葵花梗可治尿血。當即往謂楊君曰。貴恙毋須余處方矣。妙藥在家園中也。旋即折取數梗。用水煎服。霍然而愈。先師之聰明。于此概見。如是以來。錫地請診者日衆。聲名亦日廣。辛酉七月。又膺前津浦路局長盛公文頤之聘。赴青島診視一月。歸來輪渡積勞。以致臥病三月。始痊。嗣以體力受弱。時攖小極。惟斯時診務浩繁。先師抱利人濟世之心。不事休養。力疾從公。癸亥春復病寒熱。屢退屢起。勢入深地。精神難繼。於閏五月卒滬寓。世失良醫。人皆惜之。所遺醫案甚多。語簡意深。用藥貼切。茲爲摘錄數十則。刊入報端。藉廣流傳云。

吳菊舫先生醫案

楊翰西君　陰虛濕勝之体。向有淋濁。每交濕令。煩勞即發。發則延綿數月始止。今夏髀臀佈發濕毒症。

屢潰屢窒。收功後。淋濁隨來濕見濕熱肝火下迫膀胱。近復溺後帶血。莖管作痒。不寐食少。左目赤腫。脈細弦而數舌糙黃根膩。血熱妄行。膀胱氣化不宣。肝火濕熱充斥上下。治宜清營熱以理濕平肝火以歛神。備方請　政。

細生地五錢　龍胆草一錢半　小薊草三錢　丹皮三錢
肥知母三錢　硃茯神三錢　淡竹葉三錢　扁蓄三錢
杭菊花三錢　通天草三錢　海金砂包四錢　黃柏一錢半
益元散包五錢

二診　脈右弦滑。左弦數。溺後帶血。此從後尿道來。淋濁色黃粘膩。不寐目赤舌尖紅苔黃。症屬肝火上升。濕熱蘊結膀胱。平素操勞。營液暗耗。昨投清營泄熱。頗合病機。再踵原意損益。毋事更章。

原金斛先煎三錢　細生地四錢　小薊草三錢　丹皮三錢
益元散包五錢　川黃柏一錢半　淡竹葉三錢　知母三錢
粉萆薢三錢　扁蓄三錢　赤苓三錢

（未完）

孝友堂醫案

武進張伯熙手著　男贊臣筆錄
義烏陳无咎訂正

（引言）近日之所謂醫案者夥矣。以余所知。當以湖醫金子久先生爲最佳。蓋案者。木案也。可以引伸。可備查考。見證既明。立案斯著。本案爲武進名醫張伯熙先生所創。多採先師丹溪學說方諸金

氏不相上下容且過之前醫有言雜病師丹溪良有以也惜展轉鈔述訛字甚多因爲之改正加以圈點公布於世　（陳无咎）

◉痢疾案五則

程左　從來自痢轉瀉者其病輕自瀉轉痢者其病重刻診脈來右三部細數左關滑其症虛嬌暑濕蘊於太陰以致每痢必痛痛則必痢覩此情形最難調治思用攻則傷正補則邪愈留戀此等處如兩軍對壘一勝必有一負介於兩難之間拈筆圖維惟寓攻於補之中寓補於攻之外或可斡旋於帷幄

上黨參（焦山查拌炒三錢）　福澤瀉三錢　炒藊豆衣二錢　炒紅曲二錢

銀花炭一錢半　中川朴八分　當歸炭二錢　靑炙甘草四分

雲茯苓三錢　炒椿根皮四錢　赤白芍（安桂三分同炒各錢半）

冬　朮（枳實六分拌炒錢半）　伽南香（磨冲五分）　炙石榴皮五錢

卓　痢症至而不食準頭四肢皆冷脾腎敗矣無能爲也考諸古法補先天之氣莫如附子培後天之本莫如人參此參附湯所由立名也診此病與法相符俾得胃能醒豁肢體皆溫冀可稍得延綿

別直參二錢　製附片五分　炒於朮二錢　炙甘草四分

雲茯苓三錢　烏梅炭錢半　炒白芍二錢　人捲米一撮

任　投導滯化氣頑皮不應者都由情志操勞肝陽冗逆中土被傷兼以酷熱貪涼過度脾益困乏中氣上壅作痛下陷作痢苔黃根膩未可升清洩濁蓋兩脉浮弦不實抑恐邪去正傷有症如是深爲可慮勉

倣丹溪補瀉兼施之意或能應手候高明裁政

炒黨参三錢 中川朴一錢 老蘇梗二錢 生薏仁三錢 福澤瀉三錢
細青皮一錢 南查炭三錢 雲茯苓三錢 宣木瓜三錢 焦建曲三錢
舂砂仁八分 新會皮一錢 眞猩絳八分 香連丸（開水吞八分）

某 從來滯下無不本乎濕熱久瀉久痢無不傷乎脾腎脾傷則不能運是以痰氣凝結故胃滿腎傷則封藏不固是以虛火上循故口糜按右脉關尺弦滑沉左脉有力閱前方論治之法胃火宜清尤須不礙脾陽脾濕宜運尤須不堵腎陰最中肯綮宗此立法庶幾標本兼顧

上洋参一錢 眞珠粉（藥汁送下二分） 生甘草六分 阿膠珠（蛤粉炒三錢）
川　貝二錢 甜廣皮錢半 眞雅連四分 雲茯苓三錢 大白芍二錢
桔　梗錢半 淡海蜇六錢 大地栗三枚 紅糯稻根鬚五錢

楊左 兩脈頗和但時見形寒呼吸短促一虛表邪不楚再恐陽侮失司温邪初萌症已若是升則元氣從洩而散補則時邪由此而戀論治難免無偏勝之弊倣丹溪補瀉兼施既能撤邪亦可和元庶合此證之規模

冬桑葉二錢 上洋參（元米炒八分） 眞川貝（去心錢半） 叭杏仁三錢
炙橘紅六分 破故帋二錢 女貞子（旱蓮草二錢同炒三錢） 生薏米三錢
赤　苓錢半 龜背元精石四錢 地　栗三枚 枇杷葉（三錢去毛包）

方案舉要

（洪廷颺）

陸右

咳嗽不爽。以聽筒聞得肺內無恙。熱度照華氏表上一百另一度。脈息每分鐘一百至。脈形粗大。舌苔黃膩。大便閉結。月事不行。備方。

全瓜蔞三錢杵　火麻仁（三錢研）　郁李仁（三錢去皮尖研）

單桃仁（三錢去皮尖研）　甜杏仁（三錢去皮尖研泥）　生薏苡三錢

生甘草五分　萊菔子三錢炒　山查肉三錢

冬瓜子三錢　川貝母（三錢去心）

二劑愈

吳左

時邪之風。行於空氣中。傳染形凛。身熱頗壯。熱度一百另四度半。汗未洩。脈息每分九十六至。舌白。惟年高氣血本虧。防增劇。

淡豆豉二錢　荆芥穗錢半　姜半夏一錢五分　白蔻殼一錢

炒枳殼一錢五分　白茯苓三錢　新會皮一錢　山查肉三錢

萊菔子（三錢炒）

復診

汗洩頗暢。表熱已解。脈息七十至。大便未行。備方。

瓜蔞仁（三錢杵） 生薏苡三錢 生甘草一錢 鮮楠檬（三錢切片）

萊菔子（三錢炒） 山查肉三錢 葡萄乾一錢 川石斛三錢

生麥芽五錢 靑蒿子三錢

一劑愈

方右

少腹常痛。有時頭痛。脈息九十一至。脈形帶細。舌絳而乾。乃陰虧所致也。

西洋參一錢 細生地一錢 全當歸一錢五分 生白芍一錢五分

絲瓜全絡三錢 白橘絡一錢 生枳殼一錢五分 廣鬱金一錢

黃菊花一錢五分 白菊花一錢五分 罌粟殼一錢

三劑全愈

陳无咎曰。洪君之方案。以西法之診斷。而用中華之藥方。足爲同道。改良醫事之楷模。惟配合之法。尙須商酌。再講求理化之大綱。則信善矣。

化奇軒醫案

（許夢蘇）

年近古稀。六脈純陽。在卦爲乾。確係年高壽徵之象。性主忠直。智略過人。再分部位而斷。左寸爲心主之官。神明出焉。浮候無力。心氣不充。操勞過度所致。宜定神以調之。左關爲將軍之官。謀斷出焉。三候皆旺。

易秉權衡。膽附於東。眉稜屬膽。所以毛黑而光。右寸關屬金土。脈宜和緩。浮中兩候。脈皆見勁。陽氣有餘。陰液不足。兩尺左小右大。火旺水虧。論脈調理。應以輕劑養陰。生液滋潤。若服參茸温補之劑。恐增頭眩臟燥之弊。

炙敗龜板四錢　遠志肉一錢五分　鮮石斛一錢搗　沙苑蒺藜二錢

陳阿膠一錢五分　懷山藥三錢　炒杭白芍二錢　女貞子一錢五分

炙甘草五分　炒酸棗仁一錢　旱蓮草三錢炒黑　白茯神一錢五分

黑大豆三錢　黑芝蔴三錢　淡菜三個洗

經所謂天有日月。人有兩目。全賴五臟六腑之精氣。上注於目。而爲之睛。睛爲黑輪。專屬於腎。寄竅於肝。精氣足則能變五色。察秋毫。男子八八以後。精氣漸竭。目漸昏花。八旬之質。目盲復明。診得六脈心腎較長。太素云期頤之象也。惟左關過旺。氣口脈虛。金弱木强。肝火易動。理以輕劑養血清滲。服久自明。

南沙参三錢　龍膽草四分　車前子一錢　大生地二錢

淨蟬衣一錢　山梔仁一錢　製大黄七分　密蒙花一錢

生甘草五分　莧菜子二錢

諸風掉眩。皆屬肝木。木旺生風。風火相架。濁氣上升。阻塞清道。則頭暈眼黑。究由水虧不能涵木。理以滋水柔肝。內風自熄矣。

大熟地四錢　建澤瀉一錢鹽水炒　白茯苓二錢　懷山藥三錢

山萸肉一錢五分去核　懷牛膝五分　沙苑蒺藜一錢五分　杭白菊一錢二分

黑大豆三錢　煅磁石八分　粉丹皮一錢二分炒　青鹽三分

童年讀書傷力音啞聲嘶。皆由肺腎不足故也。勿以病論。常以生脈散柿餅煎水當茶。

西洋參一錢米炒　北五味三分　柿餅半個　大麥冬八分去心　潤元參二錢

症由新產百脈空虛風寒襲絡。加以臨產劣掙太甚。督脈損傷。始則尾閭作痛。漸至環跳委中俱痛。甚則腰際右臂痠楚。恙經兩月。體氣益虛。書云絡虛則痛。暫擬養榮和絡蠲痛。若僅僅祛風逐邪。似乎非法。

熟地炭三錢　沙苑蒺藜三錢　川牛膝三錢　杭白芍二錢

何首烏藤五錢　宣木瓜一錢五分酒洗　當歸身二錢　連皮黃芪三錢生

桂枝木一錢五分　小川芎六分　水炙甘草五分　油松節三錢

乾荷葉絡三錢黃酒微炒

二診　恙原已載上方。服藥似合機宜。再就原法增易。服觀若何。

連鬚當歸三錢　沙苑蒺藜四錢　川牛膝三錢　米炒白芍二錢

連皮黃芪三錢生　桂枝木一錢五分　熟地炭三錢　水炙甘草六分

宣木瓜二錢酒洗　小川芎六分　仙靈脾三錢　油松節三錢

何首烏藤一兩先煎水再熬藥

三診　加　川杜仲三錢去絲

四診　自進養榮和絡等法。所有尾閭環跳委中腰際痛楚。俱見輕微。診脈較起。苔色亦化。原法具在。再爲循以圖維。

連鬚當歸三錢　金毛狗脊三錢　熟地炭二錢　連皮黃芪二錢生

沙苑蒺藜三錢　小川芎五分　水炙甘草四分　製何首烏三錢

宣木瓜二錢酒洗　杭白芍二錢桂枝水炒　炒川杜仲二錢去絲　川牛膝三錢

油松節三錢

五診　恙情較昨。又見輕微。略就前擬變通。以冀完善。

連鬚當歸三錢黃酒洗透　沙苑蒺藜三錢　川續斷二錢炒

熟地炭三錢　製何首烏三錢　川杜仲二錢　杭白芍二錢桂枝水炒

連皮黃芪二錢生　川牛膝三錢　小川芎五分　水炙甘草五分

宣木瓜三錢酒洗　巴戟天肉二錢酒洗

六診　加　虎脛骨三錢

七診　加　天仙藤三錢

丸方

連鬚當歸一兩五錢　大熟地一兩砂仁製　川牛膝一兩酒炒

米炒白芍八錢　小川芎五錢　桑寄生一兩

連皮黃芪一兩　肉蓯蓉一兩洗　桂枝木八錢
沙苑蒺藜一兩　於白朮一兩炒　宣木瓜八錢酒洗
金毛狗脊一兩五錢　白茯苓一兩　川杜仲八錢酒炒
炙虎脛骨一兩五錢　水炙甘草六錢　仙靈脾一兩

右藥共研細末另用（精羊肉一觔）熬汁泛爲丸如綠豆大每早晚空心開水送服三錢

隱軒醫案 （楊藎誠）

（周）腎肝精血衰微。筋骨不得充涵。遍體脉絡亦失榮養。內風痰涎。乘虛流襲。由是足不任地。手難舉物。不時頭暈。間或項强。脉形弦滑。而軟舌苔白膩少津。諦斯脉舌。已屬顯見。况高年患此。乃痱中根萌。姑從養營宣絡熄風化痰主治。

炒當歸三錢　鷄血屯三錢　仙半夏二錢　淮牛膝三錢
白夕利三錢　甘杞子三錢　川桂枝八分　炒橘紅二錢
煨天麻一錢　厚杜仲三錢　茯神三錢　宣木瓜二錢
炒川斷三錢　酒炒桑枝四錢

頸筋强硬稍舒。肝風漸平。頭暈已止。濕痰亦化。但兩足步趨依然痿軟。左手舉動仍難自如。乃脾腎陰陽交虧。脉絡筋骨失養。再從養營宣絡。佐以强筋壯骨。

金狗脊四錢　炒當歸三錢　炙白朮三錢　潼夕利三錢
川桂枝八分　淮牛膝三錢　大熟地四錢　酒炒白芍二錢
厚杜仲三錢　廣皮二錢　炙甘草五分　甘杞子三錢
桑寄生三錢　炒川斷三錢　鷄血屯三錢　茯苓三錢

(夏)肝風挾痰上升。陡然昏厥不醒。神呆語謇。目閉面青。心竅已蔽。恐難力挽。勉擬熄風豁痰。以冀僥倖而已。

羚羊角五分　連翹仁四錢　廣玉金二錢　黑元參四錢
粉丹皮二錢　天竺黃三錢　硃茯神四錢　硃遠志半錢
嫩勾藤四錢　石菖蒲一錢五分　黑元參四錢　陳胆星一錢五分
至寶丹一粒　加竹瀝一杯

覆診　昨議熄風豁痰。服後神識已清。舌伸能言。皆佳兆也。惟右偏肩臂不舉。手痺無力。是氣陰被灼。風陽未熄。脉來左弦細數。視舌遍絳少津。今宜清營柔肝。熄風和陽。

鮮生地四錢　粉丹皮二錢　嫩勾屯四錢　甘菊花二錢
鮮金釵三錢　紫丹參三錢　生白芍二錢　黑元參三錢
嫩桑枝四錢　穭豆衣三錢　硃茯神四錢　石決明四錢
連翹仁四錢　絲瓜絡三錢

(周)肝陰與脾陽交虧。風陽挾濕痰混冒。遂致頭眩心惕。夜寐不安。神疲力乏。面黃少華。夫脾宜動則運。肝宜靜則藏。今動靜相違。風濕爲患。當宗坤載先師木燥土濕論治。

炒當歸三錢 白夕利三錢 製川朴一錢 焦苡仁四錢
硃茯神四錢 酒炒白芍二錢 製遠志一錢五分 廣皮二錢
炙白朮三錢 夜交屯三錢 甘菊炭二錢 柏子仁三錢
姜半夏二錢 炙甘草五分 煨天麻一錢 加西砂仁三粒

(李)始因腹痛下利。欲便不爽。是濕熱阻中。氣化不達。乃峻投攻利。陽氣受戕。以致轉爲泄瀉。連綿不止。頃刻以來。復發嘔吐。眶陷口渴。四肢逆冷。小便全無。顯係陽虛陰衰。清濁交混。暑濕擾攘中宮。肝木乘機橫逆。所以筋脈拘攣。乃絞腸危症也。鄙擬清暑和中。升清降濁。扶陽益陰。化氣平肝。未知當否。祈 尊裁是荷。

真川連四分 廣藿梗二錢 炒澤瀉三錢 扁豆衣三錢
小青皮二錢 淡吳萸四分 佩蘭草二錢 飛滑石四錢
晚蠶沙三錢 佛手一錢五分 製小朴一錢 白扣仁六分
赤苓四錢 宣木瓜二錢 新會皮二錢 加荷梗一尺

(楊)暑伏手足厥陰。侵及腸胃。臟陰液被刼。氣機不宣。陡然神昏口噤。舌短言謇。乾嘔腹痛。煩熱下利。按脈沉部急數無倫。視舌前半鮮絳少津。症涉險途。勢難力挽。勉擬泄熱救陰。平肝和胃。是否有當。速請高明裁奪。

鮮石斛三錢　硃茯神二錢　廣玉金二錢　炒川椒八分
益元散四錢　北秦皮二錢　酒炒白芍二錢　淡干姜三分
烏　梅三枚　炒青皮二錢　炒川連五分　酒炒淡芩二錢
煨木香八分　佛　手一錢　石蓮肉四錢　鮮荷梗一尺

〈覆診〉昨方服後。汗利大行。嘔噁較減。神識亦清。惟下利未已。舌乾口渴。乃邪熱稍減。氣陰甚虧。仍當謹慎小心。不致變態爲妙。錄方然否。還候高裁。

西洋參八分　茯　神三錢　焦扁豆三錢　炒木瓜二錢
煨木香八分　炒麥冬二錢　銀花炭三錢　炮姜炭四分
石蓮肉四錢　焦米仁四錢　炒淡芩二錢　炒查肉三錢
炒澤瀉二錢　酒炒白芍二錢　佛　手一錢　加荷蒂三枚

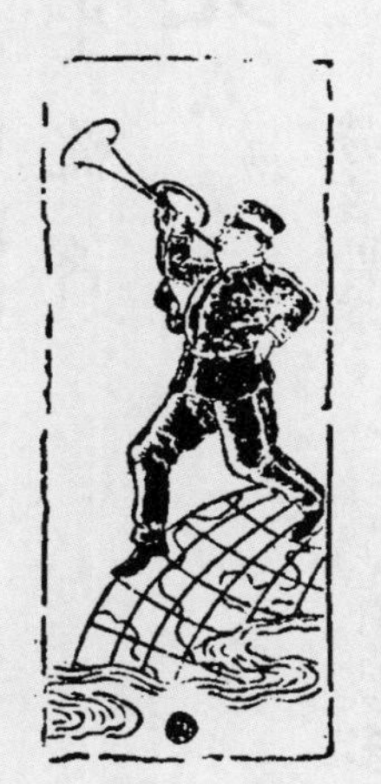

文苑

醫壘叢書總叙

（陳无咎）

昔劉勰著文心雕龍。自重其書。然當時名流。卒讀者鮮。而彥和固自已宣言。鏘然擲地。作金石聲也。論彥和之文。鏤鳳封鵷。斫龍繡虎。玲瓏剔透。誠不愧。雕龍之譽。然文者。藝也。學者。道也。文雖能載道。綜不若學之宏。於傳道。今日中國。正苦學荒。而醫科哲學。蕪爲尤甚。胡適之哲學淹通。震譽全國。然其著中國哲學大綱。獨遺內經。章行嚴名學邏輯。掉鞅壇坫。然彼引墨子。漏雍。顚倒主謂。誤稱名物。此何如現象乎。或可說。醫固非其所習乎。西醫某著內經商榷。竭力攻擊三部九候陰陽五行。然余讀其敍論。開口便錯。始知彼於內經。固未嘗習也。以未曾博習之人。而爲抨扑詆諆之。皂同道中雖有張甘者。然批卻。未能導窾。芒刃。且爲之折。此又何如現象乎。無怪蔡子民張季直之儔。自命深湛國學。羣趨盲從附和。不自知其非已。下走宿歲研醫。蓽路藍縷。鑿山開道。幾無所受。焉非眞無所受也。因所受者。都爲陳跡。而所得者。乃眞精華。中國醫學。發明四千年。馴至下走。始皇統系。而扶軌道。是非。下走之能力也。蓋天。啓其緘。鑰矣。下走所創作之醫書。可分爲三點。一曰見證論治。二曰聞證論治。三曰傳聞證論治。此卽孔子所謂三世之醫也。三世之說。本有二解。其一卽所見所聞所傳聞。是又其一。則神農本草。黃帝內經。素女脈訣。是後醫不知此理。乃懸十世五世六代七代之市招。天下之可哀可恫可笑可憐。執過於是。丹溪學社。剏於明代。丹溪高足戴元禮實主之傳主下走計系二十然下走不敢以世醫罔俗者因醫學自有進化之量且昭代之規慁崇於社身非下走個人所得而私也下走二十學醫越八年而卒業內難四家千金外台初僅爲自身治療而已再一二年始爲鄉里之貧乏者方便然日間處方終宵不安枕也必次辰報可乃始甯貼如是之鍥所愈者計十得五又二年出游於杭始稍稍爲知友處方用元戎已寒已同年傅夫人寒結成冰之疾學少進所愈者計十得六七是年就聘於滬以導龍入海之法已高丈冠邑眞陽不潛之症學復少進馴是發憤忘餐寢饋墳典乃洞難經爲說難之書西學爲匈奴流入始作醫量醫通以明漢醫之涵義與其系統復草醫軌通詮以合中西之學轍而導梯航西詳於中則從西中濃於西則執中蓋唯心之爲量而唯物之謂軌唯心之驗在於切脈唯物之能在於配方切脈者心理配方者化學故大腸有濕則左尺作響咕咕濕行脈中則左關雙絃似水濕入心藏則左關聞鏜鎝聲濕蓄三焦則右尺如風雨之驟至濕入脾絡則右關如荇菜溯洄狀濕流肺葉則左寸作鳥復翼形其他見證都具迹象由斯進憶乃十愈七八難經曰聞而知之之謂聖切而知之之謂巧聞爲心理學之作用切爲物理學之作用且心理學之中寓有物理物理學之中復歸化學如此精進乃見藏府經絡組織之雛形如此精進更洞七方十劑配合之正負夫同數異量爲正而同量異數爲負彼發藥不知對證用藥不明引導欲其中鵠而放矢無殊盲人之捫盤天下之可哀可憫可笑可憐又孰過於是下走因哀憫既習不暇笑憐每診一病必用全副精神以赴之探索病源之所由起洞見底蘊方斷爲某證不根據病人之陳述也復博考中西之治法融會貫通乃決然下藥更不作疑似籠統之病名也譬如傷寒應曰在何藏何腑不作三日五日也譬如溼

溫應曰在焦在絡不作陽明太陰也蓋傷寒雖有傳經不傳經之別然傷寒者實由大腸之虛熱而起大腸之虛熱即西醫腸窒扶斯之謂濕溫者乃溼在三焦不能傳化而下所謂膀胱失司亦可云盲腸有阻肺葉失其呼吸作用不但石膏用不著即麻黃亦須商榷也由斯推究乃幾十全讀古人書能知其會通而不以辭害意考西醫說能正其系統而不以藥誤病因統名所作曰醫壘叢書共若干卷闡皇三世之學所以成一家言而固吾壘更欲後醫深知下走之意而不囿下走之說大無畏大勇敢孟晉無疆力摩下走壘也

介紹部

婦科新藥 **鍵⿰子宮劑** 婦人之病原多起於子宮。此中西醫博所同認也。但病理上之證明雖已無疑義。而藥劑上之治療苦未得良方。本劑名曰鍵⿰子宮。能使子宮强健。因奇經八脈互相鈎距。凡經期不準。行經腹脹。頭暈腰酸。四肢無力。神經衰弱。經水有餘不足。不孕小産。半産難産。及胎前産後種種病證。一服此劑。都能轉弱爲强。轉危爲安。老少可服。先後不禁。並無僻忌。誠醫士治療上之利器。而婦女界之至寶也。

（每瓶二元）

止血神藥 **血歸** 本藥係採取野生植物。用化學方式製成一種單純質藥水。其功效能引血歸脈。彌縫破裂之血管。而堅靭其彈力性。凡吐血嘔血鼻衄肺勞咯血。胃炎冒血。膀胱血尿。婦人倒經血崩。經旺産後流血過多。跌打損傷。牙齦出血等證。無論如何危險。一經服用。皆能奏效如神。眞治血之良劑。爲中西新舊各藥所望塵莫及也。

（每瓶一元五角）

總發行所上海法界麥賽而蒂羅路沿馬路五十八號東方藥物研究社

創製者唐堯欽醫生

保證者陳无咎醫生

雜俎

（陳小無編）

辨物小志

◉檳榔嗜好

大腹皮。本草言其性最猛烈破氣。虛損者忌之。其子檳榔。性益加厲。今人多好食之。亦無恙。檳榔樹高五七八丈。皮似青銅。節如竹。其葉聚于抄。葉下數房。房結數百子。名棗子。檳榔中有實如雞心。與海南子無異。粵人滇人熟後而食。臺灣人則生時卽取食之。云可治瘴氣。消飽脹。以蠣房灰。用柑子蜜染紅。合海沼籐食之。每會席賓客前各置一枚。京師小人和蘇子豆蔻。貯荷包中。竟日口中咀嚼。唇齒搖轉。面目可憎。咸靡數十千。近士大夫亦有嗜者。王阮亭詩云。轎中端坐吃檳榔。貴人亦不免矣。范石湖云。巴蜀人好吃生蒜。臭不可近。頃在嶺南。其人好吃檳榔。合蠣灰扶留籐食之。輙昏已而醒快。三物合和。唾如膿血可厭。今來蜀道。又爲吃蒜者所熏。作詩云。南飡灰蔫蠣。巴蜀菜先葷。幸脫蔞藤醉。還遭胡蒜薰。邱濬贈五羊太守詩云。堦下腥臊堆蜆子。口中膿血吐檳榔。又峒溪雜志載。蔞藤葉可以作醬。卽蒟醬也。

◉非時菜菓

唐人詩云。內園分得溫湯水。二月中旬已進瓜。京城冬月。窖花甚盛。春月獻瓜者絕少。甲戌春三月二日。董東山宗伯有食瓜詩。近來椿芽。摟頭皆二月入市。王瓜茄子入市。不爲稀有

◉物類相別

駝糞烟可殺蚊虫壁虱。槐樹生蟲擂鼓于下則盡落。以蘆束置碍石上築之易碎。蘆席蓋碑經露必有痕。珍珠不宜近鐵器與柏水尸氣。故婦人帶入喪室珠多爆碎。牛骨置池水不涸。爐插線香。灰實不入鬆易側。惟二頭俱燃。滅一頭插之不倒。圍爐炭烈分開易滅。不分易熾。用毛帋一幅置于火頭燒過灰存。則火不發而四布。續博物志云。戎鹽累卵獺膽分杯。

栗子以毛臍于眉上抹過。下火煨而不爆。楊梅核咬碎必是八塊。百數偶一二不同。雞頭生者一斗以防風四兩換水浸之。可以度冬。酒蟹置皂莢半挺則不沙。藏鹽用皂莢置內則不滷。好香油浸鰣魚盛著不壞。橙橘藏綠豆中不壞。酸酒每罈用鉛二斤燒極熱丟入則酸氣去。喂雞鴨以土硫黃研細拌食卽肥。雞下卵時。食內夾麻子喂之。則常卵不抱。染坊琳退灰晒乾藏黃瓜茄子。冬日可用。

（未完）

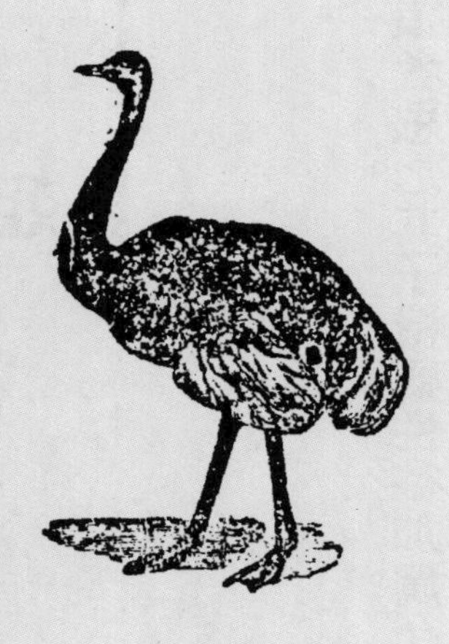

△△神州醫藥總會出版部三大徵求章程

(甲)徵求撰述員

第一條　凡海內外碩學通醫。無論會員非會員。願以最新之著作。郵餉月刊者。一經編輯部審定。即函聘爲撰述員。

二條　撰述員之權利義務

(甲)撰述員。有約他人撰述之義務。

(乙)撰述員。每期最少須撰長篇一篇。或短篇二篇以上之義務。

(丙)撰述員。對於本部出版物。有校勘糾正錯誤之義務。

(丁)撰述員。得因其撰述之成績。有享閱月刊及其他出版物之權利。

(戊)撰述員。得因其撰述之價值。由本部轉請學術評定委員會。或總會職員會。給與各種奬狀。各級紀念章之權利。

(乙)徵求維持員

第三條　凡以經濟補助本部。得臻發達者。皆爲維持員。

第四條　會員每月捐助一元。一年捐助十元以上。非會員一次捐助五元以上者。即取得維持員之資格。

第五條　維持員之權利義務

(甲)維持員。有約他人入維持部之義務。

(乙)維持員。有推銷本部出版物之義務。

(丙)維持員。得以其捐資之多寡。享閱月刊及其他出版物之權利。

(丁)維持員。得依其捐助及介紹之勞績。由本部轉請總會職員會。給予各種榮譽徽志。及舉爲名譽職員之權利。

端六條 維持員之種類及獎勸

(甲)一次五元者一年 十元者二年 十五元者三年 二十元者四年 五十元至百元者十年 百元至五百元者永久

(乙)五百元以上者。由本部轉請會長陳請政府獎勵。

(丙)徵求著作成書

第七條 凡海內外著作家。收藏家。願以自己創作。或先賢遺著醫事書藉。郵餉本部者。一經編輯部審定。卽依下列之辦法。

(甲)在月刊中次第登載。

(乙)刋行單行本。

(丙)登報褒揚。

(丁)其他。照撰述員(丁)(戊)兩項及維持員(乙)項辦理。

第八條 本章程有未盡事宜。得修正之。

其令堂在十五年前曾經由是丸得獲治愈

因而西醫俞祖光君屢用韋廉士大醫生紅色補丸療治其病家之疾病每見奇效

俞祖光西醫係天津海軍醫院北洋醫學堂畢業曾充上海工部局衛生處醫官數年現任上海高昌廟海軍醫院院長且居住閘北寶通路禮拜堂後懸牌行醫爲近年來滬上著名之西醫也其來書如左云

自英國韋廉士大醫生紅色補丸行銷中華以來每年救治我國男女同胞不下數萬人之衆鄙人因憶及家母（卽牧師俞宗周先生之夫人）在十五年前曾患極重之貧血症頭痛頭暈甚爲劇烈百藥罔效羣醫束手經韋廉士大醫生紅色補丸治愈於是牢記胸中畢業後雖屢用新法注射以治疾病然而往往臨症開方以紅色補丸療治血薄氣衰腦筋衰殘所致各症莫不得心應手凡男子血薄腦疲陽萎夢遺婦女經水愆期赤白帶下產後血虧熱病之後血枯神疲或少年斲傷胃不消化瘋濕骨痛　脚痛心跳　山嵐瘴氣以及戒煙之後用以清血補腦均皆靈效非常因是丸有補血之奇功能使血液清潔充足故而對乳母亦甚有益能令乳汁濃厚增多有力也且是丸藥性平淡純潔絕無成癮之雜質攙合其中無分年之老幼體之強弱均皆合宜以上諸恙均驗屢試屢百無一失可稱獨一無二調補氣血之聖藥誠不愧天下馳名也用特介紹

俞祖光醫生玉照

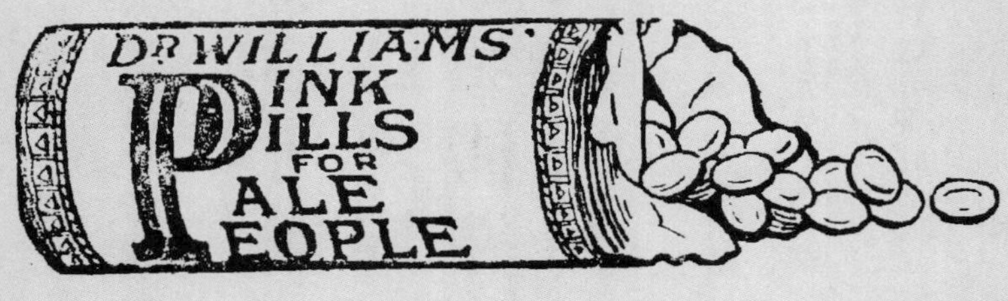

病家勿以余言爲河漢也可　韋廉士大醫生紅色補丸凡經售西藥者均有出售或直向上海江西路六十號韋廉士醫生藥局函購每一瓶大洋一元五角每六瓶大洋八元郵力在內

體壯力強如何可得小書奉送　敝局印有精美衛生小書如欲索取卽須寄一明信片至以上所列地址原班郵奉一本可也

中華郵政特准掛號認爲新聞紙類

神州醫藥學報

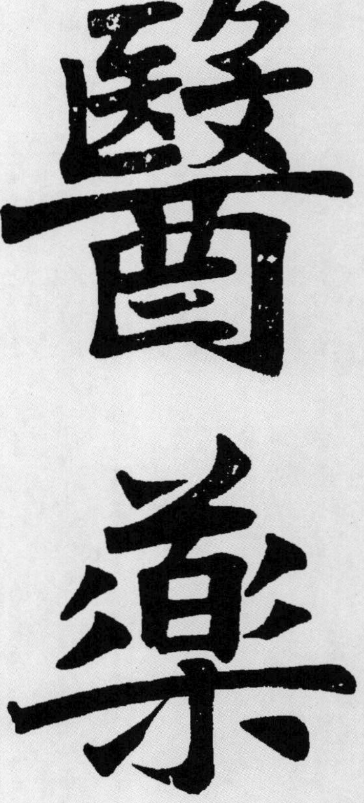

第二卷第六冊

少坡朱[illegible]

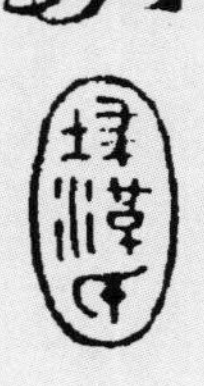

□神州醫藥學報第二卷第六期目錄

評壇

論壇

學說

紀事

雜俎

文苑

評壇

責任（一）

陳无咎

孫中山先生之病。西醫皆以爲肝癌。及先生逝世。爲保存遺體起見。將其臟腑取出。乃發見胆沙。肝癌與胆沙。雖有連帶關係。然在京津先後診察之七位名醫。終覺見證未闢。祇知向肝治療。放却胆一部分德國總統愛培爾之病。由彼邦第一名醫皮歐診察。謂係盲腸炎。將盲腸割却一段。及其死也。發見肝部細碎。知肝臟早爛。是皮歐亦只就盲腸治療。放却肝一部分。

同一肝病也。一病根在胆。而忘其本。一病根在肝。而治其標。是皆治療上有疑義矣。然中山之病。原非絕證。愛培爾之證。實難起死。故德之皮歐。不失爲名醫。而治中山之七位名醫。斷爲肝癌。未免虛僞。故余謂中山之死。死得不明白。此層責任。由中山自負。抑由診治中山者負之。余亦不明白也。

責任（二）

陳无咎

余演承（禹疇）之死。人皆謂庸醫朱少甫所誤。縱觀朱少甫之方。忽攻忽下。忽散忽寒。脈案既信口胡柴。方劑復隨手雜湊。坐以庸醫殺人之罪。亦屬應得。然朱少甫何以開如是四方。余禹疇何以一而再再而四日服而不疑。又一。不明白之事也。

據余弟翼文友漁所述。謂禹疇服朱方一二劑後。病覺輕鬆。至三劑後。病乃加重。是頭二劑之方。在吾黨視之毫無理法。而在禹疇當日固自以為對證下藥也。此禹疇所以三服而不疑乎。

但服至三劑。病既加重。理宜易醫。禹疇雖不知方案。然固識字。豈服麻黃二錢半。病狀增加。重用麻黃三錢半。病可速愈耶。是余禹疇之死。朱少甫固宜負責。而余禹疇自己亦宜負幾分責任也。

或曰余禹疇實患夾陰傷寒。因羞於告人。復貪圖近便。遂就朱少甫診治。果爾則余禹疇之為人。殆諱疾忌醫矣。

責任（三）

張眞吾

內務部在上海設違禁藥品管理局。於藥品之上。而加違禁二字。則該局所管理者。在於違禁之藥品。其非違禁之藥品。固不在管理之範圍。彰彰明甚。

顧名思義。若係違禁藥品。則管理局應有干涉之權。若非違禁藥品。則管理局當無處理之責。又彰彰明甚。

夫違禁藥品。不外瑪琲海羅因等物。此物之應用者。在西醫西藥。固不可闕。其中國藥店之丸散膏丹。固用不到此種藥品也。

況中國藥店之丸散膏丹。純係古方。早具公開性質。兼無專賣之權。如遵宋時和劑局方辦法。則官廳應負保護提倡之責任。更無藉口取締之理由。所謂化驗也。註册也。皆乏充分之憑據。然經醫藥團體函電迭爭。而管理局之進行。曾不因之停止。必待江蘇省長公署中令。方始將各地稽查撤回。豈該局向不明瞭自身之範圍哉。抑中國官廳好於職權之外。行使職權之習慣。有以釀成之也。記者曰。是為不負責任。

責任（四）

彭天演

現在的西醫眞是時迷到極點了。

你看我國一般大政治家大軍閥家每有貴恙。總要請到西醫。方才安心咧。

哼。你明明被西醫看誤了。人家還說本來是險症。你明明被西醫賜死了。人家倒說壽數已盡不可挽回的。

照這樣看來。西醫的魔力。眞是萬能呀。一般神氣活現的大人物。既然迷信了他。那末。自然死而無怨。死也甘心了。

咳。自家尋死。當然該死。我還有什麼說話可說呢。

但是西禍蔓延。影響我們同胞性命。孫中山哇。胡景翼哇。車顯承哇。何等可怕哇。

我神聖工巧的中醫。應該怎樣抵制他呢。應該怎樣使同胞性命不寃寃枉枉個個斷送呢。

還是我們醫藥界團結起來。組織一個糾正西醫大同盟。大規模的抗議呢。還是我們醫藥界招集大多數名家。組織一個常期輪流演講會。盡量宣傳我國國粹呢。

一個是積極的辦法。一個是消極的辦法。諸同志呀。你們要保存國脈嗎。這是你。我的。責任。

論壇

孫中山病證之研究

陳无咎

孫中山先生之逝世。據協和醫院西醫所發表者。謂係肝癌。於是中外人士僉和之曰肝癌肝癌。嗣將遺體解剖。取出藏府。則發見胆沙。夫肝之與胆。原有連帶之關係。而肝癌與胆沙。則病證大異。治療不同。當先生臥病京師。余適北上。汪精衛于右任兩先生。曾請余研究病證。以爲萬一之預備。余於西醫肝癌之說。疑爲僞造。歷向汪于及孫君哲生進言。决中山先生之病。由於胆汁之變化。幷舉拙著醫軌胆枯一篇爲證。然先生之病。已經七名醫斷定。故余雖嘵嘵。一傅衆咻。曲高和寡。惟西醫陳撲成頗韙余說。然陳君爲局外人。其所站之地位。較之於余。更爲疎遠。惟有相與咨嗟嘆息而已。余當時草有(論孫中山先生病證)一篇。獻諸侍疾諸君及先生。移住鉄獅子行館。余亦匆促南下。隨無留稿。向北京友人歷索。均悍不還。事後追維。懊喪萬狀。屢欲棄置。心殊不忍。乃重行默草。藉志余過。轉告國人。勿再稱中山之病。死於肝癌。勿再稱肝癌之病。羌無治理。勿再稱西醫之實驗精於中醫之推驗。庶幾肝癌自爲肝癌。胆沙自爲胆沙。則幸甚矣。其文如下。

孫中山先生之病狀。爲一般人士所關心。余此次北上。專爲請願而來。未帶書藉。苦於研究無從。且先生久住醫院。余雖欲詳細診察。又難得恰好機會。茲姑就西醫所發表者。容爲論定。殆可分爲三個時期。(一一）肝臟炎。（二）肝潰瘍。（三）肝癌。在西醫診斷或無大誤。而於學理殊未精湛。是推測。遂發見治療上有疑義。頃爲便利起見。試分段說明如左。

（一）肝臟炎。　肝臟炎者。肝扇張舉也。肝何以稱扇。因肝無呼吸作用。不得如肺之稱爲葉也。今醫名曰肝葉根本已差。至肝扇何以張舉。則胆汁冲出故也。蓋胆附於肝。胆滿則肝急。胆爲消化元素。胆汁冲出則消化不靈。溯其病源。則因先生夙患胃蠕之症。凡患胃蠕者。胃壁之吸收必弱。胃壁吸收既弱。則飲食之水分不能調和於五臟。洒陳於六府。而多聚於脾及脾之大絡（膵）脾膵兩藏與肝迴管相接。近由肝迴管輸入膽囊。則膽汁日見稀薄。而肝扇由是怒張。此西醫肝臟炎之說所由起也。

（二）肝潰瘍　肝潰瘍者。肝癰之別名。但患肝癰者。必吐綠痰。今先生無痰。則所謂潰瘍者。顯係見證不確。故余斷定先生肝臟之膿。乃屬膽之壞汁。因膽汁一物。原由血輪津液明汁數種混合而成。此數種混合物儲入膽囊。方成膽汁。膽汁冲出後。不能再入膽囊。久之必壞。遂成膿狀。此固不特膽汁爲然也。西醫不知膽汁之變化。又無還膽之藥。此肝臟炎不愈。所以變爲肝潰瘍也。

（三）肝癌　肝癌者。乃肝臟層遞起粟之謂。實由血枯而成。如乳癌子宮癌。其病皆起於血分。但肝癌觸之甚痛。今先生肝臟作硬。敲之如朽木。是西醫斷定爲肝癌。余斯之未能信。姑以肝癌而論。亦宜活血以柔肝。清毒以滌癌。且先生之癌。西醫稱爲滿腹。其在肝抑在膽。余更未能測知。惟肝癌一證。斷無解剖之理。乳癌亦然。且西醫謂肝癌無治法。是所謂肝癌者。明係僞造。假非僞造。何以由肝臟炎一變爲肝潰瘍再變爲肝癌。只知治肝。而不知治膽也。

本篇係屬默草而非原文。但與原文大同小異。蓋余始終認先生之病在膽不在肝。即使在肝。亦須治膽。所以然者因先生平日夙患胃蟠之證。而知之也。况胆雖附於肝。實爲肝臟之螺旋。胆枯則肝亦枯。胆活則肝亦活。西醫知實驗而乏推驗。恃解剖而解剖有時而窮。矜手術而手術有時而誤。悍以吾人之生命爲其試驗之歷程。故余嘗謂以生命爲兒戲者固不僅膚淺之中醫爲然也。兹將拙著醫軌胆枯附錄於左。使讀余說者有所參考焉。

論胆枯

胆枯一症。西醫謂之胆石。日醫謂之胆囊炎。中醫謂之胆實熱。又有胆蒸胆痺胆黃胆脹之名。皆與此症近是。大概西醫病名含義太淺。中醫病名取義太泛。知症。缺藥。故淺見症。不明。乃泛胃失也。然與其淺而不當。毋寧泛而兼人。胆枯之名。乃余折中東西。下一定義。自謂。運淺於深。泛應曲。當亦創。作也。胆枯之症何自而作。則因飢飽無時。飲食失檢。肝脾。失其平。亭。腸胃滯。其輸。運津液日。涸。胆汁日。漓。夫胆附于肝。胆漓。則肝急。故其病。爲失眠。膽爲消化元素。膽枯。胃呆。腸閉。其見。徵爲。腹痛。便難。面黃肌瘦。西醫於膽枯一症。針之。不可達之。不至。甚爲棘手。中醫則膚淺多。未曾研究及此。宜一任其呼號慘痛。莫之或救也。余平日參考中西醫理。因取先醫溫膽湯當歸龍薈丸諸方。神明而變化之。成還膽湯。粵嫗陳姥患此症六個月。中西醫生治徧。都無寸效。二便常五六日不通。苦不堪言。由其兒子扶來余寓診治。余聞聲望色切脈問苦。一劑而通之。大便二次。小便二次矣。還膽湯方劑如下。

鹽陳皮一錢五分

柏子仁三錢　炙沒藥二錢　青吉更七分　姜半夏一錢五分
帶皮苓六錢　澤佩蘭一錢五分　炒柴胡七分　火麻仁二錢
廣木通一錢　南木香一錢　炒當歸五錢　白茯神四錢
姜黃連三分　金石斛四錢　茜草根五分　龍膽草五分

按膽石卽膽沙。余於先生之病。决爲膽石者。蓋余於是症早有研究也。西醫卽知此證固無治法。不足爲訓。至於曾診視先生之中醫。如陸仲安用黃耆地黃以輭肝。名爲涵養眞水。實則搔癢隔靴。次則唐堯欽周樹芬兩醫生用當歸一兩。臼芍五錢。頗爲近理。然不用陳皮姜夏黃連龍膽爲引而用砂仁。仍是治肝而不治胆。所謂累黍之差。遂爾功虧一簣。是殆爲肝癌二字所炫惑。未進一步思量胆沙也。

急緩驚風辨

許伯元

小兒驚風之症有二。一曰急驚。一曰緩驚。急驚者由於積熱之深。肝脾鬱火暴發。其來也驟。有發熱而作驚者。有驚後而發熱者。其脉必洪數滑數。面赤唇紅。氣粗聲壯。手足搐搦有力。驚後精神如常。治以苦寒而愈。若夫緩驚則異。是或因大病之後。或服寒涼過度。或大吐大瀉。以致中氣虛寒。其病象則面青唇白。目眼歪斜。手足搐搦無力。口撮頻頻。頭面出汗。察其脉則虛無微細。觀其形則奄奄一息。至危至急之候。治宜溫補。此一虛一實。一寒一熱。脉式之不同如此。形症之各別又如彼。若誤治之。其危立至。而藥肆中往往有兼治急緩驚風之丸散。不知用何神丹。是眞可笑。是眞昧良。究之急緩驚風。別爲二症。虛實不同。

判若天淵。臨症者其亦知所辨別耶。

蟲積食積論

許伯元

蟲積食積之病。小兒常多有之。蓋小兒腸胃脆薄。艱於消化。況小兒又喜食生冷甜料水菓等物。爲父母者不解衛生之道。又復啖之以魚肉。餌之以肥膩。於是腸胃滯塞。久而成積。積久成蟲。蟲積食積之病。雖有分別。究之二積之原在於亂飲不化。而蟲之生則由於積之腐。二症雖異。其實相因。而症候之不同。亦各有可見。蓋蟲積無定位。蟲之去留。或左或右。或上或下。以蟲之聚散爲聚散。肚中常痛。按之如磊。口吐清水。唇口上下。必呈靑色。脈必紘緩。而食積則有定位。積在胃者。則現於上。積在腸者。則現於下。或左或右。不能移動。按之堅硬。亦時常作痛。脈必沉結。大便則呈酸臭。此蟲積食積之大略情形也。二症之辨別如此。不知有當於正論否也。

許會員上論二篇。着墨不多。而辨證頗晰。蟲積食積之症。尋常醫生類能辨之。即使藥誤。尙無大碍。至於急慢驚風一劑下咽。生死繫之。西醫視慢驚爲不治之症。而於脾慢爲尤甚。名曰腦膜炎。余嘗研究治療之法。苦無十全方劑。眞危症也。(无咎)

不孕論

胡潤墀

求孕人有同情。有孕亦是易事。然易者自易。難者自難。男女之際。調攝兩得其方。則難者亦易。蓋男以保精爲主。保精貴寡欲。女以調經爲主。調經貴養性。寡欲則精氣足。雖不中不遠矣。設或先天不足。尺脈無力。以藥培之。精薄不凝。則益其氣。而男可償求孕之願矣。惟女子調經。洵不易易。書云。婦人和平。則樂有子。和則氣血充。平則陰陽調。和平之氣。三旬一見。書言誠不誣也。嘗見幽閑貞靜之女。守順從主義。無怒容。無疾言。卽或事稍拂意。亦以達觀態度處之。且於飲食之間。抱衛生宗旨。斯氣血充旺。經脉自調。風和雨順。萬物化生。人道亦天道也。非然者。肝旺乘脾。久必食少面白。氣血兩虛。更或經期不愼。釀成血寒血熱氣滯等症。甚至淋漓帶下。稀數頻來。內熱血枯。逾期不至。如是雖有保精之男子。亦安能望其有孕耶。讀陳修園女科要旨種子論一篇。一曰擇地。二曰養種。三曰乘時。四曰投虛。其言誠是也。曰擇地則女子之經宜調。曰養種則男子之精宜保。古今醫博。所見略同。至乘時投虛。有醫學常識及清心寡欲者。或可達其目的。若色欲亢進之輩。庸愚昏鈍之夫。人既難言。彼亦不信。必乘時投虛。似可不必固執。祇能養種擇地。未嘗不可倖獲。夫腴地不發瘠種。大粒不長磽地。男子寡欲。女子養性。此求孕之要著。而要著中之最。尤在養性。女子能養性。心氣和平。營衛調暢。經不愆期。胡爲而不孕。至若暗經之女。身體豐腴。無災無害。未聞有受孕者也。間有暗經而中年不孕。鬱生乳巖。潰爛而死。余之胞姑暨胞姊皆是。余略諳醫術。未明其理。願高明進而教之。

陳无咎曰。婦人不孕之原因。甚多。而子宮之爲濕阻。尤其大端。余於婦科難題不孕一篇。曾詳述無遺。故男子之寡欲。婦人之調經。雖足爲受孕之階梯。然苟不注意子宮之有無濕在。未免偏於理想。而違醫從實驗之旨。陳修園擇地養種乘時投虛之論。其義雖可引伸。然安得每人而說之。姑不如節制生育之說。反博得一般學人之同情也。至婦人暗經。鬱生乳岩。初起氣實。宜服淸肝解鬱湯。氣虛宜服香貝養榮湯。若鬱結傷脾。食少不寐者。宜服歸脾湯。外俱用木香餅熨法消之。若至潰爛。必兼補氣血。方能收口。參考古人學說。尚非不治之證也。

腎水泛上爲痰論

陸若愚

龐氏云。天下無逆流之水。人身有倒上之痰。痰之爲物。由津液所化而成。醫林繩墨謂。行則爲液。聚則爲痰。流則爲津。止則爲涎。此一定之理也。但痰生于脾。貯于肺。何由腎來。李惺庵云。痰之源出于腎。緣腎中眞陽一衰。眞陰不能制火。又不能收攝邪水。濁氣上泛。而爲痰也。痰有辨味辨色之殊。大抵黑色之痰。爲腎虛水泛。其症欬不能仰。痰不爽豁。少氣短息。腰膝痠軟。聚于腎而上泛者。名曰虛痰。李氏又云。腎中眞陽之火。譬諸燈燭之光。得水則爆。添火則竭。惟以膏油加之。光明不絕。所以用腎氣丸之補。俾得陰陽之來復。腎痰自化。卽此義歟。

桂枝加附子白虎加人參湯治論

張贊臣

凡欲知病之難易者。須先知病之淺深。欲知病之淺深者。須先知病之部位。蓋人身有表裏虛實之別。表者對裏而言。虛者對實而解也。三陽爲表。三陰爲裏。而太陽爲表之表。陽明爲表之裏。少陽爲半表半裏。邪之傷人。先傷於表。以漸而入於裏。枯自太陽以及陽明少陽。乃入陰經。由太陰少陰以及厥陰。六經乃盡也。治病者。當審其在表在裏。或審先在何經。後轉入他經而施治也。仲景傷寒論曰。太陽病發汗。遂漏不止。其人惡風。小便難。四肢微急。難以屈伸者。桂枝加附子湯主之。又曰。服桂枝湯。大汗出後。大煩渴不解。脉洪大者白虎加人參湯主之蓋太陽病發汗，遂漏不止而惡風者。爲陽氣不足。因發汗陽氣益虛而腠理大開表陽不固也。汗出則津傷於內膀胱津少經曰。膀胱者州都之官津液藏焉。氣化則出。小便難者汗出亡津液則水道姑竭。陽氣虛弱不能施化耳。且小便者。膀胱所司也膀胱本太陽經之腑也。四肢者諸陽之本也四肢微急難以屈伸者因亡陽而傷液也。氣液兩傷復加外風襲入經隧故屈伸不利也。主以桂枝加附子湯以溫其經而扶其陽使表陽固則漏汗自止惡風自罷小便自利四肢自柔矣。夫太陽之氣由肌腠而通於陽明。服桂枝湯大汗出後。陽明之津液傷耗胃絡上通於心故大煩陽明之上燥氣主之故大渴不解脉洪大者。熱氣亢盛也主以白虎加人參湯清熱生津。熱清津生則煩渴自除。脉自平矣。然桂枝爲太陽中風調和榮衛之方服之太過。致漏汗不止眞陽衰者勢必亡陽。故加附子之辛熱以扶脾腎之眞陽而表陽自固。白虎爲西方金神秋金得令而炎熱自除故白虎爲清陽明炎熱之劑。取此義也加人參者以大汗之後。必救其液以滋其燥也。仲聖立桂枝加附子白虎加人參二湯。一以救陽虛而寒之漏汗。一以救陰虛而熱之大汗。細繹其義始知立法之精爲不可及已。

購閱醫報可增常識論

袁綠野

昔孔子謂醫不三世不服其藥。蓋言病者求醫須求良醫毋被庸醫所殺也。良以醫藥療病生死反掌關繫甚鉅三世者何神農本經。黃帝內經。素女脉訣也。病人擇醫須明通三世之書者方可服其藥否則雖醫殺之不啻自殺也。故爲醫生者無論矣。其不爲醫生者亦宜讀三世之書也。非然者。醫之良否從何鑑別。藥之可服不可服。又從何而知。既不可別。又不可知。如是者惟有以盲從盲而已。又曷怪乎醫之庸藥之僞。草菅人命耶。嗚呼。至聖之言。如此綦切。惜常人忽焉不察。徒以寶貴之金錢。寶貴之生命。一併送諸庸醫之手。而不一覺。誠可笑可憐可哀可痛之事也。竊謂懸崖勒馬。猶可挽回。方今醫藥潮流。奔騰澎湃。全國醫藥同志。一呼百應。雖不一致奮爭。固結團體。所以有醫事機關之設置。醫報之發行。蓬然勃然。幾有不可遏止之勢。雖地隔千里。可以神交。各獻所長。互換厥志。獲益良非淺鮮。較彼家承師授。守一隅之見者。判若天淵矣。我神州醫藥總會。發起在先。爲全國醫藥之中樞。海內通碩。咸薈萃於是。際茲學術競爭時代。中西醫學。平流並進。既不能強人而從我。又不能捨已以從人。惟有取彼之所長。以補我之所短。二者執中。所以本刊取材。將中西鎔治于一爐。俾我國醫藥。成爲世界最有價值有統系之科學。近時購閱者。均有先覩爲快之概。而證之將來。登峯造極。醫藥前途。固可抱樂觀也。余嘗曰。本刊之著述。可爲治病之南針。豈僅破疑解惑而已。凡吾醫藥同志。固宜爭先購閱。即非醫藥同志。亦應如是。何則。未登泰岱者。不知其高。未臨滄海者。不知其深。苟能常閱斯報。於醫藥衛生。必增幾許常識。遇有疾病。必能知其緩急。必能測其重輕。必能別醫之良否。必能知其藥之可服不可服。必無以盲從盲之苦。噫。節省無益之小費。移之購閱本報。一舉而數善備。又胡樂而不爲。

驥製半夏麯

驥製半夏創始於二十年前不但全中國人稱爲消痰止咳神藥即西人亦皆信服各省醫院采取以治病者認爲極有價值之品其對丁傷風咳嗽及痰飲等症他藥所不能治者速服半夏一錢立見咳止較未服時大爲鬆動無論新久咳嗽藥性一到病即除然二十年來得獨享盛名並獲各省勸業會發獎者皆因效驗迅速彌實有保險人藥故品內有辨頭

假冒注意 券方是的真

大盒二元四角
中盒一元二角
小盒半元

哮喘氣急丹

本廬發行哮喘丹已歷二十餘年無論陰虛陽虛氣虛血虛痰哮風哮鹹哮冷哮等症只須一息尚存送服三錢立刻喘平氣順痰化咳止雖名醫束手百藥無靈之老症亦可應手奏功且扶元補氣降火滋陰益命門之真火療氣血之虛寒與市上所售各種大不相同二十年來所得勸業會及各省展覽會獎憑以及服愈謝函均可保證患者諸君如有疑惑不妨一試可以決然脫去病根回復健康也

大盒二元
小盒一元

廣嗣金丹

尼父論孝嗣續爲先文王施仁老獨堪憫世界人士莫不以多子爲樂觀之嗣爲缺憾古今一轍心理皆同原夫乏嗣之由非先天不足即後天失調或少年縱欲過度戕賊太甚致成陽萎精衰等症不敢診治彌增憾事本廬驥製廣嗣金丹爲延嗣之無上妙藥凡五勞七傷諸虛百損以及老年精衰少年陽萎等症服之必能一索得男

雙料五元
單料二元
試服一元

著名良藥

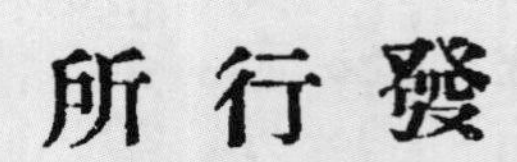

發行所
上海
英租界盆湯弄甯波路轉角
驥香廬大藥房

分設
長沙糧道街
福州總督署口
北京觀音寺街青雲閣樓下
天津北馬路獅子胡同忠成棧內
南京下關大馬路
杭州上保佑坊
奉天省長公署東首
安慶四牌樓西街
無錫北門
江陰巷內

乳岩證治之索引

陳无咎

乳巖。西名乳癌。巖者岩石也。其症生婦人乳房。層遞起栗。當潰爛時。與乳癰相似。未潰爛前。與乳癰不同。蓋乳癰。是急性的。是陽性的。乳岩是慢性的。是陰性的。故乳癰爲尋常病症。而乳岩爲危險病症。患乳癰者。用石甘露藤一兩。燉童子雞作湯服之。一服而愈。至於乳岩。其治法不能如是之簡單。西醫之經驗宏富。學理明通者。視此症爲畏途。羣決爲不治之症。其鹵莽滅裂。知識譾陋者。屢爾奏刀。因而致死者比比。故乳岩一症。爲萬不可剖割。若行解剖。勢必立斃。無一倖免。是眞婦人病外科系。第一重要之問題也。

乳岩之症。何自而得。先醫謂由於肝脾兩傷。氣鬱凝結而成。其見證爲乳中結核。初起如棗栗。漸如碁子。不紅不熱。有時隱痛。有時不隱痛。年深日久。則潮熱惡寒。漸覺刺痛。繼而大痛。且痛徹心肺。牽引胸腋腫如覆碗。形似堆盤。按之堅硬。高凸不平。始猶白色。如死肌。嗣後乳肉透明。澄瑩光亮。內含血絲。先腐後潰膿血時流。糜爛翻花。或深如巖壑。或突似蓮蓬。一形裂裂。五臟俱衰。斯爲敗症。百無一救。是以乳岩一症惟有內消一法。此西醫之手術。不如中醫之湯劑也。茲將先醫治乳岩之方劑。擇要引徵。以資參考。

(一)乳岩初起。乳中結核。纍纍如棗栗者。宜服神効括蔞散。

神効括蔞散(周文采外科集驗方)

全括蔞一個搗爛當歸頭生甘艸各五錢炙沒藥炙乳香各二錢五分貝母二錢

用無灰酒三碗。漫火熬取清汁一碗。作三次量飯後服之。

如毒氣已成能化膿爲黃水。如毒未成卽內消。從小便而出。甚者再服。以退爲度。是方在太平惠民和劑局名曰立効散。

(二)乳岩初起。乳房結核。是爲肝脾氣鬱。宜服清肝解鬱湯。

清肝解鬱湯(王肯堂證治準繩方)

當歸生地黃酒白芍各一錢川芎八分去心貝母茯神靑皮遠志吉更蘇葉陳皮姜半夏各六分生梔子

木通生甘艸各四分香附一錢

(三)乳岩已成。不可過用剋伐峻劑。致損胃氣。宜香貝養榮湯。

香貝養榮湯(御纂醫宗金鑑方)

炒香附去心貝母各一錢土炒白朮二錢人參茯苓陳皮地黃川芎當歸酒白芍各一錢吉更甘艸各五分加生姜大棗爲引。

(四)乳岩結核。心煩不寐者。宜歸脾湯。

(五)乳岩已成。潮熱惡寒者。宜逍遙散。

歸脾湯逍遙散。爲吾人習用之方劑。茲不贅列。

綜上五方而論。以神效括蔞散爲最佳。清肝解鬱湯次之。惟淸肝解鬱湯。原方分兩太輕。依余意見。當歸地黃白芍茯神須用四錢。貝母二錢。陳皮半夏一錢。他藥如原。不過古人制方。本係示一公式。加減之量。因病而施不能固執。其在南方固當加重。而在北方不妨減輕。所謂天氣有南北之殊。人類有賦稟之異。若舉一隅不以三隅反。治尋常病症且不可。況最危險最棘手之乳巖乎。

余讀馬培之徵君醫案。其論乳岩一則云。

乳頭屬肝。乳房屬胃。胃與脾相連。乳岩一症。乃思慮抑鬱。肝脾兩傷。積想在心。所願不遂。經絡枯澀。痰氣鬱結而成。兩乳房結核有年。則攣痛牽連筋絡。肝陰亦損。氣化爲火。陽明鬱痰不解。慮其長大成爲岩症。速宜撇去情感。開懷解鬱。乃冀消化。擬方依裁云云。方用

西洋參　製香附　炙青皮　川貝母　全瓜蔞

赤白芍　毛　茹　陳　皮　夏枯草　清半夏

當　歸　佩蘭葉　紅棗頭

又一則云。乳岩破潰。乳房堅腫掣痛。定有翻花出血之虞。難治之症。姑擬養陰清肝。

中生地　當　歸　白　芍　生甘艸　丹　皮

羚羊片　瓜　蔞　大貝母　連　翹　蒲公英

又一則云。肝氣夾痰。左乳房結核三月。幸未作痛。可冀消散。宜清肝散結。

當　歸　柴　胡　連　翹　赤　芍　香　附

殭　蠶　大　貝　夏枯艸　瓜　蔞　蒲公英

橘葉

閱其醫案與方劑議論的當。經驗頗閎。非一般時下名醫所能比擬。蓋徵君於外科特具卓識。較之內科。尤爲精闢。且其立案處方。不拘拘於古人成說。而又不失古人繩墨。誠爲難能可貴。余於去歲北上。見一友人之妻因患是症。送入醫院。被西醫一割。不能收口。遂致暴斃。又有一友人之妻。乳房結核纍纍如碁子。不紅不熱。亦不甚痛癢。余制摩岩散一方與之。嗣得來書。謂結核漸消。特未消盡。余囑其久服必能收功。摩岩散如左。

天花粉六錢生白芍五錢川鬱金木通各一錢當歸頭炙乳香炙沒藥去心浙貝各二錢石甘露滕四錢

酒和水煎服。

余之製是方。純以意造。不謂與神效括蔞散暗合。亦一奇也。

又余於去秋見上海仁記路一婦人因患乳岩。久而不愈。登報求醫。余遺書應之。然彼對余治法。不甚信從。約定次日來診。卒未見臨。其後是否由他醫治愈。抑依然纏綿哀痛。余不得而知矣。

尙同道中對於此症。夙有經驗。將平日治療所得。足以進余之一解者。擇要示知。是則余所切盼者也。

傷寒陽明證與溫熱陽明證治法異同說

張贊臣

夫傷寒者。萬病之綱也。能治傷寒者。卽能治萬病也。難經曰。傷寒有五。有中風。有傷寒。有濕溫。有熱病。有溫病。蓋傷寒者。傷太陽寒水之經。外感病之總名也。五種傷寒中之分證也。仲聖撰用素問九卷。八十一難。而著傷寒論。舉五種傷寒之治法。一切包羅于內。治傷寒者。既當求諸傷寒論。中治中風。濕溫。熱病。溫病者方亦不出傷寒論外自後人漫以為仲景只論傷寒溫熱為仲景論中所未言於是聚訟診紜莫衷一是吳鞠通不知傷寒論自有治溫熱之方而以桂枝湯治溫韓祇和治溫覺桂枝難用而謂曩今有不同龐安常朱肱僉謂夏月用桂枝發表須加寒藥一若傷寒論中祇有麻桂姜附之溫法別無膏黃芩連之清法者於是病家之受禍為不少矣素問熱論篇曰諸熱病者皆傷寒之類是也人之傷於寒也則為病熱又曰人傷於寒而傳為熱何也寒甚則生熱也又曰凡病傷寒而成溫者先夏至日者為病溫後夏至日者為病暑蓋中而卽頭痛項強而不可支持者名曰傷寒中而微覺形寒鼻塞不甚困苦至發熱而始覺為病者名曰溫熱張子培吳鞠通派也其著春溫三字訣則曰初覺形寒於桑菊飲中加麻絨一二錢視本方為效可見溫熱之證未有不起於太陽者則傷寒與溫熱其受病之因既同雖當其初起一宜辛溫一宜辛涼治法迥異而一入陽明治法卽同仲聖本素問而著傷寒凡治風寒溫熱之方無不盡備論中如葛根芩蓮白虎承氣及一切清法諸方既可用於傷寒傳入陽明之候又豈不宜于溫熱易傳陽明之候試將仲聖之言以證之如太陽病或已發熱或未發熱必惡寒體痛嘔逆脉陰陽俱緊者名曰傷寒此卽為傷寒之本證蓋陽明病自太陽初傳而入則有身汗自出以明之又總揭陽明居中萬物所歸無所復傳之理以明陽明病之所關滋大而其所以傳入陽明之由則不外病在太陽失于治表解肌發汗而已故先哲有訓傷寒汗不嫌早溫證汗不嫌遲若誤下誤利小便亡其津液更易致胃乾內實大便漸難而陽明症成矣然將成未成之間其因風傷太陽衛而傳陽明者則陽脉微而汗出多之故也其因寒傷太陽營而傳陽明者陽脈實因發汗出太過之故也又有本太陽表病而解肌發汗不如法汗出太

少。而邪不徹。為太過。為不及。俱轉屬陽明之所以然也。但將成未成。仍帶太陽居多。故仲聖于陽明病中。特分太陽陽明正陽陽明少陽陽明之三大端也。太陽陽明云。風因者表未解。仍以解肌為發汗。桂枝湯為宜。寒因者無汗而喘。仍以發汗為發汗。麻黃湯為宜。一定不易之法也。雖已傳陽明。而未全罷太陽。仍分用為當也。未全罷太陽矣。何以辨其風寒各別。則能食者為風因。不能食者為寒因。昭昭也。殆既傳陽明矣。又何以辨其表裏各別。則潮熱一證。發作有時。又昭昭也。更為敍已傳陽明之證。不惡寒。能食而欬者。風因也。因病自不能食。寒因也。反無汗而小便利。嘔而欬。手足厥而頭痛者。太陽未罷也。不嘔不欬手足不厥。則必熱矣。頭不痛者。陽明已傳也。其有口燥。欲漱水不嚥。寒因為陰邪。故衄。又有脈浮發熱。口乾鼻燥。能食一證。風因為陽邪。故亦必衄。蓋於初犯陽明。熱邪入裏。而未甘伏服。尙欲升越。為動血妄行之衄。俱陽氣盛而足以達邪。賴衄可以減邪之勢者也。故陽明胃氣平素旺勝。則雖邪入必不能留。必穀氣與汗相迸。還之太陽。奄然發狂。濈然汗出而解矣。所以口欲食而二便調。止見胃氣之有餘也。如或胃氣平素衰弱。陽明傳入法多汗。而反無汗。其身如蟲行皮中狀。則久虛之故。正欲祛邪。令其外達于表而不能耳。仲聖必就日晡潮熱一證。辨其表裏而行治法。辨必辨之於脈。脈虛浮與脈實。表邪之入裏在表判然。故發汗用桂枝湯。下之用大承氣湯。為胃內以與陽外透者分治也。不然。則非風因。終不用桂枝。胃不實。終不用大承氣也。風因寒因成陽明病之為然矣。又有風寒兩感而成陽明病者。於是有陽明中風。而腹滿微喘。脈浮而緊之證。惟審眞邪仍在表。則大青龍仍如風因之桂枝。寒因之麻黃。必當用也。若下之。則腹滿小便難。成誤下之壞證矣。蓋病在陽明。而太陽尙留。少陽已犯。三陽彌漫。俱為邪。故三陽見證俱爲病。尤恃少陽一路。爲邪出透之門。脉浮則生。不浮不尿而加噦者。津亡氣竭。則將抵於無所復傳之陽明證矣。可不愼歟。續浮小柴胡。但浮之麻黃湯。無非使陽明彌漫三陽之邪。非由少陽而升卽從太陽而透。從表入者。還表而愈。其於太陽陽明。始終以升降如法。以攻下爲忌禁。仲聖諄切言之不啻至再至三也。是太陽陽明。胃終未成實。總無下法。縱有下法。亦非下胃實。此太陽陽明至要之訣也。夫正陽陽明之爲病。胃實是也。仲聖已自明之。其脉必大。其證先無汗。今有汗。則本爲寒因也。先有汗。今濈濈然微汗出者。則本爲風因也。此轉屬陽明。胃欲成實之兆也。若診之不見大而見芤。則胃虛津亡。自生內熱。津亡則陰亡。陽無所附而絕矣。再或趺陽脉濇。胃津已枯。是皆不待胃實而已有危道焉。胃消氣熱。而脾陰亦消。麻仁丸主潤脾約之證。何非生津助胃。而芤與濇之診可知矣。此二脉。如俟胃實方議治。則延誤之咎。誰其任之。此後仲聖乃言胃實之正陽陽明。應下之法也。又必明辨其微。論其不而遲之脉。驗其不惡寒有潮熱種種之證。手足俱濈然汗出。而大便已鞕。此大承氣應下之胃實也。苟少帶惡寒。其熱不潮。承氣在所禁。又類於太陽陽明之治矣。卽或腹大滿不通。亦祇小承氣之和。而無取大承氣之下。蓋下法若是之宜愼也。仲聖再爲明胃實之故。又有大便鞕。而究非胃實應下者。則醫發汗而亡津也。必審其小便之前多後少。以爲津液得還之徵。亦不應遽爲攻下重傷其津也。成無已更用蜜導之法。其法實仿土瓜根意。然亦必自欲大便。方可施之。總爲妄爲攻下嚴其戒也。然正陽陽明病必竟其邪在胃。胃已傷則攻下不宜。胃未傷。則調和爲當。不吐不下而心煩。非胃虛津短而何。調胃承氣。洩熱生津。至要之治也。如不審表裏。胃已受病。表邪全無。反發其汗。以致有表虛裏實之證。而譫語見。雖是津亡。全非實熱。豈可復妄爲攻下。以重傷津而胃敗哉。故其人多汗津越胃燥便鞕譫語。所見純是胃實應下之證。明者尚且審諦爲津亡。爲實熱之間而與以小承氣。志在和而不在攻。顧可孟浪出之乎。仲聖又就譫語一證辨其症脈證已潮熱脈已滑疾。仍與以相試之術。先與小承氣。視其轉失氣與否。以定有燥屎無燥屎。無屎則傷正氣。以致脈見微濇。胃津欲枯。難治之證已形。而尙輕言承氣耶。是譫語一證。審於症脈。尙嘗試之而後下。豈可一見譫語。不察虛實。卽爲攻下。不知實爲譫語。虛爲鄭聲。概可忽乎哉。如正陽陽明之病。診之脈弱。必太陽已罷。少陽未傳。洵爲正陽陽明矣。諸不可下。及不可輕下。不可大下之故。既明矣。然應下不下。又非正法。如病人不大便五六日之久。繞臍痛。煩燥時作者。此有燥屎應下。其燥屎。總胃不實。不傷胃也。再或不大便煩不解。腹滿痛。此有燥屎而成於宿食也。亦應攻下也。小便不利。大便乍難易。時有微熱。喘冒不能臥者。有燥屎。宜攻下也。譫語潮熱。而不能食。胃中有燥屎。及能食而大便鞕定者。俱應下也。迨至發熱久。汗出多。不下則胃津立盡矣。不宜令邪存胃。以重耗其津。急下之。下之腹滿不減。減不足言。不可以下後不敢再下。仍當下之。六七日目中不了了。睛不和。大便難。身雖微熱。熱實在裏。亦應急下之。以上遇應急下之證。卽應急下。勿緩。遇當下之證。卽應重下。勿疑。此又正陽陽明所以爲胃實之治也。至於陽明病不解。不大便至十餘日。發潮熱。獨語如見鬼狀者。發則不識人。循衣摸床。惕而不安。微喘直視。則洵爲萬物所歸。無所復傳之陽明病矣。脈濇津枯。其死必矣。脈若帶弦。猶有欲透少陽之機。而陽明一府。不至於津液立竭。或可望其生也。若微者。不過發熱譫語。則亦爲正陽陽明應下之。正病也。下之以大承氣。胃實之正治也。然得便利而止。勿過傷胃氣。斯可矣。倘治之不善。以至失于不下。成直視譫語而喘之死證。誤下而成下利不止之死證。及發汗多而重發汗。成亡陽脉短之死證。皆醫之罪也。終之以脉和者不死。脉和則津足。津足則胃調。此仲聖之大旨也。仲聖立法於正陽陽明。不應下宜愼。應下宜決。二語足該盡一篇之意矣。蓋少陽陽明。乃邪欲有所傳而不至于無所復傳。爲陽明病中出生入死之關也。外發潮熱、猶正陽陽明也。大便溏。熱實已洩矣。小便自可。無津亡氣格之邪矣。惟覺胸脇滿不去。則病已離陽明之正區。而別侵少陽之邊界。小柴胡升陽降陰。升淸降濁。和解之法。必不易之治也。卽或脇下滿。不大便。其邪旣侵少陽。必嘔。舌上結白苔。則熱邪在二陽之域可知。小柴胡仍正法也。先哲明其上焦得通。津液得下。胃氣因和。洎遍身濈然汗出。邪自太陽入者。仍由少陽返太陽而出。而病可解矣。仲聖又爲申明三大條以結陽明之證。太陽陽明。脾約是也。就胃未成實津亡脾約而言。是太陽未罷而脾已約。不可作胃熱成實應下觀也。餘者太陽未罷不應下。可該之矣。正陽陽明。胃實是也。必胃之熱邪眞已成實。始爲可下。可下卽不應延悞也。少陽陽明。發汗利小便已。胃中燥煩實大便難是也。言津亡胃燥。心煩熱實。大便因難。此俱正陽陽明之證。而此邪不居于胃。方能漸達少陽陽明。以傳于少陽之經。庶胃府少卸其責。不致成無所復傳之危證耳。倘審其病在正陽陽明。諸證俱見之時。急爲下之。其邪自去矣。又何有少陽陽明之證乎。必證如此而又不治。聽其正氣與邪氣爭拒。遞相轉屬。故敍少陽陽明之證。不外正陽陽明之證俱見而已。所以懲醫無攻下之胆識也。然或其病終於正陽陽明。無所復傳。或終於少陽陽明。不能透表。則又醫家猶豫之咎也。故仲聖於少陽陽明。急出小柴胡一方。服後渴見。仍屬陽明津虧之故。更設加減一法。其欲邪自正陽陽明而少陽陽明。自少陽陽明而還太陽透表。病脫身愈也。乃仲聖示醫家明切之婆心。言之縷縷。彰明若揭。竊詳攷傷寒陽明證與溫熱陽明證之治法。終不越乎仲聖之法。然治傷寒陽明。終以桂麻承氣爲主。治溫熱陽明。終以葛根芩連白虎爲體。由是觀之。則傷寒一書。舉凡病證之治法。一一無遺。後世何獨昧之。惟是傷寒溫熱所異者。傷寒。發熱。惡寒。溫熱。一熱而不惡寒。傷寒陽明起自太陽。故首當辛溫以散邪。不可早用辛涼。溫熱。太陽微而陽明始重。故首宜辛涼以達邪。不可混用辛溫。如是傷寒之治。得其法。溫熱之治。得其傳。遵聖法以治傷寒溫熱。洵可活人無窮矣。讀傷寒論者。能於各篇中本經之主體。傳變病之客體。分晰而會通之。則可得入門之階級矣。

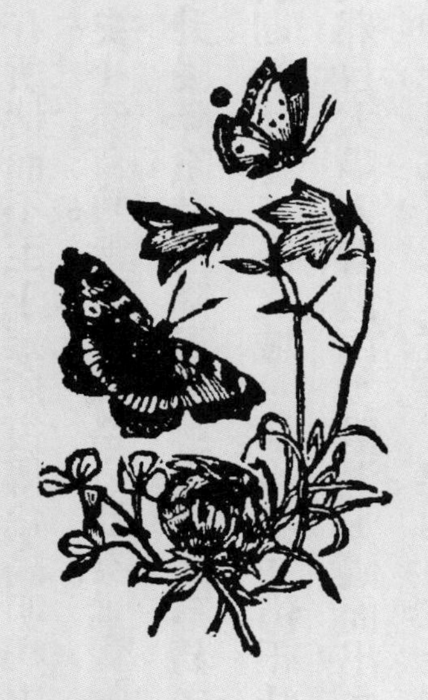

專著

傷寒論注解

明代張俊英著
東莞王嵩堂錄

有明崇禎時淮徐河防同知張俊英字鍾奇奇人也註有傷寒論解數篇簡練明白附於扁鵲人鏡經下卷鄙人少時投師學醫師授此本令鄙人揣摩嗣聞某紳家有祖藏刻本不惜重貲購回扁鵲人鏡經世醫多知之惟此數篇註解容或失傳因筆錄一通公諸神州醫藥月刊用廣其傳(王嵩堂識)

(一)傷寒原理

其傷寒者天地殺厲之氣也秋之霧露冬之霜雪皆寒邪也是以辛苦之徒起居不由乎節飲食不順乎時感其霧露之氣則其邪淺感其霜雪之氣則其邪深感而即病名曰傷寒不即病者寒邪藏於肌肉之間伏於榮衛之內至春因溫煖之氣而發者名曰溫病至夏暑熱之氣而作者名曰熱病傷寒也溫病也熱病也理一而已若乃疫癘之疾稍有不同者蓋因春夜溫而反涼夏夜熱而反冷秋應涼而反熱冬夜寒而反溫是感四時不正之氣也感其春夏不正之邪則爲瘟疫感其秋冬不正之邪則爲寒疫然其經絡傳受表裏受證與傷寒同也俗云時氣病而經總名之曰傷寒所以謂之大病者因其害人最速也軒岐以下得其治法之祕者惟仲景一人而已厥後守眞先生不遵其桂枝麻黃發表之藥自制雙解通聖

奇涼之劑非不同也時有異也彼一時也此一時也崇五運六氣有所更世態居民有所變天以常靜人以常動動則屬陽靜則屬陰清平之世同木化也雖有辛熱之藥不生他證擾擾之世同火化也若用辛熱之藥則發黃出斑變壞之病作矣蓋人內火既動外火又侵所以辛熱發汗不如辛溫發汗辛溫又不如辛涼之藥發汗一劑而立愈以辛熱之藥發汗輕者必危重者必死可不謹哉

(二)六經傳受

傷寒一日足太陽膀胱經受證故頭項痛腰脊强二日足陽明胃之經受證故身熱自疼鼻乾不得臥三日足少陽胆之經受證故胸脅痛而耳聾四日足太陰脾之經受症故腹滿而嗌乾五日足少陰腎之經受症故口燥舌乾而渴六日足厥陰肝之經受症故舌卷而耳聾至七日足太陽病衰頭痛少愈八日陽明病衰身熱少愈九日少陽病衰耳聾微聞十日太陰病衰腹減如故則思飲食十一日少陰病衰渴止腹不滿舌乾已而嚏十二日厥陰病衰囊縮少腹微下大邪皆去病漸已矣此傳經之定序也亦有太陽經至了不傳者當以脈症別之或曰傷寒只傳足經不傳手經何也曰傷寒之邪多于足經而其病甚少于手經而其病微故不特言手經但寄於足經而已三日以前在表法當汗之三日以後在裏法當下之亦有二三日便有裏症而當下之者亦有七八日尚有表症而當汗之者豈可拘以日數哉是以聖人書不盡言言不盡意說其大概此之謂也其有兩感於寒者必不免於死謂表裏相傳也一日太陽與少陰俱病頭痛口乾煩滿而渴二日陽明與太陰俱病身熱腹滿不欲食譫語二日少陽與厥陰俱病耳聾囊縮而厥水漿不入不知人而死矣調理之法當分表裏治之

(三)汗氣傳染

養生至寶書云。近穢氣。觸真氣。近死氣。亂生氣。深有當哉。孫真人云。乘馬遠行。至暮當以沐浴更衣。方可近於嬰兒處所。若觸其氣。則爲急驚風搐。又曰。步踐糞穢之履。勿使近於嬰兒。若感其氣。則爲天弔傷寒。大汗將出。當以艾灸席隅。以避其氣。不然感其汗氣則傳染矣。所以多染侍奉勞役之人者。由其神虛氣怯。易爲撓亂故也。如剝死馬者。感其毒氣。而爲馬氣之疾。其理同焉。

(未完)

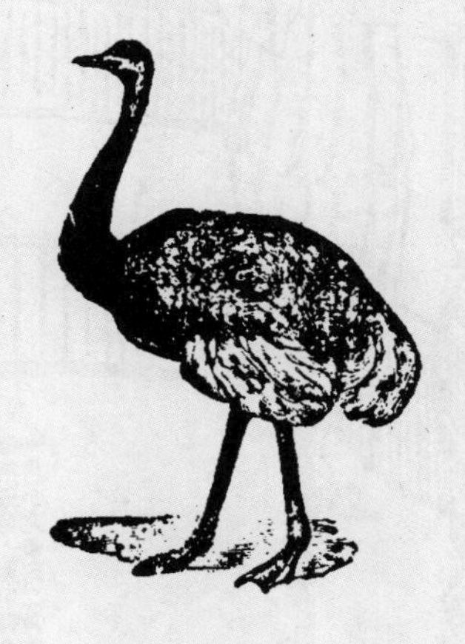

廣東種德園

謹告諸君白鳳丸市上多矣欲購眞有效驗之烏鷄白鳳丸請認五彩花鐵盒盒面仿單印有農商部嘉獎

一等獎章

庶不致魚目混珠主治略列○月經不調經期腹痛赤白帶下腰酸頭痛四肢無力頭暈眼花血氣兩虧子宮虛冷久不受孕血崩小產氣鬱痞塊飲食不思胎動產後失調各症難以盡述不論胎前產後一切婦女百病均見神效無病服之可壯身補體活血經免迪能補來之病源誠婦科獨一無二之聖藥也

（價目）一品每丸洋一元加料五角雙料二角半單料一角加料小丸每兩五角單料二角半○

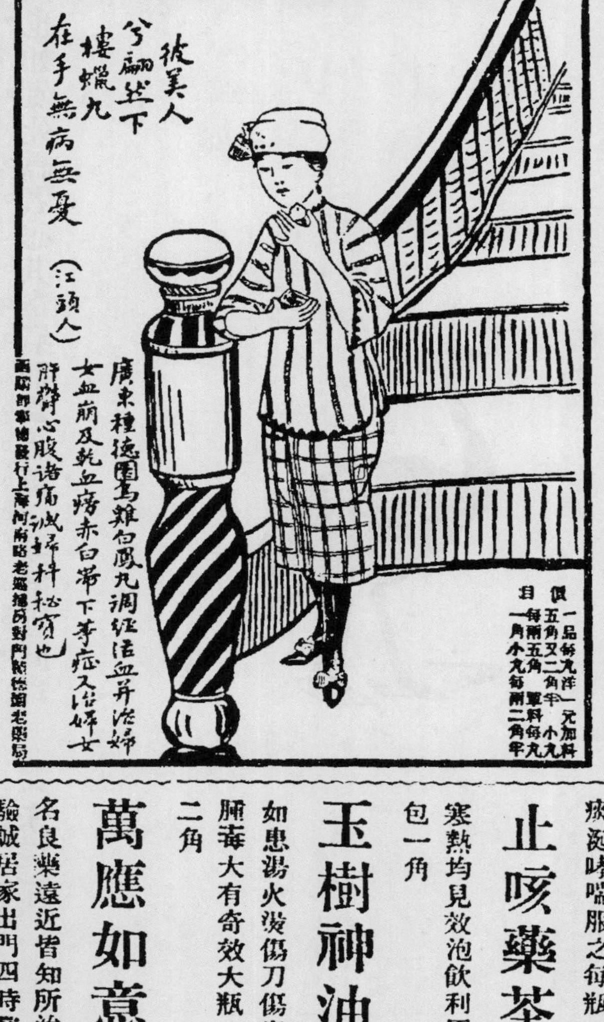

總發行所上海河南路老巡捕房對門

廣東種德園老藥局

電話中央五一〇六號

著名良藥

化痰止咳 橘紅半夏露 此露專治諸般新久咳嗽痰涎哮喘服之每瓶一元

止咳藥茶 專治傷風咳嗽不論新久寒熱均見效泡飲利便每盒五角每包一角

玉樹神油 此油止血止痛第一聖藥如患湯火潑傷刀傷疔癤濕毒無名腫毒大有奇效大瓶一元中五角小二角

萬應如意油 此油乃本園著名良藥遠近皆知所治各症無不應驗誠居家出門四時常備之良藥也

如承批售格外克己每大瓶一元中五角二角一角小五分函購即寄藥目過多不能盡錄另丸藥全集函索即寄

講義

盡處之關節也

問曰　頭痛發熱何謂也

答曰　頭痛言寒傷經也發熱言寒傷衛也

問曰　身疼腰痛骨節疼痛何故

答曰　此卽第三法體痛之詳細說明也休痛係包括全身而言此處再爲分論身疼腰痛骨節疼痛爲寒傷太陽經營衛被寒邪束縛以氣致血滯行不能流通不通則作痛此爲表實之傷寒症故週身關節俱痛也

問曰　何以寒邪而惡風

答曰　惡風惡寒中風傷寒俱有此見症按惡寒爲表病固有之現象爲外邪之輕者也故上文表虛中風之論皆有惡寒也然惡風爲外邪之重者故傷寒惡寒之外而加以惡風也如下文靑龍症之中風有惡寒傷寒之有惡風者也

問曰　無汗何故

答曰　無汗表實也與有汗爲表虛者反之

問曰　喘爲何因

答曰　邪傷營營血實而體痛邪傷衛衛氣實而外喘也

此言表實傷寒之治法也夫寒傷營風傷衛爲風寒之通論究實不盡然也風亦有傷營之症寒亦

有傷衛之症也試觀夫葛根症之項背强几几爲營病麻黃症之作喘爲衛病乎不但中風傷寒俱能傷營衛卽所謂惡風爲中風惡寒爲陽寒亦不盡然者也不觀夫大青龍症之太陽中風而惡寒本法之太陽傷寒而惡風乎又不但惡風惡寒若是也卽如大青龍症而論中風有脈緊身疼痛傷寒有脈緩與身不疼痛之反象由是觀之治風寒之法祇當審其表虛表實而不可拘其中風傷寒也否則刻舟求劍易於僨事更觀其方藥葛根湯之有麻黃麻黃湯之有桂枝可想而知也

邪傳陽闔治法節三十五

太陽與陽明合病喘而胸滿者不可下宜麻黃湯主之

講 問曰　太陽與陽明合病喘而胸滿者何以不可下

答曰　喘而胸滿邪未歸府且其氣仍上衝外出作喘爲表症未罷故不可下也

義 此言表邪兼裏欲傳經而未傳者也按此法言太陽陽明合病祇有其名而無其症當參觀二經之總綱然二經同時爲病其氣上衝作喘而胸滿者切不可下仍宜從表外解也

邪傳陽樞治法第三十六

太陽病十日已去脈浮細而嗜臥者外已解也設胸滿脅痛者與小柴胡湯脈但浮者與麻黃湯

註 (細脈)細脈形小如絲雖小猶成條應指分明(嗜臥)卽時時刻刻欲睡也(脅痛)胸腹兩傍謂之脅脅痛兩脅作痛也

講 問曰　十日已去脈浮細而嗜臥者何謂

答曰　十日已去又值少陰主氣之期太陽病見少陰症之嗜臥脈細爲表病欲傳裏之現象故曰外邪已解也

問曰　胸滿脅痛何以用小柴胡湯

答曰　胸滿脅痛邪由經氣而傳至少陽故以小柴湯治之

問曰　脈但浮者與麻黃湯何也

答曰　脈但浮爲邪不傳經仍以太陽之方治之也

義

此言陰邪傳入少陽之治法也按上章傳小陽則仍以葛根名義爲方者以葛根之性不與少陽不可發汗之義相背也而其麻桂與少陽之治法遺背者皆已棄去名雖云葛根與葛根加半夏湯則相去甚遠矣此法亦傳少陽之經然麻黃湯之主藥及佐藥俱與少陽不可發汗之旨遺背故皆去之而治以小柴胡湯爲主夫葛根雖能解肌表之邪然其性爲清降之品且去麻桂而加以芩連甘草其性益爲和解矣麻黃則不然雖加芩連其性仍發散去之爲上然胸滿脅痛固當以小柴胡湯而脈但浮者爲邪仍未傳入少陽又非柴胡之力所能勝仍當以麻黃湯散其表也

陰陽邪化反形章第六

風傷衛風極似寒治第三十七

太陽中風脉浮緊發熱惡寒身疼痛不汗出而煩躁者太青龍湯主之若脉微弱汗出惡風者不可服服之則厥逆筋惕肉瞤此爲逆也

註

講

(筋惕)惕跳動也(肉瞤)肉動掣也

問曰 太陽中風何以現脈浮緊發熱惡寒身疼痛不汗出而煩躁之症

答曰 物極必反理之常也太陽中風而現傷寒之症風極似寒之故也

問曰 若脉微弱汗出惡風者何以不可服大青龍

答曰 脈微弱爲裏虛汗中風爲表虛表裏俱虛之病不可用大發汗之方也

問曰 服之則厥逆筋惕肉何瞤故

答曰 厥逆筋惕肉瞤亡陽之逆症也

義

此以下二法總結麻葛二方陰陽二邪之治法也夫風寒邪極旺前物極必反中風而反現傷寒之症也故以大青龍發之大青龍治風寒傷營衛極實之症者若陽虛者卽不可服服則立變爲亡陽症

寒傷營寒極似風治法第三十八

傷寒脈浮緩身不疼但重乍有輕時無少陰症者大青龍湯發之

講

問曰 傷寒何以脈浮緩身不疼但重

答曰 寒邪旺極極則反故傷寒而現中風之脈症也

問曰 但重乍有輕時何謂

答曰 身重者肌肉困倦也身重而乍有輕時者非肌肉之困倦爲邪强之朕兆也

問曰　無少陰症何謂

答曰　少陰屬裏有裏症不能治表恐傷其裏故也

義

此寒傷營寒極似風之治法也按此法與上法一風一寒俱論風寒變化之症象爲麻葛之力所不勝者概以大青龍湯治之上法言脈微弱汗出惡風表陽虛者不可與服大青龍此法言有少陰症裏陰盛者亦不可與大青龍可見風寒之治法不在麻葛之分別而在表裏之虛實也

邪傷寒水在裏治法第三十九

傷寒表不解心下有水氣乾嘔發熱而欬或渴或利或噎或小便不利少腹滿或喘者小青龍湯主之

註

（乾嘔）嘔而有聲無物曰乾嘔（欬）肺氣上逆於喉作聲曰欬（噎）爲咽咽喉閉塞之名說文飯窒也卽厄逆也（少腹）臍之下陰器之上當膀胱之位曰少腹一曰小肚

講

問曰　表不解心下有水氣何謂

答曰　表不解外邪未罷傷寒之證仍在也心下有水氣太陽之寒水受邪停積於中焦也

問曰　乾嘔何因

答曰　水邪侵胃胃氣受邪而作嘔也

問曰　發熱而渴何因

答曰　水邪浸肺肺氣上逆而作渴也

問曰　或渴或利或噎何因

答曰　水停中焦津液不佈胃燥無潤則作渴水浸於胃胃氣下降則作利水氣浸胃胃氣上逆則作噎也

問曰　或小便不利少腹滿何因

答曰　水淩下焦則排泄失職水停於少腹則少腹滿小便不利也

問曰　或喘者何因

答曰　水淩上焦肺壅塞而作喘也

義

此言寒邪在裏之治法也夫邪傷寒氣病在營衛麻葛之力所不及者有大青龍方以治之而邪傷寒水病在臟腑麻葛之力所不能者則非小青龍方無以疏泄其水也按龍而曰大大則能騰雲致雨故大青龍有發汗之能力龍而曰小小龍能力薄弱不能致雨祗能在湖邊海角游泳故小青龍主排泄臟府之水氣也

邪傷寒水在表治法第四十

傷寒心下有水氣欬而微喘發熱不渴服湯已渴者此寒氣欲解也小青龍湯主之

講

問曰　心下有水氣欬而微喘何謂也

答曰　邪在肺故肺氣作喘而欬也

問曰　發熱不渴服湯已渴者何謂也

答曰　發熱邪在表不渴邪未入裏也服湯已渴者寒邪欲去而熱將散散則傳裏而作渴也

義 此言寒水在表之治法也夫寒在表則裏症不現故口不渴然服湯以後則在表之寒氣發洩而下達於胃欲防寒氣之浸裏又當以小青龍散其寒水之邪也

虛從實反章第七

桂枝扶陽虛治法第四十一

太陽病外證未解脈浮弱者當以汗解宜桂枝湯

註 (浮弱)浮而無力爲浮弱

講 問曰　外證未解脈浮弱者當以汗解何以宜桂枝湯

答曰　外證未解太陽之證未罷也脈浮弱而邪雖在表非表實而爲表虛治宜汗解宜桂枝不宜麻黃也

講 此言虛證從治陽虛用扶陽之藥者也夫桂麻一方一虛一實一攻一補一陰一陽上章已詳言之此章再爲中說者以論虛從實反特假麻桂爲比例也其實四逆承氣五苓梔子建中柴胡白虎理中等方皆一虛一實一補一攻一陰一陽從反之藥也

裏虛治法第四十二

太陽病下之微喘者表未解故也桂枝加厚朴杏仁湯主之

講 問曰　太陽病下之何謂也

答曰　太陰病爲邪在表不在裏下之則傷其裏而裏虛也

問曰　微喘者表未解也何謂

答曰　喘者邪陷於胸未入於腹氣喘上逆其邪仍有外出之象也

義

此言下則虛其裏而表證未罷之治法也按表病誤下徒傷其裏而不能解外若下後邪未入腹仍留於胸雖屬裏爲裏中之表也故仍可汗解然喘症本麻黃症而裏虛又不可發汗故仍以桂枝扶其陽加樸杏通其氣而病自愈也

表虛治法第四十三

太陽病外證未解不可下也下之爲逆欲解外者宜桂枝湯

講

問曰　外證未解不可下也下之爲逆何謂

答曰　外證未解不但太陽病不可下卽陽明病當下而外證未罷者亦不可下也

義

此言表虛之病不可下之治法也夫汗下固爲表病裏病之主方然不可倒行而逆施按表病固當汗而表虛者又不可汗裏病本可下而裏虛者又不能下不但虛症不可汗下卽實症欲汗下而表實裏虛有不能汗裏實表虛有不能下者也嗚呼虛從實反之義大矣哉

表裏俱虛治法第四十四

太陽病先發汗不解而復下之脈浮者不愈浮爲在外而反下之故令不愈今脈浮故知在外當須解外則愈宜桂枝湯

講

問曰　先發汗而復下之何謂也

血痺虛勞病脉證篇第六

上篇論氣病上下之症此篇論血病內外之證也血痺病在軀殼之外故其肌膚不仁爲主證虛勞病在臟腑之內故其證臟腑皆有也

第一章　血痺

經曰病在陽者曰風病在陰者曰痺陰陽俱病名曰風痺故血痺之病在軀殼卽勞病之輕者也亦血病之輕者也由外而漸入裏者也由外感而變內傷者也由寒傷營之遺患者也故其脈浮緊而變爲小緊身疼痛而變爲身體不仁

第一節　血痺病因總論

問曰血痺之病從何得之師曰夫尊榮人骨弱肌膚盛重因疲勞汗出臥不時動搖加被微風遂得之但以脈自微濇在寸口關上小緊宜針引陽氣令脈和緊去則愈

血而曰痺血凝滯也血何以致凝痺安富尊榮少運動筋骨弱多食肉肌膚盛名利勞其心酒色勞其身神疲精竭若汗出被風遂得血痺之證但血痺當以行氣爲主氣行則血不痺今因寸口微濇表陽虛微關上小緊中焦寒盛也宜針引陽氣使元陽外達衛自旺而營自和氣自行而血自不痺矣

第二節　血痺治法

血痺陰陽俱微寸口關上微尺中小緊外證身體不仁如風痺狀黃芪桂枝五物湯主之

血痺之人不但色慾傷其身而腎陰虛弱而且名利勞其心而心陽亦衰也故其陰陽俱微寸口關上微表陽不足也尺中小緊寒在裏也外證身體不仁如風痺狀風痺陰陽俱病之痺也故以黃芪桂枝五物湯調營衛之中而重用佐氣之法也

第二章　虛勞

勞而曰虛勞病無有不虛者也又皆因勞而致虛因虛而成勞故名之曰虛勞病失勞有五沉淪慾海精髓空虛曰腎勞一曰色勞恚怒氣逆血不內藏曰肝勞處身悲境終日憂愁深謀苦思心神散亂曰心勞食不節脾胃失和曰脾勞形寒飲冷咳嗽上氣曰肺勞更有傳尸勞童子勞一名百日勞亦然肺腎二經之勞也

第一節　勞脉總綱

夫男子平人脈大爲勞脈極虛亦爲勞

大外脫也虛內脫也勞病之脉非大即小非實即虛非滑即濇非數即遲此無他即難經所謂損至是也

第二節　陰虛勞證

男子面色薄主渴及亡血卒喘悸脉浮者裹虛也

按男子屬陽面色當厚厚則氣血足而無病不當薄薄則氣血少而成勞也今色薄爲陽盛陰虛之

證渴喘脈浮表陽盛也亡血心悸裏陰虛也

第三節　陽虛勞症

男子脈虛沉弦無寒熱短氣裏急小便不利面色白時目眩兼衄少腹滿此爲勞使之然

男子屬陽脈當浮而不當沉沉則陽虛陰盛陰盛則裏急小便不利少腹滿陽虛則短氣面色白時目瞑兼衄也

第四節　脾勞脈症

勞之爲病其脈浮大手足煩春夏劇秋冬差陰寒精自出痠削不能行

脈浮大脾陽外越之脈也手足煩脾陽外越之症也脾陽外越非納陽不可若更助其陽外升則病必劇故春夏陽升則劇秋冬陽降則差也陽在外裏必無陽土無陽水必寒故陰寒精自出脾陽外脫腎無眞火精自出也骨髓空虛痠削不能行也

第五節　肺勞脈證

男子脈浮弱而濇爲無子精氣淸冷

浮弱而濇肺勞之脈也金生水魄生精今肺魄無光精氣淸冷必不能生子也

第六節　腎勞脈證及治法

夫失精家少腹弦急陰頭寒目眩髮落脈極虛芤遲爲淸穀亡血失精脈得諸芤動微緊男子失精女子夢交桂枝龍骨牡蠣湯主之天雄散亦佳

失精家常常遺漏之人也病在腎故少腹弦急陰頭寒目眩髮落腎經所屬皆衰敗也若脉極虛芤遲腎陽虛之損病爲淸穀亡血失精之證也如脈得芤動微緊腎陰虛之至病爲失精夢交之證也此腎經所發之虛勞外陽不固者可以桂枝龍骨牡蠣以溫其表內陽不固者可以天雄散以溫其裏也又按此二方可斟酌病人之氣体而用之故先師列二方卽使人選用之意

第七節　心勞脈症

男子平人脈虛弱細微者喜盜汗也

汗爲心液脈虛弱細微心陽虛弱而上浮故喜盜汗也

第八節　肝勞脈證

人年五六十其病脉大者痺俠背行若腸鳴馬刀俠癭者皆爲勞得之

上古天眞論曰七八肝氣衰按人年五六十乍肝氣衰之時候也其病脉當微細而反浮大者肝陽上越由少陽而出太陽故痺俠背行馬刀俠癭於頸項也然此皆因恚怒傷肝肝氣鬱發之勞症

第九節　氣勞脈症

脈沉小遲名脫氣其人疾行則喘喝手足逆寒腹滿甚則溏泄食不消化也

氣勝者脈必浮滑脉沉遲則氣虛故曰名脫氣疾行喘喝先天之氣不足也手足逆寒腹滿甚則溏泄食不消化後天之氣不足也

第十篇　血勞脈證

脈弦而大弦則爲減大則爲芤減則爲寒芤則爲虛虛寒相搏此名爲革婦人則半產漏下男子則亡血失精

外感脈弦大爲邪實內傷則爲正虛也故弦則爲陽氣日減大則爲陰氣日芤陽減則氣必寒陰減則血必虛也故婦人主半產漏下男子則亡血失精此皆陽不能外衛以致陰不內守而外奔也

第十一節　脾勞治法

虛勞裏急悸衄腹中痛夢失精四肢痠疼手足煩熱咽乾口燥小建中湯主之

脾爲中土中氣之發源於此也脾已成勞則中氣失職不能統攝上焦則悸衄不能統攝下焦則夢失精不佈化中焦則腹中痛脾陽不足於外則四肢痠疼手足煩熱脾陰不足於內則咽乾口燥也故先師設小健中湯以桂枝加芍下降太陰再加飴糖甘以緩之則中氣得辛甘之助陽苦甘之助陰而上下焦之病不治自除也

第十二節　肺勞治法

虛勞裏急諸不足黃芪建中湯主之

按此節與上節屬手足太陰之病皆曰裏急裏急者卽臟腑睹不遂意之謂也又此節與十四節皆云諸不足不足者以肝肺爲氣血之所出人身之疾病皆從氣血發生也其症變生不一故云諸不足也以黃芪建中重補其氣氣旺則諸不足而自足自足則諸病悉愈也

第十三節　腎勞治法

虛勞腰痛少腹拘急小便不利者八味腎氣丸主之

腰與少腹小便皆腎所主也故腎病當補以八味腎氣丸

第十四節　肝勞治法

虛勞諸不足風氣百疾薯蕷丸主之

輕曰東方生風風生木木生酸酸生肝是肝主風風卽肝氣病也故凡肝經一切疾病屬風氣者皆可以此丸主之

第十五節　心勞治法

虛勞虛煩不得眠酸棗仁湯主之

煩心病不得眠因心火作煩而不得眠也酸棗仁湯歛神安眠治虛煩之藥也

第十六節　五勞七傷實證總治法

五勞虛極羸瘦腹滿不能飲食食傷憂傷飲傷房室傷饑傷勞傷經絡營衛氣傷內有乾血肌膚甲錯兩目黯黑緩中補虛大黃䗪蟲丸主之

勞之虛證以上已詳論之概以補劑實其虛然勞病往往有因氣血停滯而成瘀血之證先師特設大黃䗪蟲丸以消瘀瘀去則新血可生夫勞皆因血弱所致今五勞虛極羸瘦腹滿不能飲食是脾土虛弱不能消化按脾爲五藏之主宰故治虛證之補品皆不離脾藥卽此意也若諸傷以致血瘀其肌膚甲錯兩目黯黑是其徵也緩中補虛之法不可不知由是觀之勞病未可專用補也

附按

按先師以陰陽氣血心肝脾肺腎爲虛勞之總綱治勞之法大備後人別爲二十三蒸九十九種鑿空附會無稽之談也夫虛勞爲七情之病非外來六淫之邪也故其治以補虛爲主六淫則以攻實爲主也又按虛勞陰陽皆有陰虛者勞則傷其陰爲陰虛勞陽虛者勞亦傷其陽爲陽虛勞也前人以勞病十分之八爲陰虛未免偏於一隅其實當以見症爲斷其時俗尙寒涼則虛旁病多陽虛俗尙溫熱則虛勞多陰虛以愚見今時之勞病陽虛者居十八九以近世尙涼故也然虛勞之治法不一總以分陰陽分氣血分五藏分輕重分順逆分生死而已也至若治方當隨症施治有補中帶攻者有溫中帶淸者先攻後補先補後攻者然又治虛勞而曰攻似乎不宜其實攻者攻其有餘以救其不足也如勞傷成瘀非大黃　蟲丸先攻其血不可如痰飮咳嗽非葶辛先治其飮無以止其咳若腹之脹氣之喘更非補中帶通不可

肺痿肺癰欬嗽上氣病脈症篇第七

按此篇所論皆肺臟病也肺寒則成痿肺熱則成癰肺氣鬱則欬肺氣逆則上氣也或一症獨病或數症兼病不一有寒有熱有虛有實有邪有痰有氣有水有火有飮有膿等症之不同也

第一章　肺痿肺癰欬嗽上氣病總論

第一節　肺痿肺癰脈症總論

問曰熱在上焦者因欬爲肺痿肺痿之病從何得之師曰或從汗出或從嘔吐或從消渴小便利數或從便難又被快藥下利重亡津液故得之曰寸口脈數其人欬口中反有濁唾涎沫者何師曰爲肺痿之病若口中辟辟燥欬卽胸中隱隱痛脈反滑數此爲肺癰欬唾膿血脈數虛者爲肺痿數實者爲肺癰

問曰病欬逆脈之何以知此爲肺癰當有膿血吐之則死其脈何類師曰寸口脉微而數微則爲風數則爲熱微則汗出數則惡寒風中於衛呼氣不入熱過於營吸而不出風傷皮毛熱傷血脈風舍於肺其人則咳口乾喘滿咽燥不渴多唾濁沫時時振寒熱之所過血爲凝滯蓄結癰膿吐如米粥始萌可救膿成則死

此二條言肺痿肺癰之脈症也肺痿之病源皆汗吐下利小便傷其肺臟津液以致熱刑肺葉枯痿不能行其津液寸口脈數而虛欬濁唾涎沫也肺癰則因風熱傷肺化熱灼金口乾喘滿咽燥不渴吐膿如米粥脉數實也按肺痿寒證也肺癰熱證也

第二節　上氣肺脹總論

上氣面浮腫肩息其脈浮大者不治又加下利尤甚

上氣喘而躁者此爲肺脹欲作風水發其汗則愈

此二條言上氣之脈證也按上氣有外內氣水之別病在氣而外證現面目浮腫肩息是也病在水而內證現喘而躁肺脹是也病在氣氣外脫而脈浮大內脫而下利皆死證也惟肺臟積水可發其汗也

藥學

新本草（六續）

趙晉翰

●大黃

（五）大黃黃連瀉心湯　大黃二錢　黃連一錢　水煎服　治心下痞按之濡其脈關上浮者

（六）大黃䗪蟲丸　大黃一兩　黃芩二錢　甘草三錢　桃仁一兩　杏仁一兩　芍藥四錢　干地黃一兩　干漆一兩　䖟蟲五錢　水蛭五錢　蠐螬五錢　䗪蟲五錢　水煎服　治五勞虛極羸瘦腹滿不能飲食內有干血肌膚甲錯兩目黯黑等症

（七）大黃甘草湯　大黃四錢　甘草一錢　治食已即吐等症

（八）大黃硝石湯　大黃　黃柏　硝石各四錢　梔子錢半　水煎服　治黃疸腹滿小便不利而赤自汗出此爲表和裏實宜此湯主之

（九）大黃牡丹湯　大黃四錢　牡丹皮一錢　桃仁五錢　冬瓜仁四錢　芒硝三錢　水煎服　治腸癰少腹腫痞時時發熱自汗出后惡寒脉遲膿

未成者

引證 大柴胡湯瀉熱 柴胡加龍骨牡蠣湯逐胃熱 抵當湯瀉血熱 抵當丸瀉血熱

大陷胸湯泄胸中熱 大陷胸丸泄胸中熱 附子瀉心湯泄熱 茵陳蒿湯泄濕熱

麻仁丸泄胃熱 桂枝加大黃湯去食積 鱉甲煎丸攻癥瘕 風引湯泄熱 原朴

七物湯泄熱攻積 厚朴三物湯破氣 厚朴大黃湯下氣瀉飲 已椒大黃丸泄水

梔子大黃湯泄熱 下瘀血湯下氣破血

用量 三錢至一兩

相反 汗劑與固濇劑

禁忌 非有實熱實積者皆在禁例

◉巴豆 一名剛子 附巴豆油 巴豆霜

釋義 因其形似豆而產于巴蜀故名

出產 巴蜀中 (巴蜀卽今四川省)

形色鑒定 不蛀者佳

修治 去殼取仁打碎用或以麩炒或醋煮或燒成性均可以仁取油者謂之巴豆油以仁研爛紙壓去

油者謂之巴豆霜

氣味 辛溫有毒

主治　(一)臟腑陰寒致癥瘕結聚堅積　(二)留飲痰癖氣痞食積　(三)大腹臌脹水腫　(四)瀉痢不爽　(五)牙疼喉痺喉腫　(六)結胸噎隔氣閉不利　(巴豆油巴豆霜主治功效同惟霜之力微)

功效　爲開關宣滯去臟腑沉寒之斬關奪命之將有冲牆倒壁之功

處方　(一)白散　巴豆一份　桔梗三份　貝母三份

引證　備急丸瀉積滯　九痛丸破氣　雄黃解毒丸瀉痰火破結氣

用量　四五釐至一錢　服后瀉不止者服冷粥卽止

相反　寒涼劑餘同大黃

禁忌　同大黃

◉朴消　一名皮消　附芒消馬牙消元明粉

釋義　因其體粗朴見水卽消又能消化諸物故名

出產　多生于鹽鹵之地

形色鑒定　狀似末鹽瑩澈可愛者佳

修治　採消入鍋內煎煉一點鐘傾瓮內凝結在下粗朴者爲朴消在上如芒刺者爲芒消如馬牙者爲馬牙消用白淨朴消蘿蔔甘草同煎煉四五天去滓四外露宿數夜去水取取置大沙罐內鹽泥

封口置爐中用炭火煆之待冷時取出攤紙上安地上三日出火氣研末用是爲元明粉（芒消馬牙消消石主治功效俱同朴消惟力較緩）

氣味　苦寒無毒

主治　（一）傷寒狂發胃府熱結燥屎不化　（二）疫痢積聚結癖苗血停疫　（三）黃疸邪熱閉結不解　（四）心熱煩躁幷臟腑宿滯

功效　專能蕩滌腸胃實熱宿垢破結軟堅消腫有推陳致新之功

處方　（一）紫雪丹　黃金百兩　石膏　寒水石　滑石　磁石各三斤搗碎水一斛煮四斗去渣入　犀角屑　羚羊角屑　青木香　沉香各五兩　元参洗焙　升麻各一斤　甘艸八兩炒　公丁香一兩入煎汁中煑出一斗五升去渣入　煉朴消十斤　消石三十二兩　于藥汁中微火煎之柳木不住攪至水氣欲盡傾盆中待欲凝入射香一兩二錢五分硃砂末三兩攪勻收之每服一二錢涼水服臨時加減甚者一兩

療傷寒溫瘧一切積熱煩熱狂忘叫走瘴疫毒癘卒死脚氣五尸五疰心腹諸疾疞刺切痛解諸熱毒邪熱發黃蠱毒鬼魅野道熱毒小兒驚癇百病

筆記

臨證診斷筆記

錢存濟

（一）宣統己酉六月望日。診視萬春向腦漏證。其人年近四旬。秉賦素弱。數年前。曾患頭痛。時發時止。茲因喪子。憂慮過度。舊恙復作。連痛三日。頭部腫大。延醫診治。有云胃火上衝。宜施以苦寒者。有云肝風上眩。宜施以香燥者。藥餌雜投。其腫雖消。而痛轉劇。腦遂因之以漏矣。余臨診之時。頭痛喜按。面額色赤。目珠昏瞀。四肢厥逆。鼻流白濁。其味腥臭。咽乾口燥。熱飲不多。穀食鮮進。小便短赤。大便自調。牙齒半開。午前稍減。午後則劇。六脉弦滑而浮。舌苔膩厚而燥。綜病因脉象度之。凡素患頭痛之人。多清陽不升。濁陰上干。其腦必虛。加之抑鬱。則心氣不暢。心氣不暢。則脾氣不舒。脾氣不舒。則精華不佈。血液不生。而肝木失養。復感外邪。觸動厥陰。經云。厥陰主風木。其經上達巔頂。夫厥陰之中見少陽。邪中厥陰。從少陽火化。則風火相招。風因火勢。火借風威。風又善行空竅。上干腦海。故有以上見證。醫者不溯病源。而徒以苦寒香燥治之。不知苦寒伐陽。香燥竭陰。宜其無濟也。夫頭痛喜按。面額色赤。四肢厥逆者。虛陽上泛之徵也。咽乾口燥。熱飲不多。小便短赤者。陰液消耗之徵也。脉弦滑而浮。苦膩厚而燥者。風邪未解之徵也。牙齒半開者。陽明經虛也。早輕晚重者。陽虛得旺而解也。治宜鎮納浮陽。塡竅熄風。扶土抑肝。方用當歸九錢。白芍三錢養肝。於朮三錢扶土。赤白石脂。寒水石。紫石英等各一兩。取石藥之濇。以堵其肝風上衝之路。龍骨牡蠣各一兩。取其潛藏以收斂其浮越之陽。佐附子二錢。以直達命門。乾薑二錢。從中以接之。葱白三根。上達巔頂。領諸藥達於至高之地而下入於至陰。又取鹿茸三分。純陽之物。以固其腦。加甘草一錢。以緩其中。斯即風引湯加白通之意也。原方進二劑。已有轉機。復診去葱白。加潞黨三錢。又進五帖。其恙霍然。乃改用人参養榮湯數帖。以善其後。

(二)民國壬子年。六月末旬。診硯錢光樾水腫證。其人年四十餘。秉賦强盛。原因客冬操作過勞。徹夜不眠。倦則露宿。交春發生膿疥。未曾調治。延至長夏。四肢先腫。漸及於腹。其症面色黧黑。目珠昏暗。眼胞浮腫。狀若臥蠶。周身腫脹。按之則起。小便不通。精神疲憊。舌薄無苔。色白如紙。味淡不渴。六脉弦緊。重按細而有力。脈證合參。此陰水也。夫勞倦露宿。多受風濕。邪逼腠理。則生膿疥。既生膿疥。須以疎風利濕敗毒法治之。庶不他變。乃因循失治。一交長夏。濕土用事。則內濕與外濕相從。脾弱不能運輸。以致肺氣不降。水道不利。三焦失職。陽光不濟。陰氣瀰漫。周身血液。悉變爲水。泛濫橫溢而腫脹起矣。此症重在膀胱。經云膀胱者州都之官。津液藏焉。氣化則能出矣。故治斯症。宜化膀胱之氣。使決瀆通行。陽光下濟。陰氣收藏。再以眞武坐鎮北方。則海不揚波。而天下晏然矣。方用桂枝五錢。開太陽之氣。佐附子三錢。煖下焦之陽。茯苓於朮各二錢。以扶土。防已木通各二錢。以利水。生薑三片。紅棗三枚。以化氣。甘草錢半。以和中。少加細辛。領諸藥通行經絡。即苓桂朮甘湯加眞武之意也。原方進二帖。小便已通。腫脹漸消。轉增欬嗽。乃去木通。加五味乾薑各一錢。煖肺降逆。桂枝減去二錢。只用三錢。蓋恐多則辛散也。又進二帖。欬止腫消。惜不戒於口。誤食油膩。致胸腹板脹。舌苔變膩。乃去五味細辛葶附等。加厚樸枳殼麥芽各二錢。寬胸利滯。燒猪骨三寸。以消油膩。服二帖。諸恙咸瘳。遂改用六君子湯調理脾胃。以收全功。

(三)民國壬子。六月杪。診視彭啓興子。年三歲。先時感冒暑邪。發熱下利。微嘔腹疼。醫作慢驚治。投以薑附丁桂苓朮歸芪地黃等。病轉危。診斷之時。見其下利稀水。色黃氣臭。間或作嘔。胸背灼熱。周身無汗。四肢厥逆。痿而不舉。面色焦黃。眼屎乾硬。目珠直視。舌燥中裂。唇紅如硃。索飲無度。燥擾不安。關紋浮紫而黑。合證因論之。乃熱厥下利也。夫長夏之際。天之熱氣下行。地之濕氣蒸上。人在氣交之中。受其炎熱。無隙可避。小兒體弱。尤易感冒。一經受邪。則發熱嘔利諸證作矣。治宜解表兼清暑邪。乃醫者不察。誤認虛寒。投以辛溫膩滯。致表邪內陷。陽氣不升。火鬱於中。故有以上各證。因擬升陽散火救逆法。方用柴胡葛根各三錢。解肌透表。佐升麻一錢。以升下陷之陽。梔子豆豉各二錢。解煩清火。佐石膏五錢。淡竹葉錢半。以消內伏暑邪。龍骨牡蠣各五錢。救逆止利。黨參二錢。甘草錢半。扶正和中。取內經火鬱發之之義。一晝夜令進二帖。身得微汗。熱退利止。乃去柴葛膏麻。加山藥白芍於朮各二錢。又進二貼。諸症全瘳。遂占勿藥。

愛之廬治驗筆記

馮育黎

(一)謝憤生少陰證

余友謝憤生。旅長。爲國奔走。積勞成痗。而不自知。宿歲得病重甚。幾至不諱。由黎治愈。頗足記述。謝君初患病時。發熱身疼。汗出惡風。項脊强。兩便難。病在太陽。余用桂枝加葛根湯治之。日服三劑。似稍輕矣。繼見往來寒熱。口苦舌乾。遂進以小柴胡。病勢不減。轉而失血。胸中如焚。復以小柴胡進。効力毫無。再三思索。斷其口苦咽乾。寒熱往來。爲邪入少陽。無疑。卽其失血。亦爲相火所迫。火爍肺金。所以。胸中如焚。乃用雪梨汁頻頻沃之。胸次頓舒。再服原方四劑。始熱退。然熱雖退。而喘咳氣逆又作。乃進以小青龍湯三劑。逆咳平。而氣喘如故。復進以眞武湯。加干姜細辛北五味子。則氣喘亦平。以爲謝君之病。從此脫體矣。不料數日以後。謝君因料理軍事。大拂其心。氣喘發熱之證復作。病勢較前尤烈。語言錯亂。喜怒無常。狂歌猖笑。栗鹿不寧。大渴大煩。引水自救。以寒熱表試之。其熱度高至百〇六。日間先發熱而後喘。夜間先喘而後發熱。俱以子午兩時爲準。當日出日入之候。則喘熱稍平。昏昏喜寐。診其脈。則沉遲微細。黎決爲少陰之證。與以四逆湯。泡附子五兩。川干姜二兩。炙甘艸。生龍骨。牡蠣。各一兩。日服三劑。一月乃愈。

（二）李深澤陽虛證

李深澤。年二十八歲。粵人。初得病時。爲發熱。繼而失血。繼而咳嗽。馴至失血痰嗽並作。醫治三年。而病不愈。嗣來黎處診治。見其肺氣喘促。而咳不止。舌苔黃膩。痰白帶黃。咳時咽痛。小便短。大便秘。頭眩暈。如中酒。兩足酸軟。厥狀甚苦。縱閱前醫方劑。無非補血養陰除痰止咳之品。愈服愈不効。愈不効愈用這路藥。經黎切脈望色聞聲問苦。斷爲眞陽虛。任腎水內泛。先進小青龍去麻黃。服三劑而小便長。咽不痛。繼進眞武陽用泡附子三兩。雲茯苓。黃白朮各兩半。白芍藥八錢。炙甘艸四錢。加川干姜兩半。北五味六錢。北細辛四錢。連服二月乃愈。

（三）胡卓笙鬱火證

胡卓笙年三十餘歲粵人平日身體素强健絕少病狀某年時當長夏偶患濕暑四肢疲倦微見發熱延醫彭某診治彭以爲氣虛與以補中益氣連服數劑不見其愈亦不見其重而病人心理亦自以爲中氣虛弱應進補劑迭更數醫均宗前法醫治數月漸見肌肉瘦削潮熱氣喘頭眩惡風兩足痲痿飲食不思病日加增邀黎診視已奄奄一息矣黎切其脈六部皆沉伏視其面則霧氣縈迴微帶赤色問其所苦則小便短赤大便困難知其病本非虛實藥虛其病也蓋長夏中濕是爲暑濕理宜汗之應汗而補則濕蘊於內久之必鬱成伏火之候當其得病之初神氣充旺誤服數劑尚不見害積重不返則陽熱內熾胃陰先傷濕入心包熱留肺系清肅失政治節無權肝火橫行眞水被爍津液乾竭三焦枯燥大腸脂肪日稀血液因凝而瘀惟有用生津活血及瀉肺通腸之法但用承氣等劑或致陰亡因進以桃仁當歸清咽養榮加減桃仁紅花知母黃柏整麥冬各四錢花粉龜板各三錢大生地生白芍元參各六錢當歸三錢甘艸一兩小生地汁一杯連服三十餘劑而病始瘥

陳无咎曰余聞之黃餘辛云廣州名醫陳大齊孝廉其用藥以二兩至八兩爲度粵人呼爲陳大劑馮君殆卽此派也此派以善用經方著名循經著治下藥對症往往起死囘生然必用之而當始見神奇若用之不當冪啱鹵莽其難固倍於尋常也因錄馮君數案聊備一格以見本會人才之濟濟亦韓子所謂兼收並畜也

退思軒臨診筆記

陳啓成

◎胎前產後治驗二則

癸亥四月三友社夥友許君之妻懷孕五月。足太陰養胎。因血虛肝旺。風陽暴動。挾內蘊之痰濕爲患。頭腫心悸。身熱便閉。氣急不得臥。遺溺不禁。腰痛尻墜。腹注下迫。胎動見紅。勢欲小產。舌黃膩苔。脈弦勁而數。二寸滑。前醫專以潤腸之法。已窮其術。余擬養血熄風。安神固胎。救治。方用桑寄生四錢鈎藤鈎三錢炒阿膠三錢土炒於朮二錢炒子條芩一錢五分鹽水炒厚杜仲三錢生白芍三錢陳皮一錢三分淸甘草七分鮮竹茹四錢焦遠志一錢五分辰茯神三錢川石斛五錢括蔞根三錢炒枳殼五分蘄艾絨五分薄荷八分乾荷葉二角養血熄風。安神固胎。二劑後。肝湯卽平。胎動見鞏。坎離得濟。夜能着眠。惟小便雖能約束。大便閉結難通。舌苔已化。脈數亦退。左弦細右弦滑。再擬養血熄風。固胎縮泉。用烏藥五分益智仁二錢淮山三錢桑寄生四錢炒阿膠三葉鹽水炒杜仲二錢白茯苓三錢生白芍二錢淸甘草五分陳皮一錢鮮竹茹四錢川石斛五錢炒枳殼一錢辰燈心三十寸薄荷八分荷葉二角照服二劑。諸症日愈。而大便未順。再加當歸一錢五分炒生地四錢麻仁三錢益血潤腸。病乃霍然。陳啓成曰。此症乃血虛肝旺。水不涵木。風陽陡動。有吸盡西江之水勢。可畏也。當時若僅僅以保胎爲急。而不淸熄木火。未有不木火鴟張。陰液涸極。喘急而亡者。

庚申秋日。余友許君之妻產後數天。惡露未盡。腹痛靡常。醫以生化成方煎服數劑。忽病潮熱頭脹。口渴氣鬱。惡露不下。絞痛冲心。眩冒欲絕。其勢甚危。余謂形體瘦弱。脈弦細數。腎陰大虛。肝陽內旺。醫者專用辛溫化瘀以傷其陰。致伏氣內蘊之暑濕。挾肝陽一齊而並發。產後久畜之瘀血反積聚上冲而攻心。此乃不知陰陽虛實。執定女科死方。以治今病。有以誤之。方擬青蒿二錢桑葉三錢銀柴胡二錢陳皮一錢三分鮮竹茹四錢煨肝利胃苛連翹二錢薄荷一錢五分白蔻皮一錢五分益元散四錢鮮葦莖一兩清化暑濕枳實一錢炒半焦生白芍三錢清甘草七分川石斛五錢失笑散四錢養陰逐瘀鮮荷葉二角爲引。一服而惡露下行。諸症若失。本宜調養扶元。以善其後。因病者懼藥。未得補益。以致數日後體怠頭眩。潮熱口渴。盜汗二日。淋漓不止。再邀余診視。時已薄暮。人事不識。昏聵不醒。脉象弦數無倫。次舌苔灰黑。此乃氣血大虛。腎陰虧涸。水不涵木。肝陽上越。頃刻有亡陰氣脫之慮。若不大補氣血。潛陽救陰。不能挽救矣。方用當歸六黃湯加味主之。西當歸二錢生地黃四錢生白芍三錢酒炒黃連一錢黃耆三錢酒炒黃芩一錢五分砂仁炒黃柏一錢五分辰伏神三錢柏子仁三錢浮小麥五錢生牡蠣五錢紅棗五枚服藥後。盜汗卽止。人事亦清。次日舌苔由灰黑而轉白膩。脉見和緩。再照原方去黃連加益元散四錢鮮荷叶二角。又服一劑。其病良已。陳啓成曰。當歸六黃湯。以當歸黃耆補血。生地清血。芩連瀉心肺之火。黃柏瀉腎家之火。去熱地者。恐膩滯阻膈之弊。加白芍者。有歛陰固脾之功。佐以牡蠣潛陽。柏子仁茯神寧心安神。浮小麥紅棗涼肝止汗。故能效如桴鼓。救危亡於俄頃也。

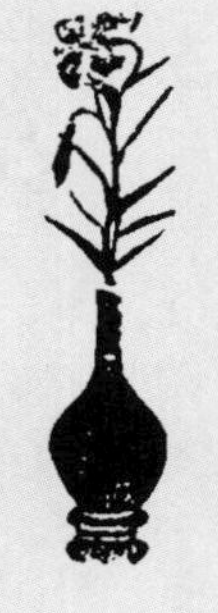

上海神州醫藥總會正會長
朱少坡先生監著

御方 半夏元

一治痰嗽氣急　勞咳骨蒸　老年痰多　小年乾咳
一治冬令咳嗆　受寒必發　多年哮喘　痰中帶血
一治傷風外感　早咳夜咳　溼痰中滿　胸悶脘脹
一治遠年痰飲　泛噁吐沫　痰厥痰迷　肺風肺癰
一治心胃氣痛　肝氣犯胃　風痰頭眩　痰火心悸
一治脾虛久瀉　休息下痢　四肢浮腫　氣虛疝脹
一治遺精多夢　氣膈痰呃　氣陷脫肛　驚跳神煩
一治類中肢搐　痞塊癥瘕　手足痲木　腹痛腰痠
一治五癇癡癲　痰癧痰核　頑痰流注　腦漏腥水
一治婦女白帶　臨經咳痛　崩血氣喘　肝陽耳鳴

無病之人月服一二次能除百病永無痰多喘咳時痧瘴疫等患屢試頗驗　以上各症均用藥一二錢　嚙碎開水吞下晨夕兩服病輕者二三日痊愈重症酌加一二錢雖喘急欲脫牙關已緊者速用烏梅擦開牙齒將藥化灌無不立見神效

總發行所上海貴州路六號頤南堂大藥局

◎大瓶二元四角　◎小瓶一元

醫　案

黃溪最近方案

彭天演筆錄

□產後虛勞血證類（婦人科系）

◎嚴直方夫人（產後）

六脉。心脾弦數。兩腎沉遲。舌苔乾燥。因產後失血過多。交骨不合。津液枯竭。用是發炎。應引血歸心生津。退熱幷合交骨爲治。

當歸身五錢　茜草根二錢　天花粉六錢　黃條芩三分

製兔絲餅一錢五分　炒白芍五錢　甘菊花四錢　炙龜板一錢

益母草三錢　佩蘭一錢　炒香附一錢

（復診）

六脉皆平。惟心尙數。熱度已減。舌苔膩焦。應引血寗心。和中安胃。（夙有胃病）

白茯神四錢　黑芥穗七分　當歸身五錢　茜草根二錢

生白芍五錢　佩蘭一錢五分　黨參二錢　製兔絲餅一錢五分

金石斛三錢　川芎一錢五分　益母草二錢　甘菊花四錢

（三診）

六脉左肝甚弱。右腎覺沉。熱退舌焦。中氣。下。薄。奇經。不。舒。應。和血。柔肝。理氣。納腎。

炙乳香一錢 炒柏子仁一錢五分 當歸身五錢 茜草根二錢

製兎絲子一錢五分 黄條芩五分 炒橘絡一錢五分 炒白芍四錢

炒白萸肉十枚 黨參一錢五分 天花粉四錢 甘菊花三錢

製香附米一錢

◎司徒傳權夫人（產後）

六脉洪弦。心肺更大。熱疫甚高。膻中氣悶。痛引兩乳。全身骨痠。舌剝無苔。此乃。產。後。交。骨。未合。誤服。熱藥。所。致。

醋炙龜板一錢 白茯神四錢 天花粉五錢 甘菊花四錢

炙乳香一錢 益母草二錢 絲瓜絡二錢 生白芍四錢

黄條芩三分 骨碎補一錢 南木香七分 桑白皮七分

◎朱郁堂廳長夫人（血枯）

六脉。心肝沉遲。脾肺虛數。心藏。血枯。神氣。外越。故失。眠。易驚。應存。神命。補湯。減量。

當歸身六錢 茜草根二錢 硃茯神四錢 炒白芍五錢

遠志肉七分 熟棗仁一錢五分 炒柏子仁四錢 蒸狗脊一錢五分

補骨脂一錢　煨益智一錢　南木香七分

六脉沉遲但尚平善虛數雖除中氣甚薄舌苔由剝而膩不特心藏血枯而且眞陽失飪

（二診）

當歸身六錢　茜草根二錢　硃茯神四錢　炒白芍五錢

遠志肉七分　熟棗仁一錢五分　炒柏子仁四錢　蒸狗脊一錢五分

製兎絲餅二錢　炒萎蕤二錢　炒橘核七分　吳萸三分

（三診）

六脉沉靜中氣仍虛舌苔由膩轉絳舌爲心苗可知心藏漸活應於補心之中加振大氣之品

當歸身六錢　茜草根二錢　硃茯神四錢　炒白芍五錢

遠志肉七分　熟棗仁一錢五分　炒柏子仁四錢　蒸狗脊一錢五分

人參鬚一錢五分　炙乳香一錢五分　佛手柑一錢　白蔻仁七分

◎邵子向僉事夫人（心勞）

六脉近狀兩腎沉遲肝肺弦數心臟虛嬌舌苔中剝每當子午兩時手足抽動痲震心部有如挖空是爲血不歸原實爲中風之漸

當歸身六錢　茜草根二錢　硃茯神四錢　制菟絲二錢

生白芍五錢　南木香七分　羌獨活各七分　熟棗仁一錢

遠志肉七分　白菓肉五枚　蒸狗脊一錢

◎李介如總裁夫人（血淡）

六脈虛弦而濡。脾焦尤甚。濕入衝任子宮。舌苔白膩。面色不華。證爲濕血並行。應整理衝任。行血去濕。庶幾寧馨可期。

炒當歸伍錢　黑芥穗七分　乾地黃四錢　炒米仁四錢

天花粉六錢　帶皮苓四錢　黃條芩五分　川芎一錢

炒柴胡五分　佩蘭二錢　炒白菓肉十枚

◎笪賦權女士（血熱）

六脈虛弱。熱度漸低。熱血上冒。喉中見痺。是係心中抑鬱。血熱成衄。應清血解毒。生津退熱。

破麥冬二錢　生地黃四錢　生白芍五錢　天花粉六錢

夏枯草忍冬籐各一錢五分　蒲公英熟蒲黃各一錢　元參二錢

川鬱金五分　青黛茯神三錢

外用殭蠶去嘴　蟬退去頭足五分　硼砂三分　乳香五分

胆礬三分　鬱金五分　焙存性研羅爲末加冰片二分　用葱管吹患處

種德名亭日診醫案（續）

（湖州凌曉五先生遺著　胞姪凌永年手鈔）

時症

少陽邪鬱不解內走而入厥陰之絡脇下支結內熱無汗診脉弦細且急宜宣達肝邪

歸身　白芍　香附　半夏　柴胡五分　丹皮　木通　炙草

加荷梗五寸

夏秋時行之病原屬客邪鬱伏汗出已多邪當解散乃自秋徂冬身熱不能盡退近則午後寒熱寒重熱輕宛如瘧狀迨汗出而熱漸減却仍不淨診其脉象尙帶弦數但左手空耎右關滑大此營陰已虧陽明猶有痰氣阻滯所以胃脘左畔結硬成塊幸不作痛惟按之堅硬仲景少陽篇中所謂心下有支結也此塊不除寒熱不止仲景本用柴胡乾薑湯今宗是方加減可以獲愈

桂枝　花粉　炙草　丹皮　括蔞皮　橘紅　牡蠣

每夜發熱舌黃口苦脈象左弦右細此營陰虛而少陽之邪不解也

歸身　白芍　柴胡　香附　丹皮　炙草　杜仲　加大棗

接方

根生地　丹皮　夏枯草　杜仲　歸身　白芍　炙甘草　香附

大棗

客邪發熱咳嗽鼻衄此熱燥乘金逼胃清之自愈

犀角尖　生地黃　丹皮　麥冬　香附　木通　夏枯草　川石斛

加茅根

汗出不至足營衛未和也熱已退而譫語邪留心絡耳左脉猶弦宜清養之

根生地　丹皮　麥冬　杜仲　川斷　秦艽　穭豆皮　女貞子

苡仁

寒熱兩次忽暈厥呃逆目珠青嘔水如草汁此厥陰經症肝邪橫發中土立敗乃不治之候勉與椒梅湯以圖僥倖（松江一醫以達原飲加石膏四兩得戰汗而愈）

川椒四分　烏梅二個　歸身　白芍　人參　乾薑　川連

半夏

齒燥舌乾神昏口渴乃熱邪內陷蒸灼津液而爲痰痰迷心竅諸藥不應危候也脉雖細尚帶滑數宜清解之此症不治

元生地　麥冬　石膏兩五錢　知母　陳胆星　土貝　甘草

橘紅　丹皮　加鮮石菖蒲汁三錢

接方　痰雖吐出神猶昏憒齒燥舌乾而不煩皆至危之候右脉滑實宜下之以圖僥倖

生錦黃二錢　檳榔　知母　石羔一兩　石菖蒲　生地　丹皮

甘草

傷寒與痢疾同病已屬重症況熱久不退利下如蟹黃兼紫血一團邪火內燔胸前痞悶噯嘔不斷咽痛口渴肝葉脹痛病多且深殊屬可畏脉象左手弦細而數右手滑實而數宜用血藥加苦寒以下之大黃黃連瀉心湯合四物加減

生地　歸身　白芍　川連　黃芩　甘草　製黃磨末冲入一錢
厚朴

◎接方

生地　白芍　丹皮　石斛　知母　銀花　甘草　枳殼　犀角
茅根

孝友堂醫案（一續）

武進張伯熙著　男贊臣筆錄

濕温發黃呃逆案

（祝左）濕温八天。身熱有汗不解。口乾欲飲。一身盡黃。小溲短赤。加之呃逆。神識時明時昧。譫語妄言。苔薄膩黃。脉象弦數而亂。此伏温濕熱蘊蒸陽明。漫佈三焦。逆傳膻中。神明無以自主。且有氣促肺金化源受傷。清肅無權。雖有白㾦未能滿佈。濕熱無路可出。恙勢已入險境。頗慮內閉外脫之險。勿謂言之不預。擬茵陳梔子柏皮湯加減。盡心力以挽回。是否有當。倘希前診　先生裁政。

西茵陳三錢　連翹殼三錢　益元散三錢包煎　南花粉三錢
天竺黃錢半　黑山梔三錢　硃茯神三錢　白通草八分
福橘絡一錢　鮮菖蒲八分　柿蒂十只　鮮茅根二扎去心
鮮竹茹二錢　鮮枇杷葉十張去毛包

代茶用　旋覆花二錢絹包煎　廣鬱金錢半　代赭石五錢
刀豆子五粒　再另用東瓜煎湯代茶

(二診)昨投茵陳梔子柏皮湯加減。身熱已退。神識亦清。洵屬佳兆。惟呃逆綿綿不止。口乾欲飲。一身盡黃。小溲短赤。舌質紅苔黃。脉象弦滑而數。伏熱已得外解。濕熱蘊蒸陽明。漫佈三焦。厥氣乘勢外騰。胃失降和。大便夾紅。素有內痔之故也。險嶺雖逾。未涉坦途。既見效機。仍守原意。加入鎮逆之品。尚希　裁政。

西茵陳三錢　煅赭石三錢　益元散三錢包　鮮竹茹二錢
通草八分　黑山梔三錢　旋覆花錢半包　福橘絡一錢
南花粉三錢　柿蒂十只　鮮茅根二扎去心　鮮枇杷葉十張去毛包

(三診)表熱雖退。而裏熱不清。一身盡黃。目珠尤甚。呃逆綿綿不止。口乾欲飲。舌苔老黃。尖有爛黑點。脉象仍弦滑而數。良由濕遏熱伏。蘊蒸陽明。漫佈三焦。引動厥少之火。上衝於胃。胃失通降之令。還慮戀遷再宜清溫化熱。而泄厥少。冀其呃止黃退。即候裁政。

西茵陳三錢　川鬱金錢半　煅赭石二錢　六一散四錢包
連翹三錢　黑山梔三錢　旋覆花錢半包　硃赤苓三錢
南花粉三錢　通草八分　鮮竹茹二錢　鮮茅根二扎去心
鮮枇杷葉十張去毛包煎

另　珍珠粉二分用金銀器各一具煎湯呑服。

再用腰黃二錢燒酒一兩以腰黃放酒杯內隔水煎熱。以酒薰鼻口薰數次。呃逆卽止。

(四診)濕溫旬日未退。週身發黃白痦不暢作呃尤甚。脉洪數而空。舌苔糙膩舌邊及唇均碎分明。胃中垢膩未除。肺氣無從宣達。某先生所謂濕遏熱伏者。乃不易之論。玆本此意以宣透爲主。佐以利濕清熱。是否有當。仍候　高明諸翁裁政。

炒香豉三錢　帶葉蘇梗錢半　川貝母三錢杵　銀花二錢
連翹三錢　黑山梔三錢　嫩前胡錢半　六一散三錢包
白通草八分　西茵陳三錢　廣鬱金一錢　白桔梗八分
姜川連四分　竹葉茹各三錢　枇杷葉五張去毛

(五診)立議開泄肺胃宣透清熱利濕等法。白痦略透。呃逆頓止。惟脾胃不醒。納穀泛嘔。兩目身黃猶在。脉象右寸關滑大而數。左寸關較軟。舌苔白滑滿佈。究屬濕蘊瀰蔓。三焦粘滯。胃口肺氣不宣所致。擬香燥悅脾以肅餘邪。

仙半夏三錢　新會皮一錢　佩蘭三錢　炒秫米三錢
焦六曲三錢　炒蒼朮八分　綿茵陳三錢　通草一錢
炒苡仁三錢　砂仁八分　鮮佛手一錢　穀麥芽各三錢加檀香錢半
煎汁同炒

(六診)昨進香燥悅脾和胃利濕之劑。汗澈通暢。白痦亦透通達。色澤光明。兩目身黃大退。胃呆知飢。納入不嘔。脉象平和。舌苔白滑退其大半。根苔猶形上腭碎痛微微。再宗原意出入。諒可圖功。

仙半夏錢半　炒秫米三錢　佩蘭三錢　砂仁五分

焦六曲三錢　新會皮一錢　炒苡仁三錢　通草八分

茵陳二錢　鮮佛手一錢　穀麥芽各三錢加檀香錢半同炒

鮮荷葉一方

吳菊舫先生醫案

蓮吳洲筆錄

林鳳仙　溫邪化火燔灼。身熱壯甚。延經八日。喜笑不休。兩手蠕動。煩躁不寐。譫語鼻煽。神識時清時糊。脉弦數。舌薄黃質紅。邪鬱不達。內蒙清竅。勢將逆傳胞絡。昏痙之變。在在可虞。

淡豆豉三錢　黑山梔三錢　嫩鈎鈎三錢後下　銀花三錢

竺黃片一錢半　象貝母三錢　硃茯神三錢　連翹三錢

鮮石斛先煎三錢　鬱金一錢　鮮蘆根去節一兩

二診　身熱九天。徹夜不寐。煩躁譫語。神識迷蒙。兩手抽掣。頸項略布白㾦。脉弦數而勁。舌質紅苔黃。溫邪化火燔灼。擾亂神明。液鑠風動。內陷昏痙之變。旦夕堪慮。

牛黃清心丸一粒開水先化服　羚羊角先煎一錢　經桑葉三錢

洗蟬衣七分　黑山梔三錢　銀花三錢　連翹三錢

杏仁三錢　天花粉五錢　竹捲心卅針　鮮蘆根二兩

三診　身熱較昨略減。神識已清。白瘖漸佈。晚間稍可假寐。脉弦數。舌質紅苔黃。温邪化火。蘊蒸陽明。雖見小效。未踰險嶺。仍防液爍痙厥等變。

生石羔八錢　省頭草三錢　桑葉三錢　黑山梔三錢
天花粉三錢　枳實三錢　銀花三錢　連翹三錢
丹皮三錢　硃茯神三錢　鮮竹茹三錢　鮮蘆根二兩

四診　熱勢漸衰。白瘖紅疹間透。入暮尙有譫語。未能安寐。大便解而未暢。稍有咳嗽。脉弦數。舌絳苔黃無形之温邪。與有形之濕滯。鬱蒸化熱。結於肺胃。淸肅之令失行。雖逾險嶺。未涉坦途

省頭草一錢半　軟白薇一錢半　炙紫菀一錢半　硃茯神三錢
天竺黃一錢半　象貝母三錢　光杏仁三錢　連翹心三錢
鬱金一錢　銀花三錢　枇杷葉去毛三張　鮮蘆根二尺

五診　熱勢逐漸減輕。晝夜稍能安寐。胸腹頸項俱已密布白瘖。惟咳嗽不爽。脘次痞悶。脉軟弦數。舌質紅苔黃。温邪濕滯。鬱蒸化熱。互阻太陰陽明。肺氣不得宣暢。胃失通降之常。再以淸邪洩熱而肅肺氣。

大豆卷三錢　前胡一錢半　省頭草一錢半　黑山梔三錢
銀花三錢　連翹三錢　鬱金一錢　茯神三錢
象貝三錢　杏仁三錢　竹捲心三十針　鮮蘆根尺許

隱溪醫案

顧伯卿著
陳啓成抄

顏伯卿先生廣東嶺南人。先父之至友也。學醫於鄭仕芳先生。工內難二經。傷寒金匱。懸壺甬江。名震閭里。如臨危症。莫不一劑知。二劑已。癸丑蒞滬。應診而先父適患濕温。未得先生診治而沒。余因抱恨終天。發憤學醫。然苦無入門途徑。已未春就商滬地。得先生指導。如撥雲霧。學習漸進。今有救治危症數案名曰退思軒筆記。登於第五期學報。實受先生之澤也。先生熱心醫學。創辦廣濟醫院。前任神州醫藥會會長。發揚國粹。功蹟爛然。嗣因操勞過度。於辛酉冬溘然長逝。不勝扼惋。遺有隱溪醫案。論症明晰。立方豁如。余謂其子玉書曰。曷不登諸學報。以爲後學之津梁也。玉書曰可。茲將所診婦科數案錄下。

葉女　天癸初至。先受外邪。失於調治。攻散以致熱入血室。發狂不避親疏。登高而歌。棄衣而走。脉來滑疾而弦。擬先瀉肝通絡。生鐵落飲加減主之。

龍胆草二錢　蘆薈一錢　製大黃一兩　生鐵落二兩

刺蒺藜六錢　生礞石五錢　宣黃連二錢　薄荷一錢五分

飛硃砂二錢　靈磁石二兩　廣橘紅二錢　廣鬱金三錢

土紅花五錢　生白芍三錢　丹參一兩　柴胡五錢

桂枝五錢

先用生鐵落磁石礞石三味。用水五大碗。煎存二大碗。入上方十四味。文武火煎存一大碗。去渣。入飛硃砂攪匀。頭煎分六點鐘服。次日服二煎。或下血塊。或經水來。則可僥倖除根矣。

葉女　熱入血室。發狂。前方用鎮心瀉肝法。脉象右滑左弦。均帶平緩。擬順氣平肝化痰法主之。

製大黃四錢　青礞石三錢　枳實二錢　正橘紅一錢五分

生甘草一錢　生白芍四錢　廣鬱金一錢　柴胡一錢五分

木通一錢五分　生鐵落　煎湯代水

湯右受妊子煩。誤作經閉乾血。迫至血虛不能蔭胎。胎殞墜下。方悔前醫之咎。小產後繼以崩漏。加以頸項潰瘍。種種病原。無非耗氣傷血。自春至夏。由夏及秋。纏綿床褥。以有限之精血。受無窮之蹂躪。延至孟冬。益形困頓。縱有神丹。亦恐無濟。幸二尺尙有根。胃氣未絕。尙有一綫生機。或可挽療。本年少陽相火司天。厥陰風木在泉。歲火太過。歲水不及。秋夏之交。平人多有濕熱瘧痢之患。何况久病。雖非新邪爲病。而人在氣交之中。未免微受其氣。故有外內合邪。而作往來寒熱。由是論之。則非全是本病所至明矣。果是本病虛癆。前此溫補扶元之劑。不爲不多。果是虛不受補。斷不能延至今日。倘是對症服藥。緣何日見頹靡。今察舌苔心脫而邊黃。心脫屬陰水不養木。邊黃是濕熱內蘊。診脉象細弱而弦急。弱爲氣血兩敗。弦急是積邪未化。脉症舌苔參於面色。是本病夾標。虛中有實。治法擬滋水以制火柔肝以治其本。理濕通絡以去其標。合古人乙癸同源之義。是否有合。質之高明。

炒大生地四錢　烏梅肉三分　茯神三錢　地骨皮四錢

桂枝木一錢　生牡蠣三錢　炙銀胡三錢　南棗肉一錢五分

炙甘草一錢　生白芍三錢　吉林人參一錢

陳右三陰瘧年餘不瘥。內成瘧母。痞塊時作時止。經閉忽崩。脉來遲濇而微。擬桂枝龍骨牡蠣湯加膠艾法。

蒲黄阿謬　醋炒艾叶　五化龍骨　酒白芍　生牡蠣

炒椁皮　炙桂枝　酒炒柴胡　炙甘草　生姜　紅棗

問靑醫室醫案

王慰伯

甫里李太太續書毋

肝升太過肺降不及犯胃則嘔扣金則嗆所嚥粘汁氣味腥穢色澤粉紅曾經營熱咯血故口燥津乾氣逆火升臟氣旬餘未更亦由木氣上升胃失下行之故切脉左細數鼓指右濡濇不調苔薄黄質絳據脉論證肝胃爲起病之源肺金爲傳病之所年逾花甲正陰已損際此燥令爍金深恐喘脱之險姑擬淸金制木甘寒養胃俾得氣平嘔止濁痰變淸郎爲轉機佳兆是否有當倘候　主裁

羚角片　桑白皮　川貝母　川雅連　鮮沙參　玉前胡

知　母　石菖蒲　鮮生地　光杏仁　天花粉　辰滑石

（竹二靑）　（鮮蘆根）　（枇杷葉）　三味煎湯代水

二診

前進淸金制木甘寒養胃之劑肝逆較平土不受制嘔噦郎止所咯痰沫氣味亦淸種種見證似屬轉機但胃陰久損穀食難以多進經所謂邪火不殺穀腸液久涸臟氣依然不更葉氏所謂胃失下行之旨際此大節寒暖不均身中大氣亦隨陰陽升降是以火升頭脹神煩不適切脉數象漸平右濇仍難流利大

體而論雖見小効須得穩過大節。安寕更衣。庶幾漸涉坦途。再遵前意。參入涼潤之劑。仍候　主裁

鮮首烏　旋覆花　川雅連　知母　茯苓　石决明

鮮霍斛　光杏仁　川貝母　元參　火麻仁　風化硝

三診

腑氣更後。諸恙較適。濁滯一時雖洩。止元尙難恢復。胃納不旺。苔黃津乾。茲切脉象頗和。弦象較歛。大節將臨。冀得不變爲幸。

西洋參　白花百合　半夏麯　川貝母　生米仁　竹二靑

乾楓斛　生白芍　化橘紅　天花粉　白茯苓　石菖蒲

四診

貴恙反覆不定。肺金得肅。而肝陽不靜。痰沫雖清、而胃氣不甦。漾漾泛膩。有如顛醉。虛火上冒。頭面爲赤。身熱按之炙手。穀味杳不思細。總由木氣有餘。風翔浪湧。後天告竭。生機難轉。切脉寸關帶弦。尺部無神。舌苔兩邊漸化。根見糙黃。年逾花甲。大節將臨。深恐止氣不支、暴脫之變。且虛不受補。火無可攻。再四籌維。惟有再擬和肝培中。順氣降火。微辛微酸。冀得穀味漸進。扶過大節。不變再商平補。尙候　主裁

旋覆花　枷楠香　生白芍　法半夏　石菖蒲　抱茯神

代赭石　老蘇梗　五味子　靑陳皮　瓦楞殼　棗檳榔

五診

昨晚諸恙大減。穀味漸進。胃氣得立。尤爲可喜之兆。虛陽上冒亦得平降。足徵肝木有制。今晨切脉。尺部略旺。餘弦亦靖。苔糙化薄。症勢雖覺轉機。太節臨前。尚防反覆。再擬前意。佐以芳香開胃。是否仍候 高明

羚角片　代赭石　五味子　法半夏　石菖蒲　佛手花

旋覆花　枷楠香　生白芍　化橘紅　白茯苓　紫貝齒

六診

按納穀主胃。胃屬陽土。喜涼喜柔。與脾喜剛燥絕然反對。葉氏論之頗詳。而胃難多進穀味。以有肝木來犯。遂失下行暢遂。古人謂甦胃必先制肝。前進辛酸之劑。慶得納增神旺。良有以也。茲仍噫噯氣窒口泛甜膩。都由久損之後天。一時不克恢復。客氣用事。難期清曠。高年之體。未可欲速成功。切脉沉細弦數均平。苔根未淨。大勢漸入坦途。第正氣大損。天時寒暖不匀。藏令不密。尚恐反覆。姑再擬辛苦酸之味。通胃制肝。冀得土木合德。成就太和之象。是否。尚候高政。

金香附　代赭石　川雅連　江只壳　白茯苓　炒仁花

旋覆花　烏梅肉　生白芍　青陳皮　鮮竹茹　玫瑰花

七診

前方進柔肝木以葆胃土。運大氣以曠中宮。過此大節。幸無風波。火升神煩漸覺平靖。足徵厥陽風木得以潛伏。第氣機仍然上逆。頻作噫噯。泛嘔膩沫。是卽經所謂厥陰爲病。氣上衝心。吐涎沫是也。所以胃受

肝剋。穀食難以多進。腑氣一候未更。總之肝氣升多降少。後天有困無甦。病前情懷鬱勃。木失條達。無形之傷較有形爲難理。茲切脉寸關又弦。尺部帶濇。苔白漸化。用藥大法。氣不可不理。陰不可不存。惟理氣不用香燥。存陰不用滋膩。未識　法家以爲何如

吉林參鬚　桑麻丸　淮牛膝　瓦楞殼
金釵石斛　半夏麯　白茯苓　生薏仁
眞枷楠香　化橘紅　光杏仁　姜汁

八診

按上升之氣自肝而出。肝爲將軍之官。體陰用陽。不受遏鬱。鬱則賊犯中土。是以脘痞發噯。飲多食少。肝氣亢逆。腑受失降。大便旬來未更。切脉左細數。右遲濇。苔化已淨。高年之體。陰涸於下。陽炎於上。延成關格之象。疊進湯劑。小波雖平。大波依然。姑再擬滋液以和陽。辛潤以利腑。冀得胃關一開。便是轉機之兆。

細生地　當歸尾　光杏仁　浮海石
淡天冬　旋覆花　台烏藥　肉蓯蓉　白茯苓
原金斛　家蘇子　代赭石　淮牛膝

隱軒醫案

楊藎城

（孫）暴寒外鬱。伏熱內蒸。身熱經旬不解。至今未得統汗。欬嗽氣急。痰湧鼻煽。斯皆肺失清肅。濁痰隨氣衝逆。症勢險危。深慮閉脫。暫擬雙解表裏。冀得透汗爲幸。

西麻黃四分 京川貝錢半 姜半夏二錢 橘紅錢半
生甘草四分 苦杏仁三錢 連翹二錢 粉前胡錢半
黑山梔二錢 枇杷葉去毛二片 生石羔三錢 炒蔞仁三錢
炒蘇子三錢 茯神三錢

（覆診）昨擬雙徹表裏。服後統汗已得。身熱較減。痰喘亦緩。但心煩口渴。咳逆頻頻。是表邪雖解。肺熱未清。今當變法。純宜清降。

苦杏仁三錢 全福花三錢 大麥冬二錢 茯神二錢
炒蘇子三錢 炒蔞皮三錢 炒知母二錢 生甘草四分
川貝母錢半 連翹二錢 黑山梔二錢 枇杷葉去毛二片

（曹）素體陽虛。又感濕溫。以致肺失宣降。肝氣上升。身熱頭蒙。脘阻納呆。便祕不通。肢節痠疼。症經日久。難期速效。姑從宣肺化濕。平肝降氣。

苦杏仁三錢 廣玉金二錢 炒蔞皮三錢 木防已二錢
川貝母錢半 白扣仁五分 姜竹茹二錢 炙枇杷葉三錢
茯苓三錢 川方通一錢 炒枳殼二錢

（二診）濕溫久鬱。經脉不宣。左升右降。旋轉失司。是以身熱淹濕。骨節痠疼。胸脘窒塞。便祕納呆。脉形右大左叐細弦。舌苔白膩。邊降少津。欲圖速效。實難爲力。再從清肺和肝。化濕宣氣。

苦杏仁三錢　製川朴一錢　木防已二錢　黑山梔二錢
橘　皮二錢　茯　苓三錢　廣玉金二錢　姜半夏二錢
炒蔞皮三錢　佛　手一錢　枇杷葉三錢　炒只實二錢

(四診)濕阻中宮。肝逆犯胃。脾陽既失健運。胃氣又不宣降。致令不飢不食。二便不爽。古云九竅不和。都屬胃病。脉來細軟。舌稍化薄。再依宣氣化濕。和中抑木。(此案在後)

金石斛三錢　焦白芍二錢　製川朴一錢　炒只實二錢
焦蔞實三錢　製香附三錢　廣玉金二錢　炒淡芩二錢
姜竹茹二錢　姜半夏二錢　焦米仁三錢　茯苓三錢
橘皮二錢　佛手一錢

(三診)病久反覆。總不離乎胃肝二經。緣胃被濕阻。不克宣降。致肝陽無制。衝逆肆橫。上則脘悶噯氣。下則便祕。肢痠綿延。經久氣陰受戕。茲再化濕理氣。後當養胃扶脾。

苦杏仁三錢　茯苓三錢　炒蔞皮三錢　焦苡仁四錢
廣玉金二錢　製香附三錢　炒只實錢半　姜半夏二錢
姜川連四分　製川朴一錢　姜竹茹錢半　橘皮二錢

(沈)坐蓐過勞。驚恐交迫。致心肝營陰暗虧。風陽遂陡升莫制。曾經昏厥不醒人事。現在厥雖漸止。而心惕頭眩。寤不成寐。乃魂魄未甯之徵。脉左弦細右軟小。舌胎光紅。法當養營安神。平肝熄風主治。

茺蔚子四錢 嫩勾勾三錢 製遠志二錢 炒當歸三錢
紫丹參三錢 製香附三錢 煆龍齒三錢 陳廣皮錢半
焦白芍二錢 硃茯神三錢 柏子仁三錢 石决明四錢
佛手一錢 加廣木香八分

(覆)肝陽雖已漸平。內風猶未靜熄。是以氣窒稍舒。頭暈依然。腰痛無力。納減神疲。究屬營陰大虧。難望霍然即愈。脉息沉細。舌色淡紅。法宜仍宗前意。略爲增損

炒當歸二錢 製香附三錢 炒杞子三錢 製遠志錢半
煨天麻一錢 焦白芍二錢 硃茯神三錢 酸棗仁三錢
廣皮錢半 炙草四分 厚杜仲三錢 炒川斷二錢
桂元肉五枚 茺蔚子三錢

紀事

吳縣分會爲討論無錫醫生王詢芻用黑丑是否錯誤一案來函

逕啓者敝分會茲據病家王仁山函稱無錫醫生王詢芻誤用黑丑等藥致斃五齡幼童請爲主持公道評判解決一案業經敝分會於夏歷十一月十六日二十六日兩次召集全體職會員開會按其前後方案共同詳加討論而以持平爲宗旨合將會議情形錄請

貴會鑒核迅予裁決

示知俾便遵循具覆藉解糾紛臨穎不勝企盼待

命之至此致

神州醫藥總會

會長職員公鑒

吳縣神州醫藥分會謹啓

公議王詢芻用黑丑治温邪一案應分藥性及病原兩項定議

按藥性黑丑一味本草謂苦寒有毒其所治之症不外推行濕熱流利氣分註中謂多食稍冷據此觀之多食則不可少一用之未必便爾致命況苦燥濕而寒勝熱加入達原飲中似非相反且量衹六分既已

炒熟其性質較生者究屬和平若以士材辛熱有毒之說爲是則王醫用於四五月之間濕邪化熱之候殊欠斟酌若以本草之說爲是則王醫雖用之失當尙無大謬耳

考病原温邪濕滯交阻囈語大便泄水寒熱交作舌胎垢黃如碱右關脉滑而以達原飲爲增減立方於葉法尙無不合温病論治中有云若胎如碱狀胃中宿滯挾穢濁鬱伏當急以開泄否則閉結中焦不能從募原達出以此觀之則芳香疏泄苦降辛寒之法尙在理中

至王君石卿以存陰淸開鎭肝之法則內經所謂濕位之下燥氣承之鑒前苦降之未能取効慮其津枯濁結故欲甘涼以增其液淸開以治其厥蓋濕邪化火旦暮更變各存深意昔徐靈胎先生先食附子繼服西瓜而病之原因固不同然其理則一也

總之温邪一症變端最多無論成人幼孩凡爲醫生者皆具熱心濟世之志於病家何仇何恨焉有成心殺人之理敝分會同人據案擬議不能以成敗論功是否有當應請公決施行

本總會覆吳縣分會函

逕復者日前奉到

公函悉據病家王仁山函稱無錫醫生王詢芻誤用黑丑等藥致斃五齡幼童請爲主持公道評判解決

一案曾經

貴分會兩次召集職會員開會討論並將會議情形抄示前來

囑本總會裁決據此遵於本月十五日召集全体職會員開會討論僉謂濕温一症變端本屬最多治法

或應溫開或應芳化或宜辛涼或宜苦降隨症施治初無一定蓋濕屬有質之邪溫係無形之氣兩者交併最爲糾纏孩童患此診治尤極困難今王姓五歲之孩症經十日之久舌胎垢黃如碱神志啾唧不安是宿滯穢濁閉結中焦顯然可見而變象危機固已早伏王醫尙擬背城借一方中遂用黑丑六分蓋根據甄權除氣分濕熱三焦壅結之說也法固可通未可因失敗而據以爲罪在病家喪明抱痛宜有詰責之言在醫生保赤爲懷詎有殺人之理況黑丑之量祗有六分加以炒熟其性尤緩斷不足以致命

貴分會所示各種理由極爲充分請即據此婉覆病家可也此致

吳縣分會

本會爲請求加入國民會議致許處長函

謹啓者前讀

段執政通電主張召集國民代表會議解決國是之糾紛共謀和平之統一至爲欽佩復讀

執政府命令特派

執事爲國民代表會議籌備處主任允見任官維賢可爲國民會議前途慶敝會自民國元年成立曾蒙

臨時大總統批諭嘉奬優於民國五年九月向內務部正式立案實爲正當職業團體亦爲部准確定法團溯自民國成立迄今十有三年分會遍各省埠總分會會員合記在八千人以上本年十二月十一日在上海開第十次常年大會各地分會均派有代表出席全體贊成

段執政所宣布國民會議之主張幷推選總會編輯主任陳无咎爲代表賫函北上向

執政請願將敝會列入法定職業團體准予推選代表出席國民會議如善後會議採孫中山先生所主張改爲預備會議時亦請准予敝會代表列席用特備具公函轉呈執事查明辦理實級公誼此致

許世英先生

本會致違禁藥品管理局公函

逕啓者昨閱報載貴局續發布告對於中藥一部分納費註册章程略事删改又將實行並須將中藥配製之丸散藥水一律送局化驗各等語查此案前經敝總會暨藥商代表迭次聲明以中西藥品先有原料化合之不同更有天產運輸之各異藥房藥店絕不相侔根本上已無違禁之可言事實上卽無服從取締之義務比經縷晰詳陳曾蒙省長洞鑒實情咨部將中藥註册章程取銷在案不料墨瀋未乾葛籐再起甚至別開生面將同一原料品之飲片丸散强爲分判殊不知中藥之丸散藥水即合飲片配製以成相因而生源同流異斷無劃分爲兩之理根性未明遑之化驗縱令註册何俾管理茲於本月九日召集特別大會討論結果對於貴局更訂中藥一部分納費註册化驗等章程仍難承認相應函達卽希查照爲荷此致

上海速禁藥品管理局

神州醫藥總會啓

違禁藥品管理局覆函

逕啓者案准

貴會函詢中藥店註册納費情形各節查中藥店註册章程尚有攷量之處一切手續須從緩辦理知關

垂念相應函覆即希

查照此致

神州醫藥總會公鑒

本會開儲蓄部一週紀念會情形

本會爲籌建築會所及醫校醫院經費當由各會員發起按月儲蓄彙存銀行以爲建築基金開辦以來已屆一年儲者甚爲踴躍成績良好昨日下午七時特在事務所開儲蓄部一週紀念會到八十餘人首由副會長顧渭川致開會詞次總務員蕭退庵報告一年儲蓄之經過及各會員儲存之積分并宣示銀行存摺本屆儲數最多者爲許壽彭沈心九沈慕泉薛文元顧渭川朱少坡余伯陶徐小圃張紹曾王壽康等前五人照章應得褒狀次蔡濟平包識生沈心九候也春王梅生張禹門陳啓成相繼演説大旨謂建築醫校醫院之不可緩今吾同志能爲公益而儲蓄不徒爲中醫界之美德實足以樹社會之風聲將來所收之效果定較個人儲蓄爲尤大惟期貫澈始終再接再厲庶成裘成塔早竟厥功云迨茶點退席已十一時矣

出版部續承助款諸君台篆列左

四川分會會長祝味菊先生洋九十元

張鴻遠君小洋五十角

沈緯良君洋三元

本會爲經常費不敷加增常年費及入會費議決案

本會經常之費向恃各會員所繳常年費及担任之月捐以充開支現因生計日高而待辦之事又繁預算收入不敷支配爰於止月十五日開會遵照會章第四十三第六十八諸條由評議部議決經職會員通過自從乙丑年起凡會員常年費及入會費各加一元（計常年費二元入會費二元）藉維會務而補支絀

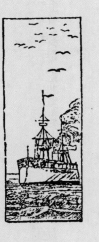

雜俎

客座譚郵

陳小無輯
（西神）

◉人壽叢談

觀渡廬主人伍秩庸博士。嘗自言其生命可至二百歲。惟必須慎食節慾。故提倡慎食衛生。極爲注意。創設慎食衛生館於上海四馬路。殆可謂能身體而力行者。惜革命未成。捐軀報國。二百之壽。未及其半。人咸惜之。且有因此致疑於人壽二百爲必不可能者。然近據各國大醫學家精密研究之結果。則普通人類之天年。確可得二百歲。至普通人之壽命。每不過五六十歲。進而至於七八十歲。已屬難能可貴。更進而至於九十或一百。則上期頤之頌。歌耄耋之詩。嵯峨建百歲之坊。忭舞作千秋之鑑。庸知其循序而進。初非倖獲。僅得天然壽命之半乎。原人類之十九夭折者。皆因平日不講衛生所致。而衛生上之缺點。足以妨礙壽命者。其故甚多。德醫瑪克賈長時間之試驗。斷定人類之七情六欲。最與壽命有關。喜怒過度。哀樂失常。均足危害生機。因列一表如下。（甲）凡憂思一小時。損壽一日至六月。（乙）恐懼及忿怒一小時。損壽三日至一年。（丙）悲哀一小時。損壽二日至二年。（丁）一夜不眠。損壽五日。（戊）過勞一次。損壽二日。（己）於塵土飛空之中呼吸一小時。損壽一日。（庚）一日之內不工作。損壽一日。（辛）作淫一次。損壽三日。（壬）患病一次。損壽二日至五十日不等。據上表觀之。可爲伍博士添一强有力之證據。而庚項之不工作云云•大可爲懶惰不事事者。作當頭棒喝。特如吾輩之草草勞人。鐵硯不温。乾螢坐化。是否屬於戊項之列。頗滋疑問。惜不得與瑪克握手而一叩之也。

◉感聲器之發明 （小青）

▲聾子的福音 那些久感困苦全失聰的聾子們。在最近的將來。可以有聽受別的人談話的機會了•不過他們不能像我們一般用耳朶聽。却須用他們的手代替耳朶。原來美國西北大學的高爾德博士。正從事一種感聲器的發明。不久便可告成。他受了全國研究會的委託。費着全部的工夫。在這發明上努力。他已把那發明的感聲器。在五個聾子身上實地施驗過。教他們學會了十五句句子。共計九十個單字。試用的時候。將感聲器放在聾子的手裏。或身體上別的感覺敏捷的部分。利用對面人說話的聲浪。使那感聲器發生波動•正像打電話時發話人的聲浪。震動那傳音器原理的一般。因此。應用這感聲器的要點。就可使手指的肌膚能夠感受感聲器上的波動。並須明白怎樣組合的波動。有怎樣意義。那就能瞭解人家的談話。這種方法固然不是容易學的。但有學會的可能。已經明白證實•因爲我們的耳朶。接受了聲浪的波動。便能瞭解談話的意義。看來好似出於自然。其實也是從學習而得。幷且學習的情形。也和手指利用那感聲器的情形一般。不過我們耳朶的學習機會很多。時間又很長久。故而不但不覺得學習的艱難。連怎樣學會的情形也不覺察了。

◉巨鱣補力

餘杭北鄉有農民唐天培者。今春畜雛鴨百餘。日放河中。河中有巨鱔。鴨游泳其間。及暮驅歸檢點。日缺其一。異之。久之。唐知鱔內有異。乃以雛鴨一。餧之。扎以利鉤鉤繫以繩。由水面曳之過鱔。彭然一聲。鴨爲一巨物啣去。唐乃用力扯之起。得一巨鱔。重可十斤。遍體金黃。唐知食之有益。乃烹而食之。惟不敢食其首。棄地餵犬。晚間口甚渴。而遍體又殊覺不適。乃耐渴而舂米達旦。翌日無恙。蓋唐固知食巨鱔後。不宜解渴而宜劇烈運動也。越月餘。食鱔首之犬。頭若斗大。而唐全身諸官異常發達。惟頭顱如故。而膂力過人。餘武汽車路之滚路鐵筒。重可千斤。能一唐人曳之疾走。說者謂若鱔首食之。則五體相配。而腦力甚强矣。(阿雲)

(眞相)

◉黑猪產白象

揚州舊城大汪邊東隅。有一居姓。豢母猪一頭。於夏歷十四日上午十一時。產小猪六頭。內有依稀象形者四頭。形如畫中之猪八戒者一頭。均無毛。於是互相傳播。人人爭觀。居姓疑爲不祥。遂將白毛如象者擲斃。嗣爲八中五師聞知。特遣人往購。擬盛瓶浸以藥水。作動物標本。備爲展覽會之用。五師購去之兩頭。每頭代價四角。詎居姓售出後。以某西人前來索閱。並願出重資購之。復覩爲奇貨。乃向五師增價。維時五師以居姓如此居奇。未便加洋。當令退價將其取回。又一說謂五師退回居姓之兩頭。雖云如象。尙難證明。至八中購去白色似象者兩頭。(已死)業經用酒精浸入瓶中。作爲動物一種標本。其形固白。較迥猪異。其鼻確長垂。亦非猪鼻。故觀者僉云似象。

果爾則諺云『牛產麒麟猪產象』之語。不爲謬矣。

◎班禪得病

劉致祥。年十歲。湖北人。貌極秀美。於三歲時病後口啞。聞班禪活佛之名。由其父伴送來滬。適班禪去普陀。劉父子隨湖北省署代表鄧夢先偕往普陀。求治。鄧帶劉兒謁見後。班禪令劉兒跪門外。自己則盤坐室中。閉目靜默可二十分鐘。班禪謂此病可醫。但須八九月方能開口說話。因開一方。用川楝子枳殼焦查三味。幷囑劉兒每日清晨念阿彌陀之阿字。日日如是。當如期收効云云。

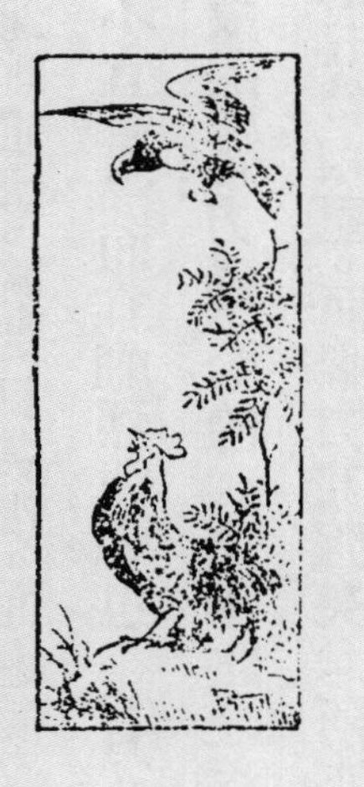

文　苑

明珠篇

時功玖

民國六年丁巳歲。時維七月日十四。有士傷時失其志。傺侘無聊生煩憂。買舟去作南海游。南海在昔稱名邦。巍巍城闕臨珠江。江上明珠世無雙。使人見之意氣降。摩挲把玩不釋手。咨嗟永歎不去口。側身四望復何有。惟見明珠大如斗。斗大明珠的皪圓。下有渺溟之沉淵。上有清冷之流泉。胡爲邂逅在我前。知是宿寃定夙緣。但覺中懷不勝憐。憐此明珠衆不如。若語神奇尤多途。乘潮來去西復東。舟中有珠能定風。隆冬氣改衣裳單。座上有珠能避寒。堂上燭滅四向迷。珠光照夜號火齊。嬾困懨懨病欲死。珠光照人豁然起。忘者攬之能記事。味者握之能益智。密意靈心九曲竅。宛轉玲瓏極倩妙。肌理瑩瑩好顏色。不敢平視愁眼纈。如此奇珍世豈多。噫嘻明珠奈爾何。豈是靈蛇銜將來。抑或產自老蚌胎。採取不自崖山岸。乃在尋常珠江畔。往還亦非在合浦。即在咫尺珠江滸。珠江之珠圓且明。不數啓明與長庚。應是上應太陰精。不然江胡以珠名。昔年我雖聞人說。南海有珠號明月。當時過聽失擇抉。只道玄同無差別。今來南海親比絜。始知珠月兩懸絕。月雖明有圓闕。何似珠光長不歇。百爾不知珠月殊。謂我阿私笑我誣。吁嗟世無波斯胡。茫茫何人識此珠。君不見卞和再刖足。呼天不應仰大哭。得罪却緣荆山玉。又不見英達三年戰。致費二十一萬萬。所得僅一金剛鑽。得失顯晦信有命。遇合亦有幸不幸。若或使之曰惟天。箇中消息非偶然。平生雖未盡五洲。蹤跡經行半地球。歷塊過都恣瀏覽。所見環寶良不罕。落落殊無當意者。獨對此珠意難捨。幽思纏綿不可寫。眷焉顧之忘天下。願言惜此稀世珍。丁甯毋以暗投人。恐是綠珠之後身。等閑愁殺石季倫。

◎靈川道中舍輿徒步 （前人）

山行若附梯。纔降又攀躋。脚健猶能步。神完自不迷。孏隨人俛仰。且信路高低。去去從吾好。荒村唱晚雞。

◎放歌 （前人）

性喜貪杯更放歌。人呼酒鬼與詩魔。鏡中白髮由他長。不學桓伊喚奈何。

◎過洞庭寄閔敏 （前人）

孤負同根相倚意。歸帆已隔洞庭煙。離人早夜思晁監。可奈詩情愧輞川。

◎珠江 （前人）

璧月滿晴霄。珠江漲暮潮。酒深。無奈夢。春暖可憐宵。替枕輕移臂。搴衣小側腰。失驚仍悶夜。生恐是明朝。

◎贈日人田中 （前人）

桂林天氣幻。一雨變春秋。地險吟懷壯。時危國士羞。身隨湘北首。夢到海東頭。島客堪同命。田橫記得不。

時季友先生。湖北枝江人。其文章才思之雄。爲近日鄂賢之冠。嘗謂余曰。內經病能篇乃言病態。又云西醫最新發明之藏器療法。如以肝補肝。以腎補腎之說。在歐美詫爲創奇。在吾華實爲陳腐。先生於余所著之醫壘叢書。頗有糾正。啓發甚多。去臘遇於京師。暢譚中西醫理。往往夜深不寐。其識見之超卓。有非專門名家所及者。卽孫中山胆石之證。惟先生深信余說。促張眞吾彭亘川馮自由諸君子。向行轅建言。宜循拙著醫軌胆枯一篇治療。惜侍疾諸公惑於肝潰僞證。不肯負責。先生間有論醫之作。其稿隨手廢棄。惜不可得。僅得其詩數首。亟實諸醫刊。見吾道中不無解人。且其智辯力。每每超出醫林以外也。（无咎）

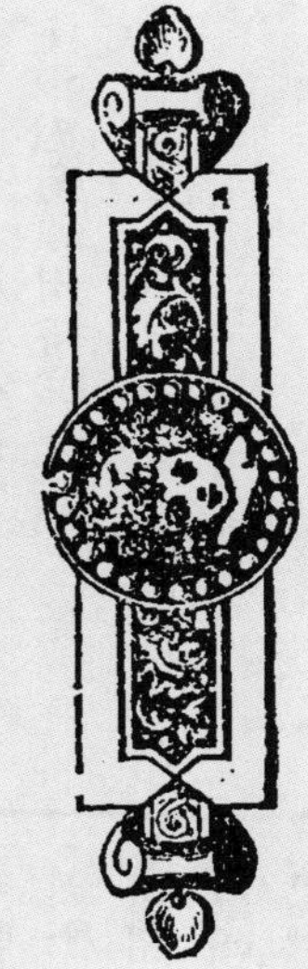

會員錄

續第二期新加入者彙登於後

湯錦堂　安徽舒城
裘少白　江蘇南通　上海潭子灣天柱橋正心堂藥號
徐丕盤　江蘇武進
鄭耀棠　廣東香山　上海北四川路仁智里七弄八八號
陳生初　浙江奉化　上海虹口元芳路元芳里七七九號
史明智　四川成都
王鳳威　江蘇寶山　吳淞外馬路公記竹行
夏子香　江西新建　上海愛文義路誠意里七六九號
陳啓明　江蘇崇明　上海梵王渡啓新學校轉
葉青萍　浙江甯波　上海滬南神州醫院
喻誦言　江蘇松江
黃杏園　江蘇寶山
趙文元　浙江鄞縣
陸星莊　浙江平湖　上海天文台路玉振里求是製藥社
許伯元　汕頭潮縣　上海老西門街十三號
張五齡　浙江鎮海　上海閘北新民路仁康當對面
黃維民　江蘇上海
柴亦春　浙江慈溪　上海愛來格路一七六號
張樂天　浙江青田　上海貝勒路義和里三號
李振唐　江西南城　上海山海關路瑞錦里二二五號
蔡仲良　廣東順德　上海北四川路聚賢里一六八一號
楊傑岐　廣東番禺　上海北四川路崇德里第五六二號
黃素庵　浙江蕭山　上海白克路登賢里第一家
劉紀元　江蘇鹽城　上海麥根路鴻裕里
吳仲宣　浙江上虞　上海二馬路石路陶朱里

鄭健初　江蘇吳縣　上海二馬路大慶里余公館
岑仲明　廣東順德
吳僧研　浙江鄞縣
馮步雲　浙江紹縣
林香泉　廣東南海
馮育黎　廣東香山　上海南京路大中煙公司
鄭捷三　廣東潮陽　上海中旺弄廣濟醫院中醫部
竺良才　浙江奉化　上海大通路東祥鑫里八七九號
王聯芳　江蘇吳縣　上海東區州路
周衡楚　江西豐城　豐城大街惠元號
楊韶陽　江西安義　九江安義縣立小學
康翰華　廣東順德　順德龍江鄉
楊繼安　安徽甯國　甯國河瀝溪元興店
胡元甲　湖南湘潭　安徽銅陵縣順安鎮
林廣欽　福建泉洲　浙江乍浦埠頭鎮街
李郁堂　浙江乍浦　乍浦荷花池
陸若愚　浙江嘉善　嘉善城內花園弄橋西堍
李甯伯　浙江鄞縣　甯波江北岸鼓舞台隔壁
茅墨卿　江蘇崇明　崇明外沙北新鎮朱大公
許夢蘇　安徽歙縣　江蘇靖江浦城內舊鎮署西花門樓內
王保餘　江蘇鎮江　鎮江諫壁朱家村
邵頌堯　江蘇寶山　廣福鎮南三家村
盧文洪　江蘇南翔　南翔西塔橋
呂鳳山　江蘇　江灣大街花園弄

陳无咎先生著 醫壘叢書

	書名	書本	書價
第一輯	醫量	單行本	實價四角
	醫學通論	單行本	實價四角
第二輯	醫軌 藏府通詮 婦科難題	合訂本	定價二元 二角門售 八折會友 七折
第三輯	醫事前提 黃溪醫案 在抱室答問	全上	全上

中華民國十四年四月出版（第二卷第六册）

版權所有

編輯者　神州醫藥總會

發行者　神州醫藥總會出版部　上海北浙江路七浦路口

印刷者　神州醫藥書報社印刷所　上海美租界貴州路六號

總發行所　神州醫藥總會

分售處　各省大書局

本刊價目

期	價	郵費
一月一册	三角	一分半
半年六册	一元五角	九分
全年十二册	三元	十八分

備考　郵票代洋九五計算但以一分至三分者爲限光訂後

神州醫學報定報單

今寄上報費大洋　元　角　分止定閱　貴報　月自第二卷第　期起至　期止請按期寄下列地爲荷此致

神州醫藥總會出版部

通訊地址

定報注意

一、報價全年大洋三元半年一元六角一期三角郵費每期分半「會員減半」

一 通信地址須詳細開列
郵票代洋以九五計算并以一分三分爲限

一 定報人如有不能按期收到請即函詳本部查究

廣告價目表

每頁	一期	四期	六期	十二期
二分之一	五元	九折	八折	七折
三分之一	三元	全上	全上	全上
四分之一	二元	全上	全上	全上
六分之一	一元	全上	全上	全上
備考	全頁或全張(兩頁)照加但一期至四期可八折六期以下七折			

深感嬰孩自已藥片之奇功

在上海有爲父親者聲稱彼之小女曾患腹瀉積滯寒熱驚風等症由藥片之攻効得獲治愈

上海英界二馬路中段〇字三百八十六號門牌新新公司歐少泉先生感激嬰孩自已藥片之功力其來示云小女自誕生以來已歷一載有半

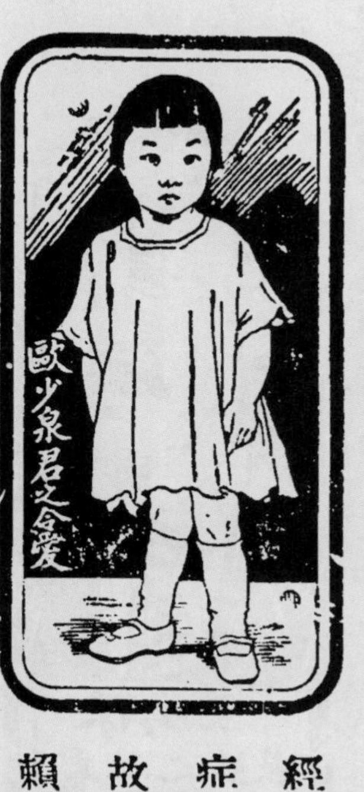

經此時期中他患偶腹瀉積滯寒熱驚風等症即服嬰孩自已藥片數枚莫不立奏膚功故體質强壯活潑天眞雖係先天之充份亦賴貴藥房之聖劑爲之調護鄙人受惠之下感激深篆矣玆附上小女照片一幀煩代登諸報端俾世之育嬰者應常備嬰孩自已藥片一瓶於家中以備不時之需也凡經售西藥者均有出售或直寄郵票大洋六角至上海江西路六十號韋廉士醫生藥局原班郵奉藥片一瓶每六瓶大洋三元帶郵在內

香港有西醫親自之經驗

醫士開方與病家服用之藥彼曾親自服過實行見效者則其藥之信用當更著於大衆矣卽如香港西醫陳鳴皋先生現設愛生西醫局於香港油蔴地吳淞街七十七號三樓係德國普濟醫學校畢業士大本行內政部註册給照醫生前曾充大元帥直轄東江商運增城分局局長其來函云弟前在新塘行醫閱念餘載每遇腦虛血薄之症到診前時均用內滷鐵質燐質壯腦之藥以治之惟見效頗緩今則改用貴藥局所製之紅色補丸以治之見效尤速鄙人去冬兼任增城東江商運分局局長之職日夕督理職員征收事務紛繁睡眠不足以致神疲腦倦頭覺暈乘局中適有貴藥局所製紅色補丸之便取而試之則未見如何連服多次神疲昏眩之態其狀若失足徵貴藥局之紅色補丸確有功效爲提神壯腦之補品洵非虛也爰泐片言而爲之頌

陳鳴皋

醫生之玉照

閣下如患血虧腦疲所起諸症以及因血薄如水患等症卽須試服韋廉士大醫生紅色補丸定必有效因是丸曾經療治血薄氣衰　腦筋衰殘　少年斲傷　胃不消化　瘋濕骨痛　筋系刺痛　以及婦科諸症　均見奇效凡經售西藥者均有出售或直向上海江西路六十號韋廉士大醫生藥局函購每瓶大洋一元五角六瓶洋八元郵費在內

奉送衛生小書 茲有精美衛生小書奉送如欲索取卽須寄一明信片至以上所列地址原班郵送一本可也不取分文